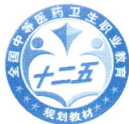

全国中等医药卫生职业教育"十二五"规划教材

药物化学基础

（供药剂及相关专业用）

主　编　刘文娟（山西药科职业学院）

副主编　唐　虹（辽宁卫生职业技术学院）

　　　　丁海军（甘肃省中医学校）

　　　　庞满坤（哈尔滨市卫生学校）

编　委　（以姓氏笔画为序）

　　　　毛秀华（佛山市南海区卫生职业技术学校）

　　　　仝长叶（大同市卫生学校）

　　　　宁素云（山西药科职业学院）

　　　　李卫萍（山西医科大学汾阳学院）

　　　　吴炳南（广东省湛江卫生学校）

　　　　肖江宁（沈阳军区总医院）

　　　　冷　光（山西医科大学第一附属医院）

　　　　张　威（郑州市卫生学校）

　　　　张雅凌（山西益源大药房连锁有限责任公司）

　　　　陈改敏（南阳医学高等专科学校）

中国中医药出版社

·北京·

图书在版编目（CIP）数据

药物化学基础/刘文娟主编 . —北京：中国中医药出版社，2013.8（2022.1 重印）

全国中等医药卫生职业教育"十二五"规划教材

ISBN 978 - 7 - 5132 - 1560 - 2

Ⅰ. ①药⋯　Ⅱ. ①刘⋯　Ⅲ. ①药物化学 - 中等专业学校 - 教材

Ⅳ. ①R914

中国版本图书馆 CIP 数据核字（2013）第 160664 号

中 国 中 医 药 出 版 社 出 版

北京经济技术开发区科创十三街31号院二区8号楼

邮政编码 100176

传真 010-64405721

廊坊市祥丰印刷有限公司印刷

各地新华书店经销

*

开本　787×1092　1/16　印张 16.25　字数 359 千字

2013 年 8 月第 1 版　2022 年 1 月第 6 次印刷

书　号　ISBN 978 - 7 - 5132 - 1560 - 2

*

定价　46.00 元

网址　www.cptcm.com

全国中等医药卫生职业教育"十二五"规划教材
专家指导委员会

前　言

"全国中等医药卫生职业教育'十二五'规划教材"由中国职业技术教育学会教材工作委员会中等医药卫生职业教育教材建设研究会组织，全国120余所高等和中等医药卫生院校及相关医院、医药企业联合编写，中国中医药出版社出版。主要供全国中等医药卫生职业学校护理、助产、药剂、医学检验技术、口腔修复工艺专业使用。

《国家中长期教育改革和发展规划纲要（2010－2020年)》中明确提出，要大力发展职业教育，并将职业教育纳入经济社会发展和产业发展规划，使之成为推动经济发展、促进就业、改善民生、解决"三农"问题的重要途径。中等职业教育旨在满足社会对高素质劳动者和技能型人才的需求，其教材是教学的依据，在人才培养上具有举足轻重的作用。为了更好地适应我国医药卫生体制改革，适应中等医药卫生职业教育的教学发展和需求，体现国家对中等职业教育的最新教学要求，突出中等医药卫生职业教育的特色，中国职业技术教育学会教材工作委员会中等医药卫生职业教育教材建设研究会精心组织并完成了系列教材的建设工作。

本系列教材采用了"政府指导、学会主办、院校联办、出版社协办"的建设机制。2011年，在教育部宏观指导下，成立了中国职业技术教育学会教材工作委员会中等医药卫生职业教育教材建设研究会，将办公室设在中国中医药出版社，于同年即开展了系列规划教材的规划、组织工作。通过广泛调研、全国范围内主编遴选，历时近2年的时间，经过主编会议、全体编委会议、定稿会议，在700多位编者的共同努力下，完成了5个专业61本规划教材的编写工作。

本系列教材具有以下特点：

1. 以学生为中心，强调以就业为导向、以能力为本位、以岗位需求为标准的原则，按照技能型、服务型高素质劳动者的培养目标进行编写，体现"工学结合"的人才培养模式。

2. 教材内容充分体现中等医药卫生职业教育的特色，以教育部新的教学指导意见为纲领，注重针对性、适用性以及实用性，贴近学生、贴近岗位、贴近社会，符合中职教学实际。

3. 强化质量意识、精品意识，从教材内容结构、知识点、规范化、标准化、编写技巧、语言文字等方面加以改革，具备"精品教材"特质。

4. 教材内容与教学大纲一致，教材内容涵盖资格考试全部内容及所有考试要求的知识点，注重满足学生获得"双证书"及相关工作岗位需求，以利于学生就业，突出中等医药卫生职业教育的要求。

5. 创新教材呈现形式，图文并茂，版式设计新颖、活泼，符合中职学生认知规律及特点，以利于增强学习兴趣。

6. 配有相应的教学大纲，指导教与学，相关内容可在中国中医药出版社网站

（www. cptcm. com）上进行下载。本系列教材在编写过程中得到了教育部、中国职业技术教育学会教材工作委员会有关领导以及各院校的大力支持和高度关注，我们衷心希望本系列规划教材能在相关课程的教学中发挥积极的作用，通过教学实践的检验不断改进和完善。敬请各教学单位、教学人员以及广大学生多提宝贵意见，以便再版时予以修正，使教材质量不断提升。

中等医药卫生职业教育教材建设研究会
中国中医药出版社
2013 年 7 月

编写说明

　　《药物化学基础》是中国职业技术教育学会教材工作委员会中等医药卫生职业教育教材建设研究会组织编写的"全国中等医药卫生职业教育'十二五'规划教材"之一，是根据《国家中长期教育改革和发展规划纲要（2010－2020年)》、《国家中长期人才发展规划纲要（2010－2020年)》文件精神，以及"全国中等职业教育教学改革创新工作会议"精神，按照以就业为导向、能力为本位、学生为主体、岗位需求为标准的指导思想，体现"工学结合"的人才培养模式，突出职业素养贯穿始终，以服务人才培养为目标进行编写，供中等职业院校药剂及相关专业使用。教材内容充分体现中等卫生职业教育的特色，注重针对性、适用性以及实用性，贴近学生、贴近岗位、贴近社会，力争最大程度地符合中职教学实际。为了突出学生的实践技能培养，将药物化学理论内容和实训内容在一本书中编写，以便于学生学习。

　　本教材第一章至第十四章重点介绍典型药物的名称、化学结构、结构特点、理化性质、作用与用途、贮存与保管、药物的构效关系等内容，简要介绍各类药物的发展概况、结构类型等，适当介绍了几个典型药物的合成路线。第十五章介绍药物的变质反应和代谢反应，分析药物体外、体内变化对药效的影响，使学生对药物化学获得规律性的认识。在编写中打破学科体系，结合中职学生的认知特点，内容与国家组织的药士考试的《药物化学》大纲紧密衔接。在内容上通过知识要点导入，穿插了知识链接、药师提示、知识拓展、案例分析、课堂互动等来加强学生对知识点的感性理解，进一步激发学生的学习兴趣，增强教材的可读性。

　　本教材在编写过程中，得到了中国中医药出版社、山西药科职业学院、甘肃省中医学校、郑州市卫生学校、南阳医学高等专科学校、广东省湛江卫生学校、哈尔滨市卫生学校、佛山市南海区卫生职业技术学校、大同市卫生学校、辽宁中医药大学职业技术学院、山西医科大学汾阳学院、山西医科大学第一附属医院、山西益源大药房连锁有限责任公司等院校和单位的大力支持，在此表示衷心感谢！由于编者水平有限，书中不当之处在所难免，欢迎广大读者提出宝贵意见，以便再版时修订提高。

《药物化学基础》编委会

2013年7月

目　录

绪　　论

📘 **知识要点**

本章主要介绍药物化学的含义、药物化学的研究内容和任务、药物化学的起源与发展、药物的质量与名称及药物化学的应用。

药物是指用于治疗、预防、诊断疾病及有目的的调节机体生理功能、提高生活质量、保持身体健康的物质。根据药物的来源不同，可分为天然药物、化学合成药物和生物药物。这些药物中化学组成和结构明确的药物为化学药物。药物化学（medicinal chemistry）是研究化学药物的化学性质和合成，药物分子与机体细胞的相互作用，发现和发明新药的一门综合性学科。

一、药物化学的研究内容和任务

药物化学的研究内容有化学药物的作用靶点、结构组成、理化性质、制备方法、构效关系、稳定性、生物效应、体内代谢以及新药的发现和发明。信息、计算机及分子生物学学科发展的成就充实了药物化学的研究内容。

药物化学的任务有：①为合理利用已知的化学药物提供理论基础。通过研究化学药物的结构与理化性质、体内代谢与药效之间的关系，阐明药物的化学稳定性和生物效应，可以为药物的贮存和保管、药物的分析检验、药物剂型的选择、药物间的配伍禁忌及合理用药、化学药物的结构修饰等提供基本理论和技能。②为化学药物的生产提供先进、经济的方法和工艺。通过研究，优化药物合成路线和工艺条件，提高药物的合成设计水平。通过采用合理的原料和试剂，在药物合成中不断引入新工艺、新技术、新原料、新方法，降低药品生产成本，不断提高药品的产量和质量。③为设计、发现和发明新药提供快捷的途径和新颖的方法。通过研究化学药物的构效关系，有效利用和改进现有药物，创制出疗效好、毒副作用少的新药。创制和发现新药是当今药物化学的主要任务。

二、药物化学的起源与发展

药物化学作为一门学科始于19世纪，当时统称为药物学，包括现今的药物化学、药理学、药剂学等内容。随着人类社会的进步和自然科学的发展，上述内容逐渐从药物学中独立出来，药物化学也成为一门独立的基础应用学科。药物化学的发展过程分为三个阶段，即发现阶段、发展阶段和设计阶段。

（一）发现阶段

在 19 世纪初至中期，人们从南美植物古柯叶中提取分离出具有麻醉作用的可卡因，从未成熟的罂粟果实中提取分离出具有良好镇痛作用的吗啡，从金鸡纳树皮中提取分离出具有抗疟疾作用的奎宁，从莨菪中提取分离出具有解痉作用的阿托品等，这些具有某种生理或药理活性的天然产物直接作为药物应用于临床，取得了较好的疗效。随着化学工业的发展，人们开始从一些有机化合物中筛选具有药理作用的化学药物，并应用于临床。如三氯甲烷和乙醚作为全身麻醉药，水合氯醛作为镇静催眠药。1899 年，阿司匹林作为解热镇痛药应用于临床，标志着人们可以利用化学方法来开发新药。与此同时药物化学作为一门学科开始形成。

（二）发展阶段

磺胺类药物、抗生素、中枢神经系统药物、心血管系统药物及抗肿瘤药物在此期间大量涌现。此阶段是药物发展的"黄金时期"。

20 世纪 30 年代发现了百浪多息和磺胺后，陆续合成了许多磺胺类药物。20 世纪 40 年代，青霉素的疗效得到了临床的肯定，各种抗生素陆续被发现并可以化学合成。1940 年 Woods 和 Filds 发现了磺胺类药物的抗菌作用机制是磺胺类药物能与细菌生长必需的对氨基苯甲酸产生竞争性拮抗作用，抑制了二氢叶酸合成酶的活性，使细菌不能生长和繁殖，从而建立了抗代谢学说。这一学说不仅能够阐明一些药物的作用机制，而且应用这一学说，发现了许多抗寄生虫病药、抗菌药、抗病毒药和抗肿瘤药物，为寻找新药开辟了新的途径和方法。

20 世纪 50 年代以后，大量新的药物应用于临床，药物在体内的作用机制和代谢过程也逐步得到阐明，所以人们利用生理生化的知识，寻找药物的显效基团来开发新药。如利用前药原理降低药物的毒性和提高药物的选择性。1952 年发现氯丙嗪后，导致单胺氧化酶抑制剂的合成。1962 年普萘洛尔的发现，为 β 受体拮抗剂用于心血管疾病的治疗开拓了途径。由此可见人们已经在分子水平认识到酶、受体、离子通道对生命过程的重要调节作用，为药物的设计奠定了良好的基础。

（三）设计阶段

设计阶段始于 20 世纪 60 年代。一方面，面对某些疑难重症，如恶性肿瘤、心脑血管疾病和免疫性疾病等需要新药的开发；另一方面，欧洲出现了"反应停"事件，造成千百个严重畸形儿的出生，轰动了世界，药物的副作用引起了人们的重视。为了提高药物的安全性，各国卫生部门制定法规，规定对新药进行致畸、致突变和致癌性试验。从而使新药研制的周期延长、经费增加。在新药的创制过程，为了减少盲目性，提高成功率，将药物的研究和开发过程建立在科学合理的基础上，由此出现了药物设计。

"反应停"事件

　　"反应停"（沙利度胺）是在 1953 年由一家德国公司作为抗生素合成的，合成后发现它并无抗生素活性，却有镇静作用，于是在 1957 年作为镇静催眠药上市。20 世纪 60 年代，"反应停"主要用于治疗孕妇晨吐、恶心等妊娠反应，"反应停"很快风靡欧洲各国和加拿大。在联邦德国的某些州，患者甚至不需要医生处方就能购买到反应停。但是突然发现出生婴儿的四肢发育不全，短得就像海豹的鳍足，被称为海豹儿，当时共发现有 10000 多名海豹肢症婴儿，后来被称为"反应停事件"。但是在该药进入美国时，却遇到了阻力。美国的 FDA 没有批准"反应停"上市销售的申请，避免了成千上万畸形婴儿在美国的出生。

　　在此期间，随着物理学、有机化学、生物化学和分子生物学的发展及计算机的广泛应用，新药的研究出现了新方法和新技术，如定量构效关系、组合化学、高通量筛选、分子克隆、基因工程、转基因技术、反义核苷酸等，大大加快了寻找新药的步伐，缩短了药物发现的时间，为新药的研究提供了更多的新技术、新方法。

三、药物的质量与名称

（一）药物的质量评定

　　药品是特殊商品，药品的质量直接关系着广大群众的身体健康和生命安全。药物评价应遵循安全、有效、质量可控的原则。药物质量的评定，除体外的稳定性及外观质量外，最主要的是体内的有效性和安全性，药物质量评定主要从两个方面考虑：

　　1. 药物自身的疗效和不良反应　　质量好的药物应该是在治疗剂量范围内，疗效确切、作用强、副作用和毒性小的药物。如吗啡镇痛作用好，但易成瘾，就不是一个理想的质量好的药物。

　　2. 药物的纯度　　药物的纯度会影响药物的疗效和不良反应。药物必须达到一定的纯度标准，才能供药用，才能安全有效。药物的纯度是指药物中所含杂质及其最高限量的规定，又称药用纯度或药用规格。药物的物理性状、物理常数、鉴别及有效成分的含量等也可反映药物的纯度。药物中的杂质是药物生产和贮存过程中引入或产生的药物以外的其他化学物质。杂质的存在，不仅影响药物的纯度，还可能产生副作用和毒性而影响药物的疗效，所以必须控制药物的杂质。在不影响疗效，不产生毒副作用的原则下，药典规定了药物的杂质限度，即允许杂质存在有一定的限量。

　　药物的杂质主要来自：①在制备时引入或产生。药物制备时，原料不纯引入其他物质、反应不完全残留的原料及试剂、反应过程产生的中间体、副产物以及反应所用容器等均可能产生杂质。②在贮存时产生。药物在贮存时，由于受到外界条件（空气、日光、温度、湿度、微生物、金属离子等）的影响，发生化学反应而产生杂质。

因此，我们必须树立质量第一的观念。在药物生产、贮存、应用各环节自始至终把好质量关，严格按药品质量管理规范控制药物的质量。

案例分析

罪魁祸首——二甘醇

案例：1937年，美国某药厂用二甘醇代替酒精做溶媒生产磺胺醑剂，用于治疗感染性疾病，结果300多人发生肾功能衰竭，107人死亡（其中大多数为儿童）。2006年，我国发生了"齐二药"事件，病人使用亮菌甲素注射液也出现了急性肾功能衰竭，11人死亡。经调查，亮菌甲素注射液是齐齐哈尔第二制药有限公司将工业原料二甘醇冒充药用辅料丙二醇生产的假药，试分析其原因，对你有什么启发？

分析：二甘醇在体内被氧化成草酸而引起肾损害，导致病人肾功能急性衰竭。

（二）药物的名称

药物的名称包括药物通用名、化学名（中文及英文）和商品名。

药物的通用名是采用世界卫生组织推荐使用的国际非专利药名（INN），它是新药开发者在新药申请时向政府主管部门提出的正式名称，在世界范围内使用不受专利和行政保护。我国药典委员会制订并编写了《中国药品通用名称（CADN）》，是我国药物名称的依据，《中国药典》收载的药物符合《中国药品通用名称》的药品名称。

药物的化学名是依据化学结构命名的。化学名可参考国际纯粹与应用化学联合会（IUPAC）公布的有机化合物命名原则及中国化学会公布的有机化合物命名原则（化学化工词典）。《美国化学文摘》（CA）也是英文化学名命名的依据之一，《中国药典》也是中文化学名命名的依据。

药物的商品名是制药企业为保护自己开发的产品和占领市场的权利而使用的药物名称。药物的商品名可以得到注册保护，但不能暗示药物的疗效。

知识要点

请将下面药物的名称与对应的类型连线

泰诺	化学名
对乙酰氨基酚	商品名
4′-羟基乙酰苯胺	通用名

四、药物化学的应用

下面我们简单介绍药物化学的应用，希望大家结合自己的技术领域认真学习。

分析检验：如巴比妥类药物有丙二酰脲结构，与吡啶-$CuSO_4$试液作用显紫堇色，可用于鉴别。阿司匹林含有游离羧基，具有弱酸性，可以用酸碱中和滴定法测其含量。

剂型选择：青霉素钠含 β－内酰胺结构，易水解，不能制成水针剂，应制成粉针剂。

保存贮藏：含酯、酰胺易水解的药物要防潮；含酚羟基易光照氧化的药物要避光。

结构修饰：红霉素的结构中含有—OH，可与琥珀酸单乙酯（$HOOCCH_2CH_2COOC_2H_5$）成酯得琥乙红霉素，增加了红霉素的稳定性和水溶性。

合理配伍：四环素含酚羟基和烯醇基，能与金属离子（如 Ca^{2+}）形成不溶性盐类配合物。所以四环素不能和乳酸钙、氢氧化铝合用。

药物制备：根据阿司匹林在水和乙醇中的溶解度不同对其进行精制。阿司匹林的制备中要注意水的影响，以免发生水解。

同步训练

一、选择题

（一）A 型题（单选题）

1. 药物化学的研究对象是（　　）
    A. 中药材　　　　　　　　　B. 中成药　　　　　　　　　C. 中药饮片
    D. 化学药物　　　　　　　　E. 以上均不是

2. 凡具有治疗、预防、缓解和诊断疾病或调节生理功能、符合药品质量标准并经政府有关部门批准的化合物，称为（　　）
    A. 化学药物　　　　　　　　B. 无机药物　　　　　　　　C. 合成有机药物
    D. 天然药物　　　　　　　　E. 药物

3. 吗啡的作用靶点为（　　）
    A. 受体　　　　　　　　　　B. 酶　　　　　　　　　　　C. 离子通道
    D. 核酸　　　　　　　　　　E. 细胞壁

4. 药物名称不包括（　　）
    A. 化学名　　　　　　　　　B. 通用名　　　　　　　　　C. 俗名
    D. 商品名　　　　　　　　　E. 拉丁名

5. 药物的作用靶点没有（　　）
    A. 受体　　　　　　　　　　B. 离子通道　　　　　　　　C. 葡萄糖
    D. 酶　　　　　　　　　　　E. 核酸

6. 下列哪个不是药物化学的研究内容（　　）
    A. 药物的含量测定　　　　　B. 药物的化学结构　　　　　C. 药物的理化性质
    D. 药物的构效关系　　　　　E. 药物的体内代谢

7. 下列哪个不是药物化学的任务（　　）
    A. 为合理利用已知的化学药物提供理论基础、知识技术
    B. 研究药物的理化性质

    C. 研究和开发新剂型

    D. 为生产化学药物提供先进的工艺和方法

    E. 探索新药的途径和方法

（二）B 型题（每小组 5 个备选答案，备选答案可重复选，也可不选）

    A. 用于预防、治疗、诊断疾病或调节人体功能、提高生活质量、保持身体健康的物质。

    B. 化学药物的结构组成、制备、化学结构、理化性质、体内代谢、构效关系等

    C. 药用纯度或药用规格

    D. 生产或贮存过程中引入

    E. 疗效和不良反应及药物的纯度两方面

1. 药物中的杂质主要由（　　　）

2. 药物的纯度又称（　　　）

3. 药物的质量好坏主要决定于药物的（　　　）

    A. 药品通用名　　　　　　　　B. INN 名称　　　　　　　　C. 化学名

    D. 商品名　　　　　　　　　　E. 别名

4. 对乙酰氨基酚（　　　）

5. 泰诺（　　　）

6. Paracetamol（　　　）

7. 4′- 羟基乙酰苯胺（　　　）

二、简答题

1. 药物的质量如何评价？药物中的杂质是如何引入的？

2. 简述药物化学的研究内容和任务。

三、实例分析

    案例：一名患者来药店购买"芬必得"，药店的店员取出"布洛芬缓释胶囊"递给患者，患者疑惑不解，以为店员拿错了药，急忙去问药店的药师，作为药店的药师，你该怎么回答？

第一章　麻 醉 药

知识要点

麻醉药按作用部位分为全身麻醉药和局部麻醉药。本章主要介绍典型药物氟烷、盐酸氯胺酮、羟丁酸钠、盐酸普鲁卡因、盐酸利多卡因的化学结构、结构特点、理化性质、作用与用途及贮藏与保存。

麻醉药是指能够使机体全身或局部暂时丧失对感觉神经冲动的传导的药物，按照作用部位分为全身麻醉药和局部麻醉药两大类。

第一节　全身麻醉药

全身麻醉药作用于中枢神经系统，使其受到可逆性抑制，从而使患者意识、感觉和反射运动消失。全身麻醉药根据给药途径可分为吸入麻醉药和静脉麻醉药两大类。

一、吸入麻醉药

吸入麻醉药是通过呼吸道进入体内而产生麻醉作用的药物，为一类化学性质不太活泼的气体或脂溶性大且易挥发的液体，故亦称挥发性麻醉药。吸入麻醉药的化学结构无共性的基本结构，它们的全身麻醉作用主要与物理性质有关——都有较大脂水分配系数，为一类结构非特异性的药物。

知识链接

乙醚之争

牙医韦尔斯首先尝试将笑气（即一氧化氮）用于牙科手术并且在自己的身上试验成功，但是在公开的表演性质的试验中却由于操作不当而遭到否定。韦尔斯的助手莫顿受到启发，并从化学家杰克逊那里获得了有关乙醚麻醉的知识。莫顿通过实验证实乙醚具有良好的麻醉作用，并且在麻省总医院进行了公开试验并获得成功。但在乙醚风行之后，韦尔斯、莫顿、杰克逊三人为乙醚的麻醉发明权展开了争夺，最后，韦尔斯自杀，杰克逊得了精神病，而莫顿因脑溢血而去世。

最早应用的全身麻醉药为乙醚，具有良好的镇痛及肌肉松弛作用，缺点是易燃、易爆及对呼吸道黏膜刺激性较大。目前临床应用的全身麻醉药有氟烷、恩氟烷、七氟烷和地氟烷等。

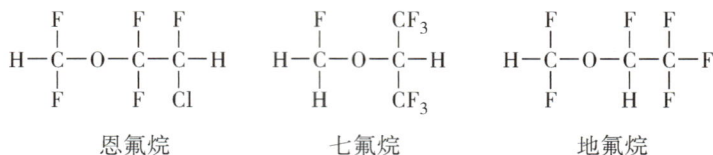

恩氟烷   七氟烷   地氟烷

氟烷　Halothane

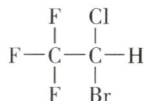

1. 结构特点　卤代烃。

2. 理化性质

（1）物理性质　本品为无色、易流动的重质液体；有类似三氯甲烷的香气，味甜。本品能与乙醇、三氯甲烷、乙醚或非挥发性油类任意混合，在水中微溶。

（2）化学性质　本品经氧瓶燃烧法破坏后，以稀氢氧化钠溶液吸收，加茜素氟蓝试液和醋酸钠的稀醋酸溶液，再加硝酸亚铈试液，即显蓝紫色。

3. 作用与用途　本品作用较乙醚迅速，用量少，无刺激性，临床用于全身麻醉及麻醉诱导。

4. 贮藏与保存　遮光，密封，在阴凉处保存。

二、静脉麻醉药

静脉麻醉药是通过静脉注射给药而产生麻醉作用的药物，又称为非吸入性全身麻醉药。这类麻醉药具有作用迅速，不刺激呼吸道，不良反应较少的特点。

药师提示

滥用 K 粉的危害

　　氯胺酮是一种静脉麻醉药，用作毒品时称为 K 粉。吸食方式为鼻吸或溶于饮料内饮用，吸食过量或长期吸食，可对心、肺、神经造成致命损伤，对中枢神经的损伤比"冰毒"还厉害。国家食品药品监督管理局将其列入一类精神药品，实施管制。

最早应用的静脉麻醉药为超短时作用的巴比妥类药物（如硫喷妥钠），具有较高的脂溶性，极易通过血脑屏障到达脑组织，起效快，吸收分布迅速，故麻醉作用时间短，一般仅能维持数分钟，临床上主要用于诱导麻醉、基础麻醉及复合麻醉。目前临床使用的静脉麻醉药有盐酸氯胺酮、羟丁酸钠、依托咪酯、丙泊酚等。

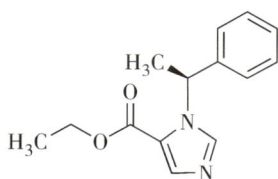

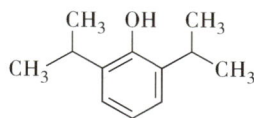

依托咪酯

丙泊酚

盐酸氯胺酮 Ketamine Hydrochloride

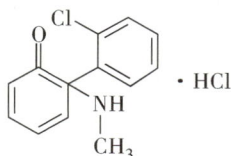

又名凯他那。

1. 结构特点 环己酮、仲胺、氯取代、盐酸盐。

2. 理化性质

（1）物理性质 本品为白色结晶性粉末；无臭。本品在水中易溶，在热乙醇中溶解，在乙醚中不溶。

本品结构中含一个手性碳原子，具有旋光性，其右旋体的作用比左旋体强，临床常应用其外消旋体。

（2）化学性质 本品水溶液低温下加入10%碳酸钾溶液，可析出游离的氯胺酮，熔点为91℃～94℃。

3. 作用与用途 本品是唯一具有镇痛作用的静脉麻醉药，临床上主要用作手术麻醉药、麻醉诱导剂及辅助麻醉剂。由于麻醉作用快，时间短，适用于无需肌松的短小检查诊断或手术等。

4. 贮藏与保存 密封保存。

羟丁酸钠 Sodium Hydroxybutyrate

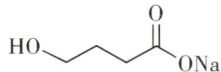

又名γ-羟基丁酸钠。

1. 结构特点 羟基、羧酸钠盐。

2. 理化性质

（1）物理性质 本品为白色结晶性粉末；微臭；味咸；有引湿性。本品在水中极易溶解，在乙醇中溶解，在乙醚或三氯甲烷中不溶。

（2）化学性质 本品水溶液加三氯化铁试液显红色；加硝酸铈铵试液显橙红色。

本品水溶液显钠盐的鉴别反应。

3. 作用与用途 本品麻醉作用较弱，起效较慢，毒性较小，适用于体质较弱患者。

4. 贮藏与保存 遮光，密封保存。

第二节　局部麻醉药

一、简介及结构类型

局部麻醉药是一类能在用药局部可逆性阻断感觉神经冲动的发生和传导的药物，简称局麻药。局麻药按化学结构分为苯甲酸酯类、酰胺类、氨基醚类和氨基酮类等。

苯甲酸酯类局麻药最早用于临床的是从南美洲古柯树叶中提取的可卡因，但由于毒性较强，有成瘾性及水溶液不稳定等缺点，其使用受到限制。1904 年合成了作用优良的盐酸普鲁卡因，临床应用至今。后来还合成了氯普鲁卡因、丁卡因等苯甲酸酯类局麻药，局麻作用均较强。

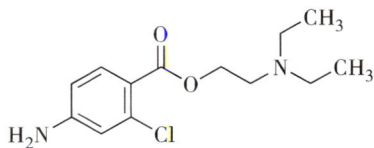
氯普鲁卡因

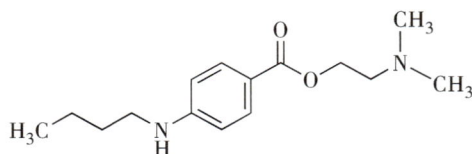
丁卡因

酰胺类局麻药是酯基的醚键氧原子以生物电子等排体亚氨基（—NH—）代替而得到的一类局麻药。代表药物为盐酸利多卡因，因其结构中的酰胺键比盐酸普鲁卡因结构中的酯键相对稳定，且其邻位两个甲基使酰胺键受空间位阻的保护而不易水解，作用较盐酸普鲁卡因持久。

将苯甲酸酯类局麻药和酰胺类局麻药结构中的酯基或酰胺基用醚键代替，得到氨基醚类局麻药，如普莫卡因。将酯基或酰胺基的—O—或—NH—用—CH₂—代替，得到了氨基酮类局麻药，如达克罗宁。将酰胺和酯的结构相连接得到氨基甲酸酯类局麻药，如卡比佐卡因。

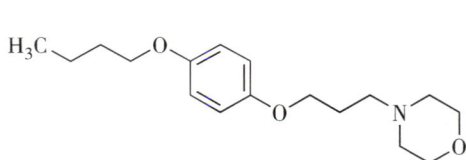
普莫卡因

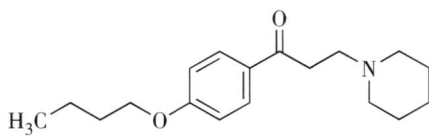
达克罗宁

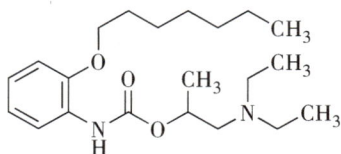
卡比佐卡因

二、典型药物

盐酸普鲁卡因　Procaine Hydrochloride

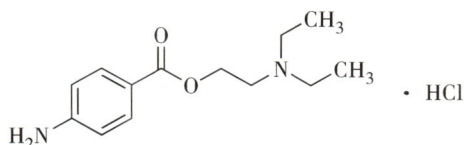

又名奴佛卡因。

1. 结构特点　芳香第一胺、酯键、叔胺、盐酸盐。

2. 理化性质

（1）**物理性质**　本品为白色结晶或结晶性粉末；无臭，味微苦，随后有麻痹感。本品在水中易溶，在乙醇中略溶，在三氯甲烷中微溶，在乙醚中几乎不溶。熔点为154℃～157℃。

（2）**化学性质**　本品结构中有芳香第一胺，易被氧化变色。故其注射剂配制时要调 pH 为 3.5～5.0，且避光保存等。

本品分子中含有酯键，易被水解生成对氨基苯甲酸和二乙氨基乙醇，在一定条件下，对氨基苯甲酸可进一步脱羧生成有毒的苯胺。

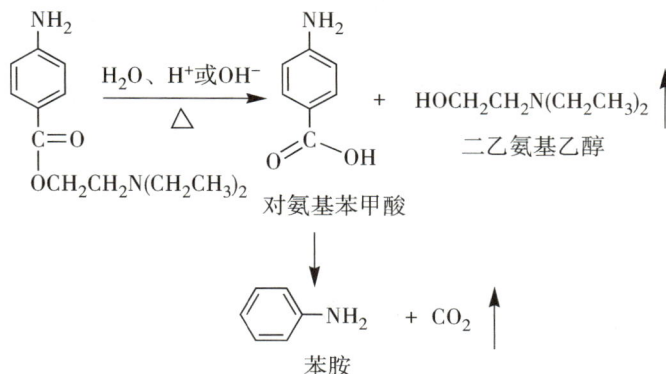

本品含有芳香第一胺，具有重氮化－偶合反应，在稀盐酸中，与亚硝酸钠反应后，加碱性 β－萘酚试液生成橙（猩）红色偶氮化合物沉淀。

本品具有叔胺结构，具有生物碱样性质，其水溶液遇碘试液、碘化汞钾试液或苦味酸试液可产生沉淀。

本品水溶液显氯化物的鉴别反应。

3. 作用与用途　本品为局部麻醉药，作用较强，毒性较小，时效较短。临床主要用于浸润麻醉、传导麻醉。因其穿透力较差，一般不用于表面麻醉。

4. 贮藏与保存　遮光，密封保存。

盐酸利多卡因   Lidocaine Hydrochlorid

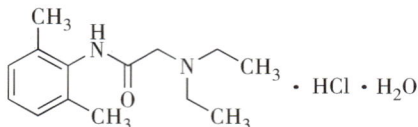

又名盐酸赛洛卡因。

1. 结构特点   酰胺键、叔胺、盐酸盐。

2. 理化性质

（1）**物理性质**   本品为白色结晶性粉末；无臭，味苦，继有麻木感。本品在水或乙醇中易溶，在三氯甲烷中溶解，在乙醚中不溶。熔点为75℃～79℃。

（2）**化学性质**   本品分子中含有酰胺键，理论上易被水解，但本品对酸、碱较稳定，一般条件下较难水解。

课堂互动

如何用化学方法区分盐酸普鲁卡因和盐酸利多卡因？

本品含有叔胺结构，与三硝基苯酚试液反应生成复盐沉淀。

本品的游离碱可与氯化钴试液生成蓝绿色沉淀；与硫酸铜试液和碳酸钠试液形成蓝紫色，加三氯甲烷振摇后放置，三氯甲烷层显黄色。

3. 作用与用途   本品局麻作用较强，为普鲁卡因的2倍，穿透力强，起效快，被认为是较理想的局麻药，用于各种麻醉。临床也用于治疗心律失常。

4. 贮藏与保存   密封保存。

三、构效关系

局部麻醉药的结构可以概括成三部分：亲脂部分、亲水部分和介于二者之间的中间链。

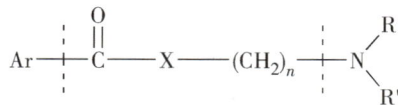

1. 亲脂部分   可为芳烃及芳杂环，其中苯环的作用较强。苯环的邻、对位由给电子基（如—OH、—OR、—NH$_2$等）取代时作用增强；由吸电子基取代时作用降低。若苯环的邻位再引入其他取代基（如—Cl、—OH、—OR 等），由于空间位阻作用延缓了酯的水解，活性增强，作用时间延长，如氯普鲁卡因作用比普鲁卡因强2倍。当苯甲酸酯类药物氨基上的氢以烷基取代时，增加了氨基的供电子能力，使活性增强，但毒性也增加，如丁卡因作用比普鲁卡因强10倍。

2. 中间链   与局麻药作用持续时间及作用强度有关。当 X 分别为电子等排体—CH$_2$—、—NH—、—S—、—O—时，根据水解的难易程度，其作用时间顺序为

—CH₂— ＞—NH—＞—S—＞—O—，麻醉作用强度顺序为：—S—＞—O—＞—CH₂—＞—NH—。

中间链中的 *n* 以 2~3 个碳原子为好，碳链增长，可延效，但毒性增大。

3. 亲水部分 以叔胺居多，伯胺、仲胺的刺激性较大。叔胺上的取代基以两个烷基相同时最为常见，合成也方便；烷基以 3~4 个碳原子时作用最强，但 3 个碳原子以上时刺激性也增大。

局部麻醉药应用于患者局部，药物必须有一定的脂溶性才能穿透细胞膜，维持麻醉作用。局部麻醉药的脂溶性与水溶性之间有一定的比例，即有合适的脂水分配系数，才有利于发挥其麻醉活性。

同步训练

一、选择题

（一）A 型题（单选题）

1. 下列药物中具有旋光异构体的是（   ）
   A. 盐酸普鲁卡因   B. 盐酸氯胺酮   C. 氟烷
   D. 盐酸利多卡因   E. 羟丁酸钠

2. 经氧瓶燃烧法破坏后，以稀氢氧化钠溶液吸收，加茜素氟蓝试液和醋酸钠的稀醋酸溶液，再加硝酸亚铈试液，显蓝紫色的药物是（   ）
   A. 盐酸氯胺酮   B. 盐酸普鲁卡因   C. 丙泊酚
   D. 氟烷   E. 羟丁酸钠

3. 以下哪种性质与氟烷相符（   ）
   A. 无色澄明的液体，易燃，不易爆
   B. 无色结晶性粉末，无臭
   C. 无色易流动的重质液体，不易燃，不易爆
   D. 无色挥发性液体，具强挥发性和燃烧性
   E. 白色结晶性粉末

4. 盐酸普鲁卡因与亚硝酸钠试液反应后，再与碱性 β-萘酚试液反应生成红色沉淀，其依据是（   ）
   A. 生成了氯化钠   B. 叔胺的氧化   C. 酯基的水解
   D. 有芳香第一胺   E. 酰胺的水解

5. 芳酸酯类局麻药结构中的亲脂性部分，以下面哪个环的局麻作用最好（   ）
   A. 苯环   B. 呋喃环   C. 噻吩环
   D. 吡啶环   E. 嘧啶环

6. 下列药物中哪一个属于局部麻醉药（   ）
   A. 羟丁酸钠   B. 氟烷   C. 盐酸利多卡因
   D. 盐酸氯胺酮   E. 丙泊酚

7. 与盐酸普鲁卡因不符的是哪一条叙述（ ）

    A. 对光敏感，需避光保存

    B. 对可卡因的结构进行改造而得到的

    C. pH 3 ~ 3.5 时本品水溶液最稳定

    D. 可用于表面麻醉

    E. 显氯化物的鉴别反应

8. 具有抗心律失常作用的是（ ）

    A. 盐酸利多卡因   B. 盐酸氯胺酮   C. 盐酸普鲁卡因

    D. 盐酸丁卡因   E. 氟烷

9. 局部麻醉药的结构类型不包括（ ）

    A. 氨基醚类   B. 酰胺类   C. 巴比妥类

    D. 苯甲酸酯类   E. 氨基酮类

10. 下列结构骨架中，X 为哪个原子或基团时，麻醉作用时间最长（ ）

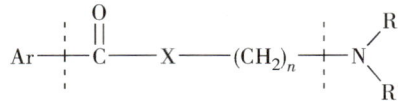

    A. S   B. O   C. CH_2

    D. NH   E. CH

（二）B 型题（每小组 5 个备选答案，备选答案可重复选，也可不选）

    A. 盐酸利多卡因   B. 盐酸普鲁卡因   C. 盐酸氯胺酮

    D. 氟烷   E. 盐酸丁卡因

1. 可与氯化钴试液生成蓝绿色沉淀的是（ ）

2. 为静脉全麻药的是（ ）

3. 为吸入全麻药的是（ ）

    A. 羟丁酸钠   B. 氟烷   C. 盐酸普鲁卡因

    D. 达克罗宁   E. 盐酸利多卡因

4. 为苯甲酸酯类局麻药的是（ ）

5. 为氨基酮类局麻药的是（ ）

6. 为酰胺类局麻药的是（ ）

二、简答题

1. 简述利多卡因作用时间比普鲁卡因持久的原因。

2. 简述局部麻醉药的构效关系。

三、实例分析

根据普鲁卡因的结构特点分析制备其注射剂时应采取哪些措施？

第二章　解热镇痛药和非甾体抗炎药

知识要点

解热镇痛药按化学结构分为水杨酸类、苯胺类及吡唑酮类；非甾体抗炎药按化学结构分为 3,5 - 吡唑烷二酮类、邻氨基苯甲酸类、芳基烷酸类、1,2 - 苯并噻嗪类和其他类。本章主要介绍典型药物阿司匹林、对乙酰氨基酚、吲哚美辛、双氯芬酸钠、布洛芬、萘普生、吡罗昔康的化学结构、结构特点、理化性质、作用与用途及贮藏与保存。

解热镇痛药和非甾体抗炎药通过抑制环氧化酶（COX），减少炎症介质前列腺素的合成，起到解热、镇痛、抗炎作用。解热镇痛药具有解热、镇痛作用，除苯胺类外多数还有抗炎作用。非甾体抗炎药以抗炎作用为主，兼有解热、镇痛作用。

第一节　解热镇痛药

解热镇痛药是既能使发热病人的体温降至正常，又能缓解中等程度疼痛的药物。解热镇痛药按化学结构可分为水杨酸类、苯胺类及吡唑酮类。

知识链接

百年圣药——阿司匹林

水杨酸及其盐对胃肠道有很大的刺激性，且有令人厌恶的味道。德国化学家霍夫曼受其父之托，1898 年研制出一种副作用小的水杨酸衍生物——乙酰水杨酸，来治疗他父亲的风湿性关节炎。1899 年由德国拜耳公司的 Dreser 取名为 Aspirin（阿司匹林），并应用于临床。至今阿司匹林已有 100 多年的历史，被誉为"百年圣药"。

一、水杨酸类

1838 年从柳树皮中提取得到水杨酸。1875 年水杨酸钠作为解热镇痛药应用于临床，但对胃肠道刺激性较大。1899 年将水杨酸的羟基乙酰化制得的乙酰水杨酸（阿司匹林）

应用于临床，其解热镇痛作用比水杨酸钠强，且毒副作用较小。对阿司匹林成酯、成盐、成酰胺修饰得到一系列水杨酸类衍生物，掩盖了其羧基的酸性，减少了对胃肠道的刺激性，如用成酯方法制得的前药贝诺酯具有协同作用，作用时间较阿司匹林和对乙酰氨基酚（扑热息痛）长，不良反应小，病人易于耐受，尤其适用于儿童和老人。

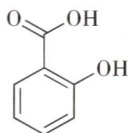 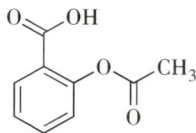 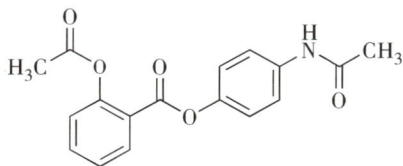

水杨酸 阿司匹林 贝诺酯

知识拓展

前药、药物化学结构的修饰方法及特点

前药是指在体外无活性或活性较小，在体内经转化，变成活性物质而产生药理活性的化合物。常用的药物化学结构修饰的方法有：①成盐；②成酯及成酰胺，如乙酰水杨酸修饰成贝诺酯；③其他修饰。

药物化学结构修饰的目的有：①提高药物的组织选择性，如在氮芥的结构中引入苯丙氨酸制得美法仑，使其较多地进入肿瘤组织，提高了药物的选择性；②延长药物作用时间，如将氟奋乃静成酯制得氟奋乃静庚酸酯，变为长效药物，适用于抗拒服药或需要长期服药的患者；③增加药物的稳定性，如将红霉素酯化得到的琥乙红霉素比红霉素的稳定性要好；④改善药物的吸收，如氨苄西林制成疏水性的新戊酰氧甲基酯得到匹氨西林，在体内可被定量吸收；⑤增加药物的溶解度，如将苯巴比妥制成水溶性的前药苯巴比妥钠盐，可供注射；⑥发挥药物的配伍作用，如将氨苄西林与舒巴坦通过亚甲基结合起来，成为双酯舒他西林，经口服进入机体后，分解为氨苄西林和舒巴坦；⑦消除药物的不良味觉，如红霉素修饰为琥乙红霉素，消除了苦味。

阿司匹林 Aspirin

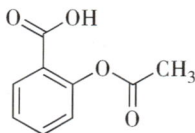

又名乙酰水杨酸。

1. 结构特点 羧基、酯键。

2. 理化性质

（1）**物理性质** 本品为白色结晶或结晶性粉末；无臭或微带醋酸臭，味微酸。本品在乙醇中易溶，在三氯甲烷或乙醚中溶解，在水或无水乙醚中微溶；在氢氧化钠溶液或碳酸钠溶液中溶解，但同时水解。熔点为135℃～140℃。

（2）**化学性质** 本品有游离羧基，具有弱酸性。所以2010年版《中国药典》规定可以用酸碱中和滴定法测其含量。

本品含有酚酯，稳定性差，易水解。遇湿气即缓缓水解为水杨酸和醋酸；水溶液加热煮沸放冷后，遇三氯化铁试液即呈紫堇色；加碳酸钠试液煮沸，放冷，加过量的稀硫酸，即析出白色的水杨酸沉淀，并产生醋酸的臭气。

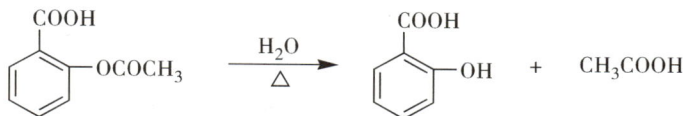

$$\text{(COOH)}\text{—OCOCH}_3 \xrightarrow[\triangle]{H_2O} \text{(COOH)}\text{—OH} + CH_3COOH$$

课堂互动

阿司匹林片剂长期放置，会有哪些变化？

本品水解产物水杨酸易自动氧化，遇空气可逐渐变为淡黄色、红棕色至深棕色等一系列醌型有色物质，使阿司匹林成品变色，这是其贮藏变色的原因。碱、光线、高温及金属离子可促进水杨酸自动氧化。

3. 合成 以水杨酸为原料，醋酐为酰化剂，在硫酸催化下，进行乙酰化反应即得本品。

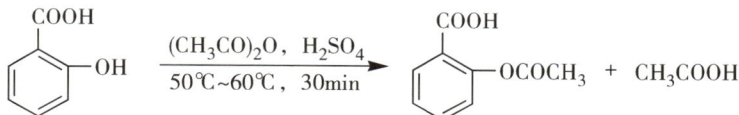

$$\text{(COOH)}\text{—OH} \xrightarrow[50℃\sim60℃，30min]{(CH_3CO)_2O，H_2SO_4} \text{(COOH)}\text{—OCOCH}_3 + CH_3COOH$$

本品在合成过程中，由于水杨酸脱羧、乙酰化不完全、产品贮存不当、副反应和反应条件控制不当，会产生苯酚、水杨酸、苯酯、水杨酰水杨酸、乙酰水杨酸酐等杂质，其中乙酰水杨酸酐可引起哮喘、荨麻疹等过敏反应。这些杂质会影响药品的质量和疗效，故2010年版《中国药典》规定用HPLC法检查游离水杨酸的存在；用碳酸钠溶液的澄清度来检查苯酚和酯类杂质。

案例分析

案例：阿司匹林肠溶片的制备中，采用湿法制粒（用含水的淀粉浆与阿司匹林一起制粒），检验中总发现水杨酸超出限量，后来技术人员改进了工艺，在这一步生产操作中用快速低温干燥或将阿司匹林采用外加法加入颗粒中，控制了水杨酸的含量，试分析革新工艺的原因，这一改进对你有什么启发？

分析：阿司匹林不稳定，易水解，该生产工艺避免了阿司匹林的水解。

4. 作用与用途 本品具有解热、镇痛、抗炎作用，主要用于感冒发热、头痛、牙痛和月经痛等慢性钝痛，是风湿热、类风湿性关节炎的常用药物。阿司匹林还能抑制血小板血栓素 A$_2$（TXA$_2$）的合成，具有抗血小板聚集的作用，用于预防血栓形成。

5. 贮藏与保存 密封，在干燥处保存。

二、苯胺类

1875 年，人们发现苯胺有强的解热镇痛作用，但其毒性较大，能破坏血红素产生高铁血红蛋白，无药用价值。1886 年，将苯胺乙酰化得到的乙酰苯胺（退热冰），也有较强的解热镇痛作用，仍有毒性，临床上已不用。1887 年，将对氨基苯酚的羟基醚化、氨基酰化得到的对乙酰氨基苯乙醚（非那西丁），具有较好的解热镇痛作用，曾广泛用于临床，与阿司匹林、咖啡因制成复方制剂 APC 片。但后来发现它对肾和视网膜有毒性且易致癌，已被淘汰。1893 年，将对氨基苯酚的氨基乙酰化得到的对乙酰氨基酚（扑热息痛），是一个毒副作用小，疗效好的解热镇痛药。

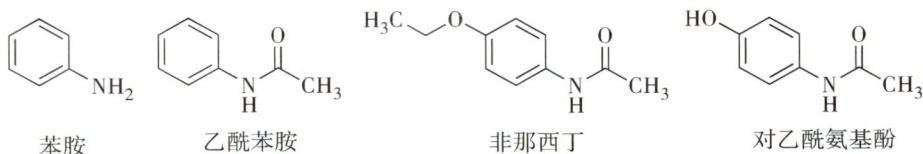

苯胺　　　　乙酰苯胺　　　　　非那西丁　　　　对乙酰氨基酚

对乙酰氨基酚　Paracetamol

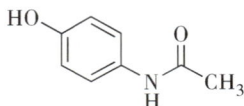

又名扑热息痛。

1. 结构特点 酚羟基、酰胺键。

2. 理化性质

（1）**物理性质** 本品为白色结晶或结晶性粉末；无臭，味微苦。本品在热水或乙醇中易溶，在丙酮中溶解，在水中略溶。熔点为 168℃～172℃。

（2）**化学性质** 本品含有酚羟基和酰胺结构，呈酸性。

本品分子中含有酚羟基，其水溶液加三氯化铁试液显蓝紫色。

本品在空气中稳定，在 pH 6 和 25℃下，半衰期为 21.8 年。

本品含有酰胺结构，在潮湿的条件下易水解为醋酸和对氨基苯酚，酸性和碱性可促进其水解。水解产物对氨基苯酚毒性较大，还可进一步氧化，生成醌亚胺类化合物，颜色逐渐变成粉红色至棕色，最后成黑色。故《中国药典》规定用亚硝基铁氰化钠试液的呈色反应来检查对氨基苯酚。

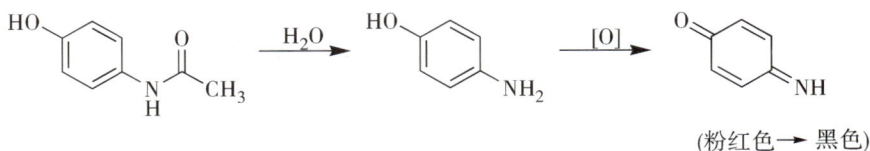

(粉红色 → 黑色)

对乙酰氨基酚在酸性条件下水解生成的对氨基苯酚，与亚硝酸钠试液作用，生成重氮盐，再与碱性 β – 萘酚试液偶合生成红色的偶氮化合物。

3. 作用与用途　本品具有解热、镇痛作用，用于发热、关节痛、头痛、神经痛等的治疗，常作复方感冒药物的成分之一。

4. 贮藏与保存　密封保存。

三、吡唑酮类

吡唑酮类有 5 – 吡唑酮类和 3,5 – 吡唑烷二酮两类。5 – 吡唑酮类具有解热、镇痛、抗炎作用，一般用于缓解高热和镇痛，应用于临床的药物有安替比林、氨基比林、安乃近。前两个药物毒性较大，已淘汰。安乃近解热镇痛作用迅速、强大并且毒性降低，尤其对难以控制的高热有效，但能引起粒细胞减少和血小板减少性紫癜，严重时会导致再生障碍性贫血。安乃近在美国等国家已经被完全禁止使用。

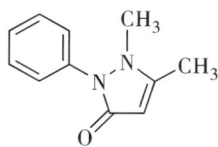
安替比林

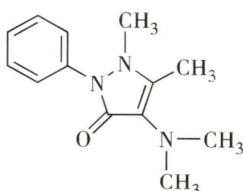
氨基比林

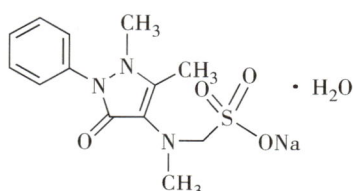
安乃近

第二节　非甾体抗炎药

非甾体抗炎药的研究始于 19 世纪末，发展于 20 世纪 40 年代，临床主要用于治疗风湿性关节炎、类风湿性关节炎、风湿热、骨关节炎、红斑性狼疮和强直性脊椎炎等疾病。本类药物按其化学结构可分为 3,5 – 吡唑烷二酮类、邻氨基苯甲酸类、芳基烷酸类、1,2 – 苯并噻嗪类和其他类。

一、3,5 – 吡唑烷二酮类

1946 年，瑞士科学家合成了保泰松，其解热镇痛作用不强，但有良好的抗炎作用，被认为是治疗关节炎的重大突破。保泰松毒副作用较大，有胃肠道刺激及过敏反应。1961 年发现保泰松体内的代谢物羟布宗也具抗炎作用，且毒性低，副作用小，而应用于临床。后来又发现了磺吡酮和 γ – 酮保泰松，它们的抗炎抗风湿作用比保泰松弱，但具有较强的排除尿酸作用，用于治疗痛风和风湿性关节炎。

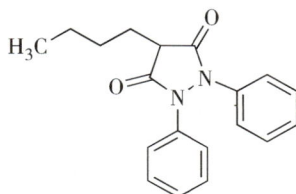
保泰松

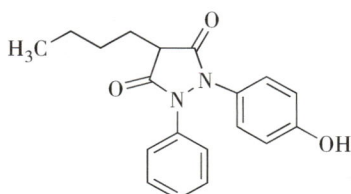
羟布宗

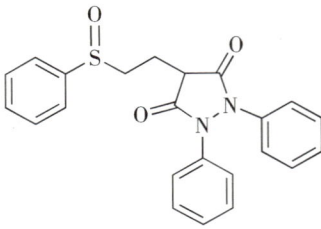

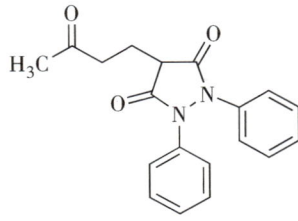

磺吡酮　　　　　　　　　　　　　　　γ-酮保泰松

二、邻氨基苯甲酸类

邻氨基苯甲酸类药物又称灭酸类药物。如甲芬那酸（甲灭酸）、氯芬那酸、甲氯芬那酸等，是利用生物电子等排原理将水杨酸的羟基用氨基取代的衍生物。这类药物具有较强的抗炎镇痛作用，临床上用于风湿性和类风湿性关节炎。

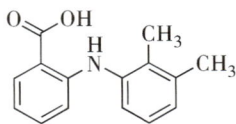

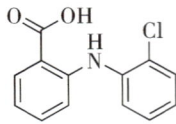

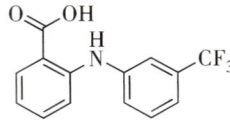

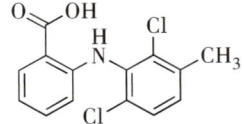

甲芬那酸　　　　　　　氯芬那酸　　　　　　氟芬那酸　　　　　　甲氯芬那酸

三、芳基烷酸类

芳基烷酸类药物是临床上应用广泛、发展速度最快的一类药物，根据结构特点分为芳基乙酸类和芳基丙酸类。

（一）芳基乙酸类

1961 年发现吲哚美辛具有很强的镇痛抗炎活性，临床上用于治疗风湿性和类风湿性关节炎，但其毒副作用严重，如消化系统和神经系统的反应，孕妇、哺乳妇女、儿童禁用。进一步简化吲哚杂环，并克服邻氨基苯甲酸类药物中苯环直接连有一个羧基，酸性较大带来的刺激性，得到了苯乙酸类抗炎药物双氯芬酸钠（双氯灭痛），双氯芬酸钠是强效消炎镇痛药，具有药效强、不良反应少、剂量小、个体差异小的作用特点。

吲哚美辛　Indometacin

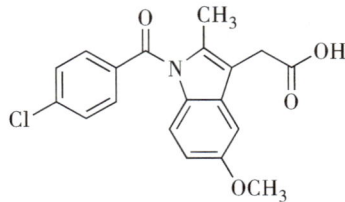

又名消炎痛。

1. 结构特点　芳基乙酸类、吲哚环、酰胺结构。

2. 理化性质

（1）物理性质　本品为类白色至微黄色结晶性粉末；几乎无臭，无味。本品在丙酮中溶解，在甲醇、乙醇、三氯甲烷或乙醚中略溶，在甲苯中极微溶解，在水中几乎不溶。熔点为 158℃ ~ 162℃。

▨ 课堂互动

吲哚美辛含有哪些官能团？解释其氧化变色的原因。

（2）化学性质　本品室温下在空气中稳定，但遇光会逐渐分解。其水溶液在 pH 2 ~ 8 时较稳定，强酸或强碱条件下酰胺键易水解，生成对氯苯甲酸和 5 - 甲氧基 - 2 - 甲基 - 1H - 吲哚 - 3 - 乙酸。后者及其脱羧产物 5 - 甲氧基 - 2,3 - 二甲基 - 1H - 吲哚，可进一步氧化为有色物质。

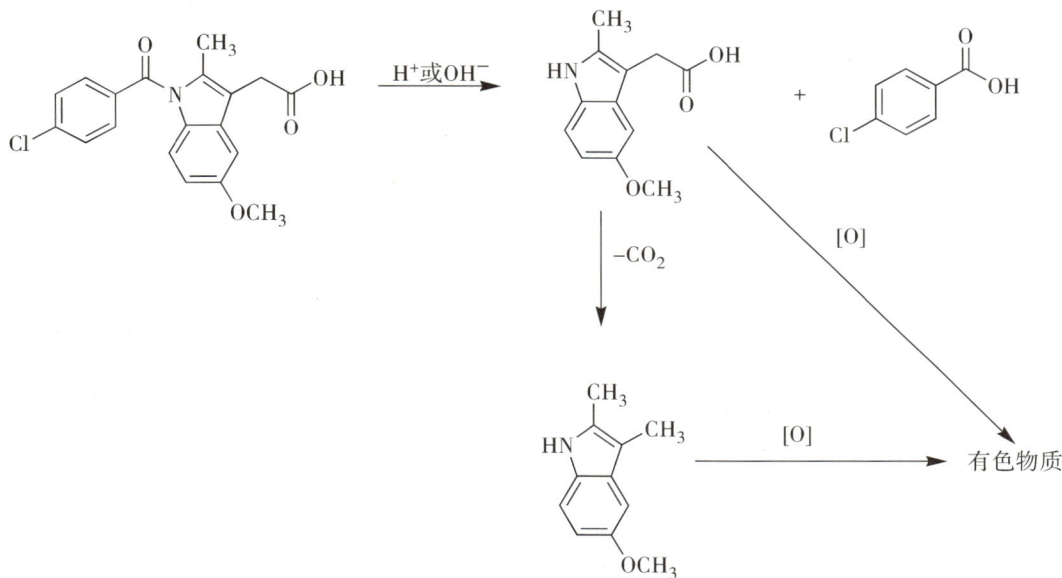

本品与稀氢氧化钠溶液和重铬酸钾溶液共热后，用硫酸酸化缓缓加热，显紫色；与亚硝酸钠溶液共热，加盐酸显绿色，放置后，渐变黄色。

3. 作用与用途　本品用于急、慢性风湿性关节炎，急性痛风和炎症发热。

4. 贮藏与保存　遮光，密封保存。

双氯芬酸钠　Diclofenac Sodium

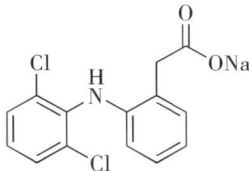

又名双氯灭痛。

1. 结构特点　芳基乙酸类、2 个氯取代。

2. 理化性质

（1）物理性质　本品为白色或类白色结晶性粉末；有刺鼻感与引湿性。本品在乙醇中易溶，在水中略溶，在三氯甲烷中不溶。熔点为 283℃ ~ 285℃，其游离酸熔点为 156℃ ~ 158℃。

（2）化学性质　本品炽灼至炭化，滤液显氯化物的鉴别反应。

本品炽灼后，显钠盐的鉴别反应。

3. 作用与用途　本品用于治疗类风湿性关节炎、神经炎、红斑狼疮、癌症及手术后疼痛，以及各种原因引起的发热。

知识拓展

　　双氯芬酸钠除了能够抑制环氧化酶（COX），减少前列腺素的生物合成和血小板的生成外，还能抑制脂氧合酶（LOX），减少白三烯的生成，这种双重抑制作用可避免由于单纯抑制 COX 而导致 LOX 活性突增引起的不良反应。

4. 贮藏与保存　遮光，密封保存。

（二）芳基丙酸类

20 世纪 60 年代末，在研究某些植物生长激素时发现一些芳基乙酸类化合物具有抗炎作用，4 – 异丁基苯乙酸作为该类抗炎镇痛药首先用于临床，但大剂量服用可使谷草转氨酶增高。后来在乙酸基的 α – 碳原子上引入甲基得到布洛芬，不但抗炎镇痛作用增强，毒性也有所降低，故在临床上广泛应用。在此基础上又研制出一些疗效强于布洛芬，且应用范围与布洛芬相似的一系列芳基丙酸类抗炎镇痛药如萘普生等。

布洛芬　Ibuprofen

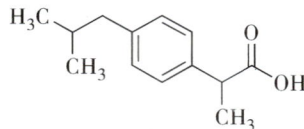

又名异丁苯丙酸。

1. 结构特点　芳基丙酸类、1 个手性碳原子。

2. 理化性质

（1）物理性质　本品为白色结晶性粉末；稍有特异臭，几乎无味。本品在乙醇、丙酮、三氯甲烷或乙醚中易溶，在水中几乎不溶；在氢氧化钠或碳酸钠试液中易溶。熔点为 74.5℃ ~ 77.5℃。

（2）化学性质　本品与氯化亚砜试液、乙醇反应生成酯；在碱性条件下，与盐酸羟胺作用生成异羟肟酸，再在酸性条件下加三氯化铁试液生成红色至暗紫色的异羟肟酸铁。

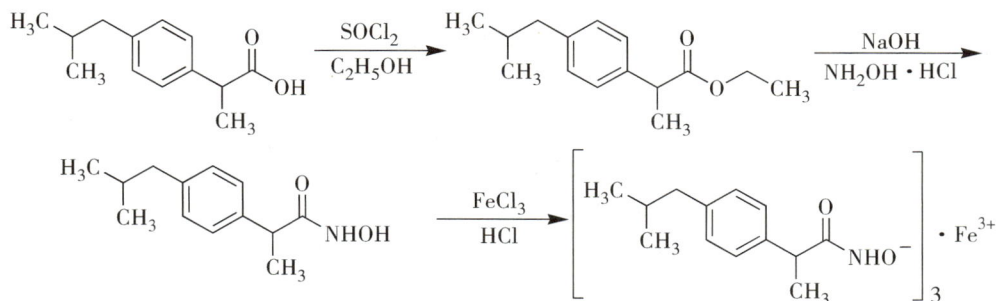

本品含游离羧基，显酸性，pK_a为 5.2，所以《中国药典》规定用酸碱中和滴定法测其含量。

3. 作用与用途　本品具有抗炎、镇痛和解热作用，且均大于阿司匹林，临床上用于风湿性和类风湿性关节炎、骨关节炎、急性轻中度的疼痛及成人和儿童的发热。

知识拓展

布洛芬的代谢特点

临床上使用外消旋体，在体内药理作用主要来自 S（+）异构体，R（-）异构体在体内可转变成 S（+）对映异构体，故不必使用其纯光学异构体，这种代谢在其他芳基丙酸类药物中也有。

4. 贮藏与保存　密封保存。

萘普生　Naproxen

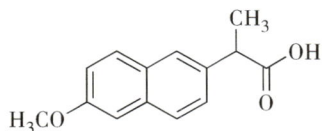

1. 结构特点　芳基丙酸类、1 个手性碳原子。

2. 理化性质

（1）**物理性质**　本品为白色或类白色结晶性粉末；无臭或几乎无臭。本品在甲醇、乙醇或三氯甲烷中溶解，在乙醚中略溶，在水中几乎不溶。熔点为 153℃ ~ 158℃。比旋度为 +63.0° ~ +68.5°（1% 的三氯甲烷溶液）。

本品结构中有一手性碳原子，临床上用其 S - 构型的右旋活性异构体。

（2）**化学性质**　本品遇光不稳定，易变色，需避光保存。

本品含游离羧基，显酸性，所以《中国药典》规定用酸碱中和滴定法测其含量。

3. 作用与用途　本品抑制前列腺素生物合成的活性是阿司匹林的 12 倍，布洛芬的 3 ~ 4 倍，但比吲哚美辛低，是它的 1/300。临床上用于风湿性和类风湿性关节炎、强直性脊椎炎、痛风、运动系统的慢性疾病及轻中度疼痛等疾病。

4. 贮藏与保存 遮光，密封保存。

知识拓展

萘普生的结构与活性

本品 6 - 甲氧基的位置非常重要，若将此取代基移至其他位置，则抗炎活性减弱；若以较小的亲脂性基团如 Cl、CH_3 等取代，仍保持其抗炎活性；若以较大的基团取代则活性降低。羧基被醇、醛、酮等取代抗炎活性仍保留。

四、1，2 - 苯并噻嗪类

1，2 - 苯并噻嗪类又称昔康类药物，含有烯醇式结构，显酸性，pK_a 值在 4 ~ 6 之间。该类药物对 COX - 2 的抑制作用比 COX - 1 的作用强，有一定的选择性，因此消化系统的不良反应少。半衰期一般都较长，每日服药一次。首先应用于临床的代表药物是吡罗昔康。将吡罗昔康分子中的 2 - 吡啶用 2 - 噻唑代替，得到抗炎镇痛效果强、毒性小的长效药物，如舒多昔康等。将舒多昔康的 5 位引入甲基，得到美洛昔康，选择性作用于 COX - 2，几乎无胃肠道副作用。

知识拓展

目前发现环氧化酶（COX）有两种同工酶即 COX - 1 和 COX - 2，COX - 1 存在于许多正常组织，COX - 2 存在炎症组织，所以非甾体抗炎药的抗炎作用是抑制了 COX - 2，胃肠道和肾毒性等副作用是抑制了 COX - 1。因此，为了减少副作用，寻找对 COX - 2 有选择性抑制作用的新化合物成了目前研究的热点领域。

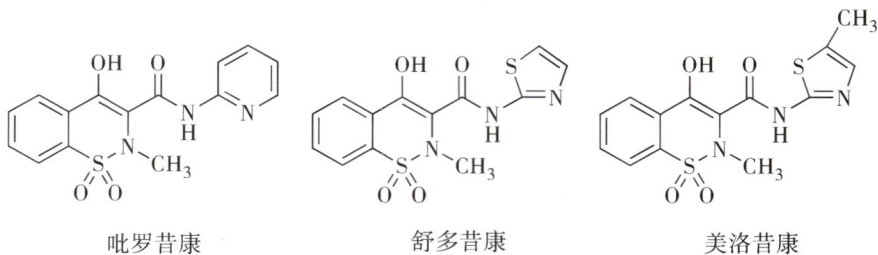

吡罗昔康 舒多昔康 美洛昔康

吡罗昔康　Piroxicam

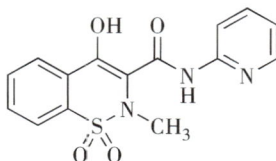

又名炎痛喜康。

1. 结构特点 1,2 – 苯并噻嗪、磺酰胺结构、吡啶基、烯醇结构。

2. 理化性质

（1）物理性质 本品为类白色或微黄绿色的结晶性粉末；无臭，无味。本品在三氯甲烷中易溶，在丙酮中略溶，在乙醇或乙醚中微溶，在水中几乎不溶；在酸中溶解，在碱中略溶。熔点为 198℃～202℃，熔融时同时分解。

（2）化学性质 本品含有烯醇结构，显酸性。

本品的三氯甲烷溶液加三氯化铁试液，显玫瑰红色。

3. 作用与用途 本品为长效抗炎镇痛药，有一定的消肿作用，临床上用于风湿性及类风湿性关节炎。

4. 贮藏与保存 遮光，密封保存。

知识链接

选择性 COX – 2 抑制剂用药风险

近年来，临床中发现选择性 COX – 2 抑制剂引起患者增加严重心血管血栓事件风险。其原因是由于选择性 COX – 2 抑制剂可抑制血管内皮的前列腺素生成，使血管内的前列腺素和血小板中的血栓素动态平衡失调，导致血栓素升高，促进血栓形成。药品管理部门要求对这类药物的标签增加警示性标注。

五、其他类（选择性 COX – 2 抑制剂和新结构类型非甾体抗炎药）

非甾体抗炎药大都具有胃肠道刺激的副作用，这种副作用与抗炎作用是平行的。人们认为是酸性药物对胃壁的刺激而产生的副作用，所以做成非酸性前药或采用制成适当的制剂的方法改变吸收部位，但只能部分地减少这些副作用。近年来发现了选择性 COX – 2 抑制剂，如第一个上市的塞来昔布，用于治疗类风湿性关节炎和骨关节炎引起的疼痛。尼美舒利，新结构类型的非甾体抗炎药，具有抗炎、镇痛、解热作用，用于慢性关节炎的疼痛、手术和急性创伤后的疼痛、急性上呼吸道炎症引起的疼痛和发烧、痛经等。

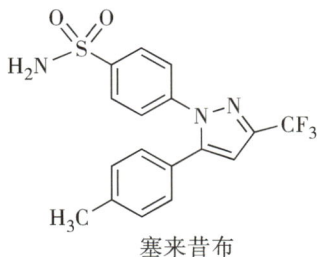

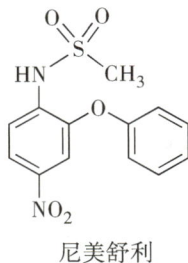

塞来昔布

尼美舒利

知识链接

尼美舒利事件

2010 年 11 月 26 日一则关于"2010 年儿童安全用药国际论坛"的报道称，尼美舒利用于儿童退热时，对中枢神经及肝脏造成损伤的案例频频出现。一种通用名为"尼美舒利"的儿童退热药，被推上药品安全性疑虑的风口浪尖。此事件被称为"尼美舒利事件"。2011 年 5 月 15 日，国家食品药品监督管理局发布通知，修改尼美舒利说明书，禁止尼美舒利口服制剂用于 12 岁以下儿童。

同步训练

一、选择题

（一）A 型题（单选题）

1. 下列哪个是引起阿司匹林过敏反应的杂质（　　）

    A. 苯酚　　　　　　　　　　B. 水杨酸酐　　　　　　　　C. 醋酸苯酯

    D. 乙酰水杨酸酐　　　　　　E. 乙酰水杨酸苯酯

2. 不符合对乙酰氨基酚的描述是（　　）

    A. pH 6 时最稳定

    B. 暴露在潮湿条件下，颜色会逐渐变深

    C. 代谢产物之一是 N – 羟基衍生物，有毒性反应，应服用 N – 乙酰半胱氨酸对抗

    D. 可以抑制血小板凝聚

    E. 加 $FeCl_3$ 显蓝紫色

3. 具有下列结构的药物是（　　）

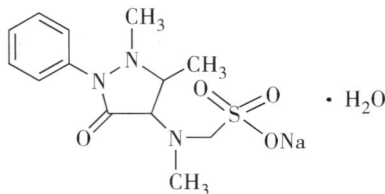

    A. 双氯芬酸钠　　　　　　　B. 贝诺酯　　　　　　　　　C. 芬布芬

    D. 美洛昔康　　　　　　　　E. 安乃近

4. 非甾体类抗炎药物的作用机制是（　　）

    A. β – 内酰胺酶抑制剂

    B. 花生四烯酸环氧化酶抑制剂

    C. 二氢叶酸还原酶抑制剂

    D. D – 丙氨酸多肽转移酶抑制剂，阻止细胞壁形成

    E. 磷酸二酯酶抑制剂

5. 具有 1,2 – 苯并噻嗪结构的药物是（　　）

    A. 萘普生　　　　　　　　　　B. 吲哚美辛　　　　　　　　　C. 吡罗昔康

    D. 芬布芬　　　　　　　　　　E. 酮洛芬

6. 下列药物中哪个不含有羧基，却具有酸性（　　）

    A. 阿司匹林　　　　　　　　　B. 吡罗昔康　　　　　　　　　C. 布洛芬

    D. 双氯芬酸　　　　　　　　　E. 吲哚美辛

7. 下列描述与吲哚美辛结构不符的是（　　）

    A. 结构中含有羧基

    B. 结构中含有对氯苯甲酰基

    C. 结构中含有甲氧基

    D. 结构中含有咪唑杂环

    E. 遇强酸和强碱时易水解，水解产物可氧化生成有色物质

8. 下面哪个药物具有手性碳原子，临床上用 S（＋）– 异构体（　　）

    A. 安乃近　　　　　　　　　　B. 吡罗昔康　　　　　　　　　C. 萘普生

    D. 羟布宗　　　　　　　　　　E. 双氯芬酸钠

9. 下列哪个药物属于选择性 COX – 2 抑制剂（　　）

    A. 安乃近　　　　　　　　　　B. 塞来昔布　　　　　　　　　C. 吡罗昔康

    D. 甲芬那酸　　　　　　　　　E. 双氯芬酸钠

10. 下列药物对 COX – 2 选择性强的是（　　）

    A. 对乙酰氨基酚　　　　　　　B. 美洛昔康　　　　　　　　　C. 萘普生

    D. 阿司匹林　　　　　　　　　E. 布洛芬

（二）B 型题（每小组 5 个备选答案，备选答案可重复选，也可不选）

    A. 贝诺酯　　　　　　　　　　B. 安乃近　　　　　　　　　　C. 双氯芬酸

    D. 酮洛芬　　　　　　　　　　E. 吡罗昔康

1. 1,2 – 苯并噻嗪类非甾体抗炎药（　　）

2. 吡唑酮类解热镇痛药（　　）

3. 芳基乙酸类非甾体抗炎药（　　）

4. 芳基丙酸类非甾体抗炎药（　　）

    A. 吡罗昔康　　　　　　　　　B. 舒林酸　　　　　　　　　　C. 美洛昔康

    D. 吲哚美辛　　　　　　　　　E. 阿司匹林

5. 结构中含有对氯苯甲酰基（　　）

6. 结构中含有氟原子（　　）

7. 结构中含有乙酰氧基（　　）

8. 结构中含有吡啶基（　　）

二、简答题

1. 阿司匹林中的游离水杨酸杂质是怎样引入的？水杨酸限量检查的原理是什么？

2. 阿司匹林在保存时颜色加深的主要原因是什么？

三、实例分析

一位60岁女性患者，误服过量对乙酰氨基酚，引起肝毒性，作为药师的你，试分析其原因？应使用哪种药物解毒？

知识拓展

对乙酰氨基酚的代谢特点

对乙酰氨基酚小部分代谢为 $N-$ 羟基对乙酰氨基酚，进一步转化为毒性大的代谢物 $N-$ 乙酰亚胺醌，正常情况下，$N-$ 乙酰亚氨醌在肝脏中与 $N-$ 乙酰半胱氨酸、谷胱甘肽（G-SH）结合而失去活性，经肾脏排泄。但当大剂量或超剂量服用对乙酰氨基酚时，$N-$ 乙酰亚氨醌与含巯基的肝蛋白形成共价化合物导致肝坏死和肾衰竭。可用含有巯基的化合物如乙酰半胱氨酸等解除其毒性。

第三章　镇静催眠药、抗癫痫药和抗精神失常药

知识要点

镇静催眠药按化学结构分为巴比妥类、苯并二氮䓬类和其他类；抗癫痫药按化学结构分为乙内酰脲类、丁二酰亚胺类、二苯并氮䓬类和脂肪酸类；抗精神失常药按化学结构分为吩噻嗪类、硫杂蒽类及丁酰苯类等。本章主要介绍典型药物苯巴比妥、地西泮、奥沙西泮、苯妥英钠、卡马西平、丙戊酸钠、盐酸氯丙嗪、奋乃静、氟哌啶醇、盐酸阿米替林的化学结构、结构特点、理化性质、作用与用途及贮藏与保存。

镇静催眠药、抗癫痫药及抗精神失常药都是与抑制人的精神活动有关的药物，它们之间既有区别，又有内在的联系，没有明确的界限。

第一节　镇静催眠药

镇静催眠药是一类通过抑制中枢神经系统产生镇静和诱导睡眠作用的药物。本类药物通常在小剂量起镇静作用，而较大剂量时起催眠作用，因此被统称为镇静催眠药。镇静催眠药按化学结构分为巴比妥类、苯二氮䓬类及其他类。

一、巴比妥类

（一）简介

巴比妥类药物都是巴比妥酸（丙二酰脲）的衍生物。巴比妥酸本身并无治疗作用。只有其 5 位次甲基上的两个氢原子被其他基团取代后才呈现活性。取代基不同，起效快慢和作用时间也不同，因而可分为长时效（6~8 小时）、中时效（4~6 小时）、短时效（2~4 小时）和超短时效（1/4 小时）四类。如表 3-1 所示。

知识链接

苯巴比妥的发现

　　1903 年，德国化学家菲舍尔（Emil Fischer）和梅林（Joseph von Mering）发现合成的二乙基巴比妥酸让狗很快沉睡，二乙基巴比妥酸于是就成了睡眠的保护神。1904 年拜耳公司将二乙基巴比妥投入市场，商品名定为 Veronal（佛罗拿）。后来人们又发现苯巴比妥可作为一种有效安全的抗癫痫药物。1912 年，苯巴比妥由拜耳公司上市，商品名是鲁米那。

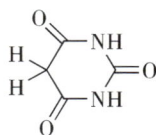

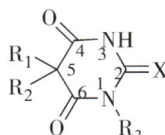

巴比妥酸　　　　　　　　　巴比妥类药物的通式

表 3-1　巴比妥类药物

类型	药物名称	结构式	主要用途
长时效	巴比妥（佛罗那）		抗惊厥、镇静催眠
	苯巴比妥（鲁米那）		抗惊厥、镇静催眠
中时效	异戊巴比妥（阿米妥）		抗惊厥、镇静催眠
短时效	司可巴比妥		抗惊厥、镇静催眠
超短时效	硫喷妥钠		静脉麻醉

课堂互动

为什么巴比妥酸的衍生物具有镇静催眠作用而巴比妥酸没有？

（二）理化通性

1. 物理性质 巴比妥类药物一般为白色结晶或结晶性粉末，具有一定的熔点，一般在96℃ ~205℃范围内，在空气中较稳定，遇酸、氧化剂、还原剂，在通常情况下其环不会破裂。加热多能升华。在水中溶解，在乙醇及有机溶剂中易溶。含硫巴比妥有不适之臭。

课堂互动

煮沸放冷数天后的注射用水是否能用来配制巴比妥类药物的钠盐注射液？

2. 化学性质

（1）**弱酸性** 巴比妥类药物具有酰脲结构，在水中可互变为烯醇式，呈弱酸性，溶于氢氧化钠或碳酸钠中生成盐，但不溶于碳酸氢钠。由于其酸性小于碳酸的酸性，其钠盐注射液与其他酸性注射液不能配伍使用。

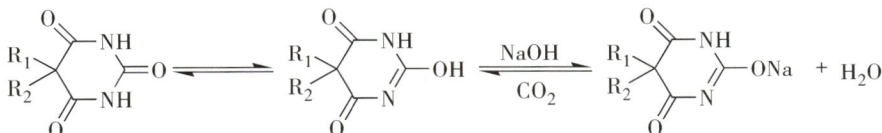

（2）**水解性** 本类药物分子结构中含有酰亚胺基，易发生水解反应。如与碱溶液共沸即水解释放出氨气，可使红色石蕊试纸变蓝色。其钠盐在吸湿情况下也可发生水解反应。因此，巴比妥类药物的钠盐注射液须制成粉针剂，临用时配制。

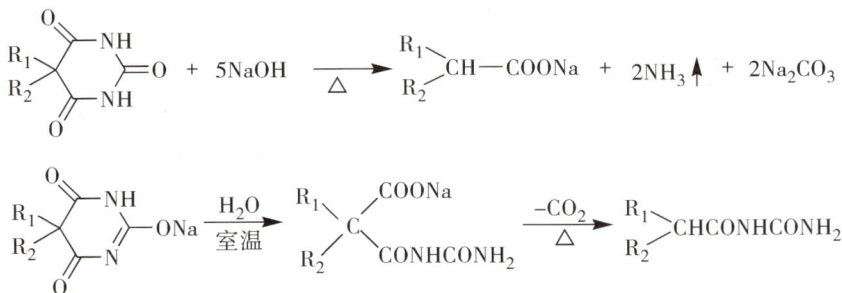

（3）**与重金属离子反应** 本类药物分子结构中具有丙二酰脲结构（—CONHCONHCO—）或酰亚胺基团，在合适的pH值溶液中，可与某些重金属离子如Ag^+、Cu^{2+}、Co^{2+}、Hg^{2+}等反应呈色或产生有色沉淀。

①与银盐的反应 本类药物在碳酸钠溶液中与硝酸银试液作用，首先生成可溶性的

一银盐，继续加入过量的硝酸银试液，可生成不溶性的二银盐，该沉淀溶于氨试液中。

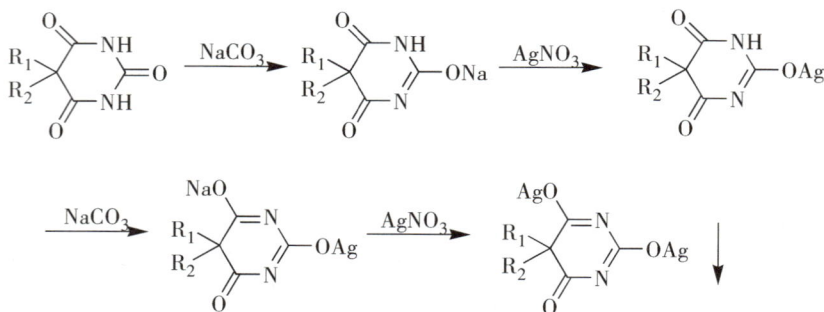

②与铜盐的反应　本类药物在吡啶溶液中生成的烯醇式异构体与铜吡啶试液反应，即显紫色或生成紫色沉淀，含硫巴比妥类药物则呈绿色。

③与钴盐的反应　本类药物在碱性溶液中可与钴盐反应，生成紫堇色配位化合物。

④与汞盐的反应　本类药物与硝酸汞或氯化汞反应，生成白色汞盐沉淀，此沉淀能溶于氨水中。

（三）典型药物

苯巴比妥　Phenobarbital

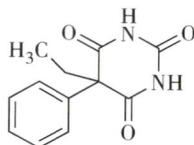

又名鲁米那。

1. 结构特点　丙二酰脲结构、苯环。

> **药师提示**
>
> 　　苯巴比妥钠易溶于水，可制成注射剂。其水溶液呈碱性，与酸性药物接触或吸收空气中的 CO_2，可析出苯巴比妥沉淀。配制注射剂时忌与酸性药物配伍，并且勿暴露于空气中。苯巴比妥钠水溶液放置更易水解，水解速度随温度升高而加速，产生 2 - 苯基丁酰脲沉淀而失去活性。为防止水解需制成粉针剂，临用现配。

2. 理化性质

（1）**物理性质**　本品为白色有光泽的结晶性粉末；无臭，味微苦。本品在乙醇或乙醚中溶解，在三氯甲烷中略溶，在水中极微溶解。熔点为 174.5℃ ~ 178℃。

（2）**化学性质**　本品分子中具有丙二酰脲结构，可互变为烯醇式，呈弱酸性，pK_a 为 7.4，因此可溶于氢氧化钠或碳酸钠溶液中生成苯巴比妥钠盐，但不溶于碳酸氢钠。

本品与铜吡啶试液作用显紫色。本品在碳酸钠水溶液中与硝酸银溶液作用，可生成不溶性的二银盐白色沉淀，该沉淀可溶于过量氨试液中（与苯妥英钠相区别）。

课堂互动

　　根据司可巴比妥钠、硫喷妥钠、苯巴比妥钠的结构，请用化学的方法将这三者区别开来。

本品分子中含有苯环，可与亚硝酸钠-硫酸试液反应生成橙黄色产物，随即转变为橙红色；与甲醛-硫酸试液反应，在甲醛溶液和硫酸溶液接界面形成玫瑰红色环，以上两个反应可用以区分本品和不含苯环的巴比妥类药物。

3. 作用与用途　本品具有镇静催眠和抗惊厥的作用，目前临床上用于癫痫大发作。

4. 贮藏与保存　密封保存。

（四）构效关系

巴比妥类药物作用强弱、起效快慢和维持时间长短主要取决于药物的解离常数pK_a、脂水分配系数及理化性质等。

1. 本类药物分子结构中 5 位上应有两个取代基。巴比妥酸和 5-单取代衍生物在生理（pH=7.4）条件下，99% 以上是离子状态，几乎不能透过血脑屏障，进入脑内的药量极少，故无镇静催眠作用；而 5,5-双取代衍生物的酸性比巴比妥酸弱得多，在生理（pH=7.4）条件下不易解离，主要以分子状态存在，容易透过细胞膜及血脑屏障，进入中枢神经系统发挥作用。

表 3-2　几种巴比妥类药物在生理 pH 时的解离情况

名　称	pK_a	分子态药物（%）	离子态药物（%）
巴比妥酸	4.12	0.05	99.95
5-苯基巴比妥酸	3.75	0.02	99.98
苯巴比妥	7.30	50.00	50.00
异戊巴比妥	7.90	75.97	24.03

2. 5 位碳取代基的总碳数一般以 4~8 为最好，此时药物有适当的脂水分配系数。当碳原子总数为 4 时，出现镇静催眠作用；超过 8 个时，脂溶性过大，可导致惊厥作用。

3. 5 位碳上的取代基可以是直链烷烃、支链烷烃、芳烃或烯烃。如为支链烷烃或烯烃，在体内易被氧化代谢，作用时间短；如为直链烷烃或芳烃，则在体内不易被氧化代谢，大多以原药排泄，因而作用时间长。

4. 在酰亚胺基的一个氮原子上引入甲基，酸性下降，脂溶性升高，起效快。两个氮原子上同时引入甲基，可致惊厥。

5. 将 2 位碳上的氧原子以硫原子代替，则脂溶性增加，起效快，作用时间短。如硫喷妥钠为超短时催眠药，临床上多用作静脉麻醉药。

二、苯并二氮䓬类

（一）简介

1,4 - 苯并二氮䓬类是 20 世纪 50 年代中期开发的一类镇静催眠药。这类药物的副作用和成瘾性都较巴比妥类小，故临床上几乎取代了传统的巴比妥类药物，成为镇静、催眠、抗焦虑的首选药。氯氮䓬（利眠宁）于 20 世纪 60 年代初首先用于临床，后经进一步研究发现，分子中氮上的氧和胍的结构都不是活性的必要部分，于是制得了同型物地西泮（安定），其作用较氯氮䓬强，除治疗神经官能症外，现已广泛用作催眠药。

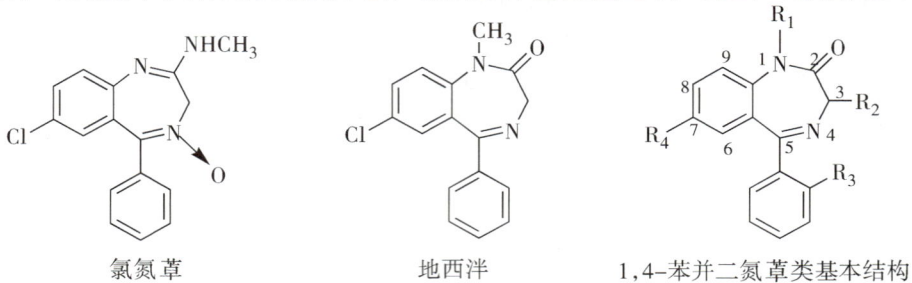

氯氮䓬　　　　　　　　　地西泮　　　　　　　1,4-苯并二氮䓬类基本结构

在地西泮体内代谢的分析研究中，发现了其代谢产物也具有相似的生理活性，从而开发出毒副作用小的奥沙西泮（去甲羟安定）、替马西泮（羟安定）和劳拉西泮（去甲氯羟安定）等药物。进一步的构效研究发现，1,4 - 苯并二氮䓬环上的取代基与生理活性有关，从中发现了活性增强的硝西泮、氯硝西泮、氟西泮等药物；在二氮杂䓬环的 1、2 位并合三唑环，得到代谢稳定性和对受体的亲和力均增强的艾司唑仑、阿普唑仑、三唑仑等药物。

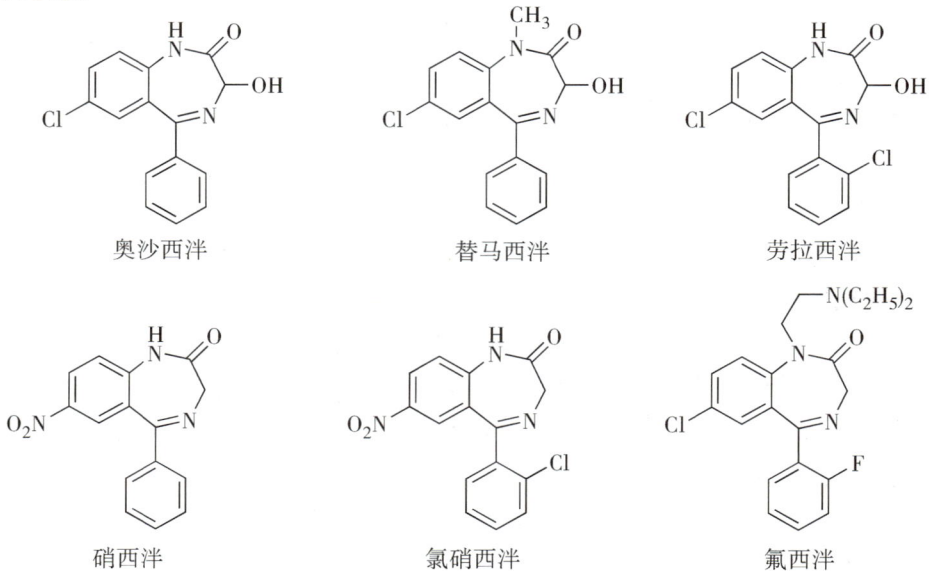

奥沙西泮　　　　　　　　替马西泮　　　　　　　劳拉西泮

硝西泮　　　　　　　　　氯硝西泮　　　　　　　氟西泮

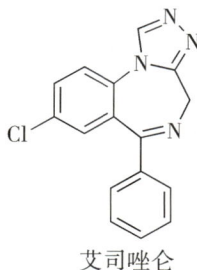

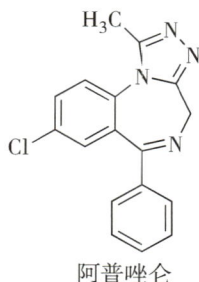

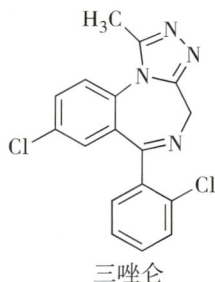

艾司唑仑　　　　　　　阿普唑仑　　　　　　　三唑仑

（二）理化通性

1. 物理性质　本类药物为白色结晶或类白色结晶性粉末，水中溶解度小，可溶于乙醇等有机溶剂中。

2. 化学性质

（1）**弱碱性**　本类药物含有 1,4 – 苯并二氮杂䓬环，多数药物显弱碱性，所以可溶于盐酸等强酸。

（2）**稳定性**　一般条件下七元环比较稳定，若在酸或碱中加热可发生水解开环反应，生成二苯甲酮衍生物。如奥沙西泮，水解产物具有芳香第一胺结构，经重氮化后与 β – 萘酚偶合，生成橙色的偶氮化合物。1,2 位骈合的三氮唑环药物较稳定。

（3）**鉴别反应**

①硫酸 – 荧光反应　本类药物溶于硫酸后在紫外光（365nm）下呈不同颜色的荧光，且在浓硫酸中荧光的颜色与在稀硫酸中的颜色不同，见表 3 – 3。

表 3 – 3　常见几种药物的荧光颜色

药物	浓硫酸中荧光的颜色	稀硫酸中荧光的颜色
地西泮	黄绿色	黄色
氯氮䓬	黄色	紫色
硝西泮	淡蓝色	蓝绿色
艾司唑仑	亮绿色	天蓝色

②沉淀反应　本类药物在盐酸溶液中可与碘化铋钾试液反应生成红色碘化铋盐沉淀。

（三）典型药物

地西泮　Diazepam

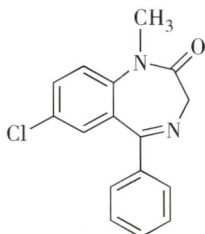

又名安定。

1. 结构特点　1,4 - 苯并二氮䓬环、烯胺结构、内酰胺结构、叔胺。

2. 理化性质

（1）**物理性质**　本品为白色或类白色结晶性粉末；无臭，味微苦。本品在丙酮或三氯甲烷中易溶，在乙醇中溶解，在水中几乎不溶。熔点为130℃～134℃。

（2）**化学性质**　本品的苯并二氮䓬环的氮原子具有碱性。所以2010年版《中国药典》规定采用非水滴定法测其含量。

本品分子结构中具有烯胺和酰胺结构，遇酸或碱及加热的条件下易发生1,2位和4,5位水解反应，生成黄色的2 - 甲氨基 - 5 - 氯二苯甲酮和甘氨酸，其中4,5位水解是可逆的。口服本品后，在胃酸作用下，发生4,5位开环，当开环的衍生物进入碱性的肠道后，又闭环成原药，故口服不影响药物的生物利用度。

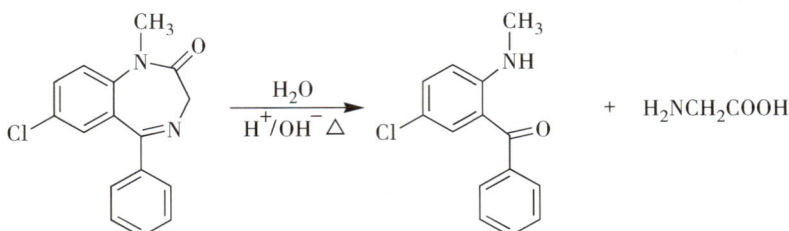

本品溶于稀盐酸，与碘化铋钾试液反应产生橙红色沉淀，放置后颜色加深。

本品加硫酸，振摇溶解后，在紫外灯光（365nm）下检视，显黄绿色荧光。

本品结构中有氯原子，用氧瓶燃烧法进行有机破坏，以稀氢氧化钠作为吸收液，待燃烧完全后，用稀硝酸酸化，缓缓煮沸，溶液显氯化物的特殊反应。

■ **课堂互动**

地西泮制备成注射液时，为什么要用盐酸调节 pH 为 6.2～6.9，并用100℃流通蒸汽进行灭菌？

3. 作用与用途　本品具有抗焦虑、镇静催眠、抗惊厥、抗癫痫的作用，主要用于治疗焦虑症和一般性失眠，还用于抗癫痫和抗惊厥。

4. 贮藏与保存　密封保存。

奥沙西泮　Oxazepam

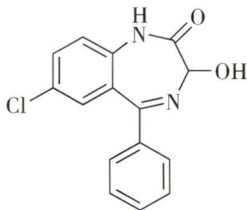

又名去甲羟安定。

1. 结构特点　1,4 - 苯并二氮䓬环、烯胺结构、内酰胺结构、仲胺、3 位羟基。

2. 理化性质

（1）**物理性质**　本品为白色或类白色结晶性粉末；几乎无臭。本品在乙醇、三氯甲烷或丙酮中微溶，在乙醚中极微溶，在水中几乎不溶。熔点为 198℃ ~ 202℃，熔融时同时分解。

本品 3 位具有手性碳原子，右旋体活性强于左旋体，目前临床应用其外消旋体。

（2）**化学性质**　本品在酸或碱中加热水解，生成 2 - 苯甲酰基 - 4 - 氯苯胺、乙醛酸和氨，前者可发生重氮化 - 偶合反应，产生橙红色沉淀，放置后颜色逐渐变深。

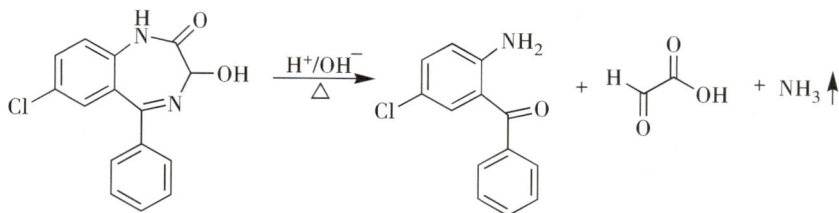

3. 作用与用途　本品的药理作用与地西泮相似但较弱，副作用较少。用于神经官能症、失眠及癫痫的辅助治疗，适用于老年人或肾功能不良者。

4. 贮藏与保存　遮光，密封保存。

三、其他类

苯二氮䓬类药物与苯二氮䓬类受体结合没有选择性，因此它们具有耐药性、停药后反跳现象、精神运动损坏及残余效应等不良反应。20 世纪 90 年代人们研制出特异性好和安全性更高的新一代非苯二氮䓬类结构杂环类镇静催眠药物，如含咪唑并吡啶结构的唑吡坦、含吡咯烷酮结构的佐匹克隆等。

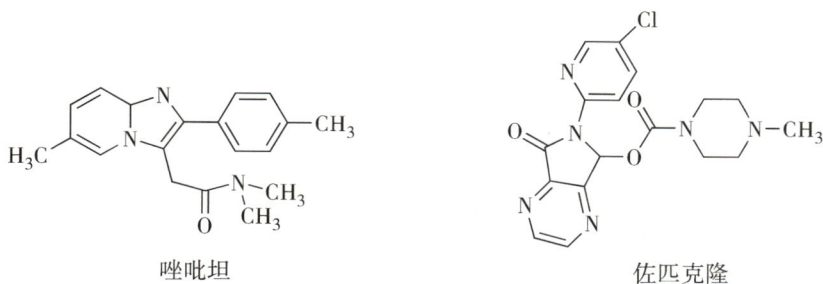

唑吡坦　　　　　　　　　　　佐匹克隆

第二节　抗癫痫药

一、简介

癫痫是由大脑局部神经元过度兴奋，产生阵发性的放电所导致的突发性、暂时性、反复性和慢性的大脑功能失调。表现为不同程度的运动、感觉、意识、行为和自主神经障碍等症状。按癫痫发作时的表现又分为部分性发作和全身性发作。临床上又分大发作、小发作、精神运动性发作、癫痫持续状态。抗癫痫药可抑制大脑神经的兴奋性，用于预防和控制癫痫的发作。按结构类型，抗癫痫药分为巴比妥类如苯巴比妥、苯二氮䓬类如地西泮、乙内酰脲类如苯妥英钠、氢化嘧啶二酮类如扑米酮、丁二酰亚胺类如乙琥胺、二苯并氮杂䓬类（又称亚氨芪类）如卡马西平、脂肪酸类如丙戊酸钠、GABA 类似物如加巴喷丁、其他类。

知识链接

癫痫病又俗称"羊痫风"，病人发病时会突然昏倒，四肢抽搐，口吐白沫，双目上视，发出如似猪羊声音，所以得名。每年 2 月 14 日的情人节也是国际癫痫病日。

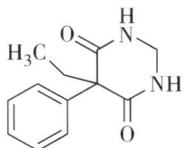

扑米酮

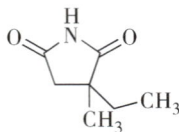

乙琥胺

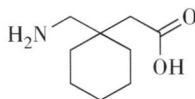

加巴喷丁

二、典型药物

苯妥英钠　Phenytoin Sodium

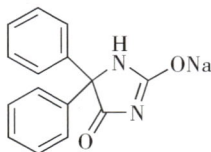

又名大伦丁钠。

1. 结构特点　乙内酰脲结构、5 位二苯基。

2. 理化性质

（1）**物理性质**　本品为白色粉末；无臭、味苦；微有引湿性。本品在水中易溶，在乙醇中溶解，在三氯甲烷或乙醚中几乎不溶。

（2）**化学性质**　本品水溶液呈碱性，露置空气中会吸收 CO_2 而析出游离的苯妥英，故本品及水溶液都应密闭保存或新鲜配制，并且不能与酸性药物配伍。

📖 课堂互动

为什么苯妥英钠注射剂常常制成粉针剂？

本品分子中具有乙内酰脲结构，在碱性溶液中受热易水解，可生成二苯基脲基乙酸，最后生成 α - 氨基二苯基乙酸和氨，故将其制成粉针剂，临用新鲜配制。

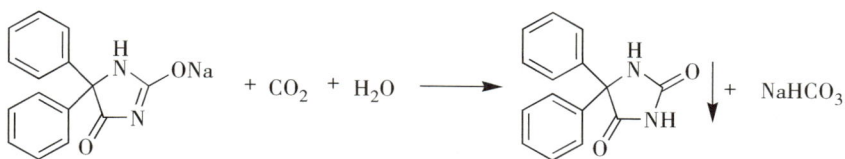

本品与吡啶 – 硫酸铜试液反应显蓝色；本品水溶液加酸酸化后，析出的苯妥英在氨水中转变为铵盐，遇硝酸银或二氯化汞试液反应生成白色沉淀，此沉淀不溶于氨试液。以上两反应可用于区分本品与苯巴比妥。

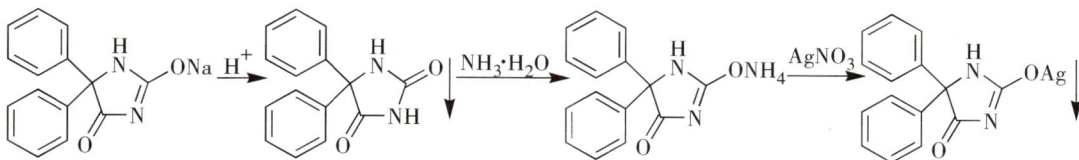

3. 作用与用途 苯妥英钠为抗癫痫药，是治疗癫痫大发作的首选药，也用于治疗三叉神经痛和洋地黄引起的心率不齐。

4. 贮藏与保存 密封（供口服用）或严封（供注射用），遮光保存。

案例分析

案例：现有三种如下结构的药物，根据其化学结构特点，分析如何使用化学方法将三者相区别。

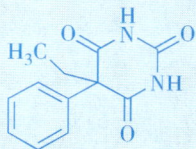

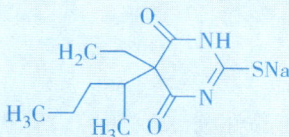

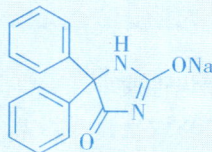

苯巴比妥 　　　　　硫喷妥钠 　　　　　苯妥英钠

分析：苯巴比妥与吡啶 – 硫酸铜试液作用显紫堇色，硫喷妥钠显绿色，苯妥英钠显蓝色。

卡马西平 Carbamazepine

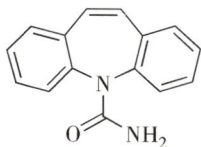

又名酰胺咪嗪。

1. 结构特点 二苯并氮杂䓬、5 – 甲酰胺、10 和 11 位有双键。

2. 理化性质

（1）物理性质 本品为白色或类白色结晶性粉末；几乎无臭。本品在三氯甲烷中易溶，在乙醇中略溶，在水或乙醚中几乎不溶。熔点为 189℃ ~ 193℃。

（2）化学性质　本品在干燥状态及室温下较稳定。其片剂在潮湿环境中可生成二水合物使片剂硬化，导致溶解和吸收差，使药效降至原来的1/3。本品长时间光照，固体表面由白色变橙黄色，部分环化形成二聚体和氧化成10,11 – 环氧化物。

3. 作用与用途　本品为抗癫痫药，对精神运动性发作最有效，对大发作、局限性发作也有效。还可以用于治疗外周神经痛。

4. 贮藏与保存　遮光，密封保存。

丙戊酸钠　*Sodium Valproate*

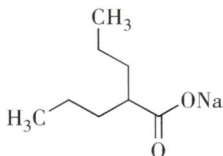

$$
\underset{\substack{\text{H}_3\text{C}}}{\overset{\text{CH}_3}{\diagdown}}\text{—CH—}\overset{\displaystyle\text{ONa}}{\underset{\displaystyle\text{O}}{\text{C}}}
$$

化学名为2 – 丙基戊酸钠。

1. 结构特点　羧基。

知识链接

　　1963 年 Meunierz 在筛选抗癫痫药物时意外发现作为溶剂的丙戊酸本身有很强的抗癫痫作用，进而研究和发展了一类具有脂肪羧酸结构的抗癫痫药物。

2. 理化性质

（1）物理性质　本品为白色结晶性粉末或颗粒；味微涩，有强吸湿性。本品在水中极易溶解，在甲醇或乙醇中易溶，在丙酮中几乎不溶。

（2）化学性质　本品5% 水溶液的 pH 值为 7.5～9.0。

本品对酸、碱、热、光较稳定。本品吸湿性极强，吸湿后重量增加。为改善其吸湿性，通常在丙戊酸钠中加入少量的有机酸，使二者成复合物。

本品加入醋酸氧铀试液与罗丹明的饱和苯溶液，苯液层显粉红色，在紫外灯下，显橙色荧光。

3. 作用与用途　本品为一种不含氮的广谱抗癫痫药，具有肝毒性，在小发作合并大发作时作为首选药。

4. 贮藏与保存　密封，在干燥处保存。

第三节　抗精神失常药

　　精神失常是由多种因素引起的精神活动障碍性疾病。抗精神失常药是多种精神疾病的治疗药物的统称，主要有抗精神病药、抗抑郁药、抗焦虑药、抗狂躁药。

知识链接

　　锥体外系是人体运动系统的组成部分，其主要功能是调节肌张力、肌肉的协调运动与平衡。这种调节功能有赖于其调节中枢的神经递质多巴胺和乙酰胆碱的动态平衡，当多巴胺减少或乙酰胆碱相对增多时，则可出现胆碱能神经亢进的症状，出现肌张力增高、面容呆板、动作迟缓、肌肉震颤、流涎等综合征样症状；急性肌张力障碍，出现强迫性张口、伸舌、斜颈、呼吸运动障碍及吞咽困难；静坐不能，出现坐立不安、反复徘徊；迟发性运动障碍，出现口-舌-颊三联征，如吸吮、舔舌、咀嚼等，这就是锥体外系反应。

一、抗精神病药

　　抗精神病药按照作用机制分为经典的抗精神病药和非经典抗精神病药物。非经典抗精神病药物锥体外系副反应较轻。抗精神病药按化学结构可分为吩噻嗪类、硫杂蒽类、丁酰苯类、苯酰胺类、其他类。

（一）吩噻嗪类

　　早在 20 世纪 40 年代人类在研究抗组胺药物（异丙嗪）的构效关系过程中发现，氯丙嗪具有强大的抗精神失常作用，从而开辟了化学药物治疗精神病的新纪元。因为氯丙嗪的毒性和副作用也大，因此对其进行了一系列的结构改造后，得到了很多抗精神病药物。

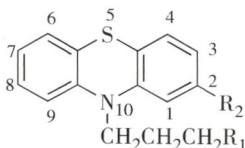

吩噻嗪类药物的结构通式

理化通性

（1）**物理性质**　本类药物为白色或类白色结晶性粉末，水中溶解度小。

（2）**弱碱性**　本类药物含叔胺或含氮杂环，显弱碱性，可与盐酸等强酸成盐并溶于水。

（3）**易氧化性**　本类药物均具有吩噻嗪环，易被氧化。水溶液在空气中即可氧化变质，渐变为红棕色，毒性增加。

课堂互动

　　制备吩噻嗪类药物注射剂时应注意什么？

构效关系

吩噻嗪类药物的基本结构是 2、10 - 位取代的吩噻嗪衍生物。吩噻嗪环上两个取代基的化学结构和该类药物抗精神病作用有密切关系，归纳起来主要有以下几点：

（1）1、3、4位有取代基的化合物活性都会降低。

（2）2位引入吸电子基团的化合物活性增强。作用强度与2位取代基的吸电子性能成正比，—CF$_3$＞—Cl＞—COCH$_3$＞—H＞—OH。2位乙酰基可降低药物的毒性和副作用。

（3）10位取代基对活性影响大，10位N原子与侧链胺基相隔3个直链C原子时作用最强。

（4）侧链末端的碱性基团（R$_1$）常为叔胺，如二甲氨基；也可为氮杂环，以哌嗪取代作用最强。侧链还与副作用有关，为脂肪胺时，具有中等锥体外系副作用，为哌啶时，锥体外系副作用较小。

（5）用C原子代替吩噻嗪环上的N原子或用—CHCH—取代吩噻嗪环上的S原子，仍有抗精神病作用，抗抑郁作用增强。

（6）把10位侧链末端的醇羟基与长链脂肪酸成酯，可以增大药物脂溶性，从而延长药物作用时间，如氟奋乃静庚酸酯。长效药物适用于抗拒服药或需要长期服药的患者。

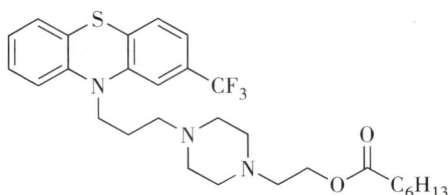

氟奋乃静庚酸酯

典型药物

盐酸氯丙嗪　Chlorpromazine Hydrochloride

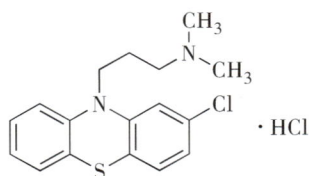

又名冬眠灵。

1. 结构特点　吩噻嗪环、二甲氨基、2位氯、10－丙氨基。

药师提示

　　盐酸氯丙嗪注射剂遇光渐变质，pH值往往降低，无论是口服还是注射给药部分病人发生严重的光敏反应。可能是吩噻嗪分解产生自由基所致。故当本品酸度降低时不可供药用，且当病人在服药期间应防止过多的日光照射。用药后病人应原处休息一段时间后再离开。

2. 理化性质

（1）**物理性质**　本品为白色或乳白色结晶性粉末；有微臭，味极苦；有引湿性。

本品在水、乙醇或三氯甲烷中易溶，在乙醚或苯中不溶。熔点为 194℃ ~ 198℃。

（2）化学性质　本品具有吩噻嗪环，容易氧化，长时间接触空气或见光，会渐渐氧化变为红棕色，生成醌型和亚砜化合物。日光及金属离子有催化作用，故在配制其注射液时，应充入氮气、二氧化碳等惰性气体，加入连二亚硫酸钠、亚硫酸氢钠或维生素 C 等抗氧剂。

本品水溶液呈酸性，故 2010 年版《中国药典》采用非水溶液滴定法测定其含量。2.5% 本品水溶液的 pH 值为 4 ~ 5，遇碳酸钠、巴比妥类药物钠盐溶液可生成游离氯丙嗪沉淀，故不能与碱性药物配伍使用。

本品在强烈日光照射下发生严重的光化毒反应。在服药期间要避免阳光的过度照射。

本品水溶液遇氧化剂如硝酸后，可能形成醌式结构而显红色，渐变为淡黄色。

本品遇三氯化铁显稳定的红色。

3. 作用与用途　本品主要用于治疗精神分裂症和狂躁症，也用于镇吐（对刺激前庭引起的呕吐无效）、低温麻醉及人工冬眠等。

4. 贮藏与保存　遮光，密封保存。

奋乃静　**Perphenazine**

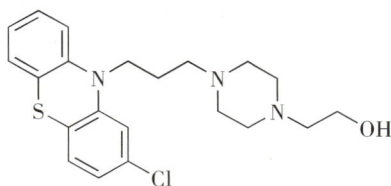

又名过非那嗪。

1. 结构特点　吩噻嗪环、羟乙基哌嗪。

课堂互动

请使用化学方法区别奋乃静与氯丙嗪。

2. 理化性质

（1）物理性质　本品为白色至淡黄色的结晶性粉末；几乎无臭，味微苦。本品在三氯甲烷中极易溶解，在甲醇中易溶，在乙醇中溶解，在水中几乎不溶；在稀盐酸中溶解。熔点为 94℃ ~ 100℃。

（2）化学性质　本品分子结构中具有吩噻嗪环，容易被氧化。如在稀盐酸溶液中加热至 80℃，加入过氧化氢溶液，即显深红色；放置后，红色渐褪去。如加硫酸溶解，显樱桃红色。

3. 作用与用途　药理作用与氯丙嗪相似，抗精神病作用、镇吐作用较强，镇静作用较弱。毒性较低，对幻觉、妄想、焦虑、紧张、激动等症状有效，也可用于症状性精神病。

4. 贮藏与保存　遮光，密封保存。

（二）丁酰苯类

本类药物是在研究改造中枢镇痛药哌替啶的过程中被发现的，是用某些基团取代哌替啶哌啶环上的 N – 甲基之后得到的化合物。常用的有氟哌啶醇。

氟哌啶醇　Haloperidol

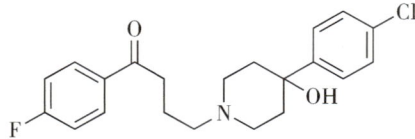

又名氟哌醇。

1. 结构特点　丁酰苯基、哌啶、对氯苯基、氟原子。

2. 理化性质

（1）物理性质　本品为白色或类白色结晶性粉末；无臭，无味。本品在三氯甲烷中溶解，在乙醇中略溶，在乙醚中微溶，在水中几乎不溶。熔点为 149℃ ~ 153℃。

（2）化学性质　本品见光容易分解，颜色加深。

本品为含氟有机化合物，遇强氧化剂如三氧化铬的饱和硫酸溶液，微热，即产生氟化氢，能腐蚀玻璃表面，造成硫酸溶液流动不滑畅而类似油垢，不能再均匀涂于管壁。

本品经氧瓶燃烧破坏后，用氢氧化钠溶液吸收，与茜素氟蓝试液和硝酸亚铈试液反应显蓝紫色。

3. 作用与用途　用于治疗躁狂症和各种急慢性精神分裂症。

4. 贮藏与保存　遮光，密封保存。

（三）硫杂蒽类

前面归纳吩噻嗪类药物构效关系时已经提到用 C 原子代替吩噻嗪环上的 N 原子，仍有抗精神病作用，抗抑郁作用增强。并通过双键与侧链相连，这样得到的一类药物被称为硫杂蒽类。常用的硫杂蒽类药有氯普噻吨、氯哌噻吨（反式异构体）和氟哌噻吨。氯普噻吨对精神分裂症和神经官能症疗效好，作用比氯丙嗪强，毒性较小。氯哌噻吨除了有较好的抗精神病作用外，且有抗抑郁和抗躁狂作用。

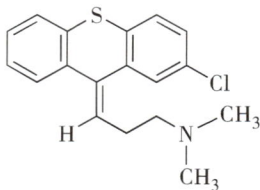

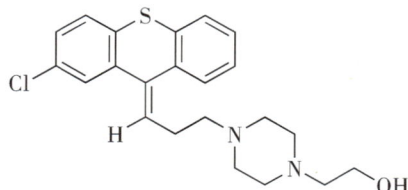

氯普噻吨　　　　　　　　氯哌噻吨（反式）　　　　　　　　氟哌噻吨

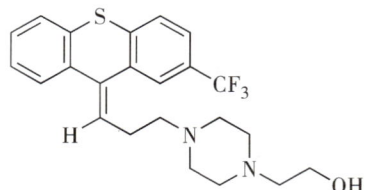

（四）其他类抗精神病药

氯氮平是首先应用于临床的非典型抗精神病药，属于二苯并二氮䓬类（或称苯二氮䓬类）。抗精神病作用较强且迅速，对精神分裂症的退缩等阴性症状仍有较好疗效，几乎无锥体外系反应。

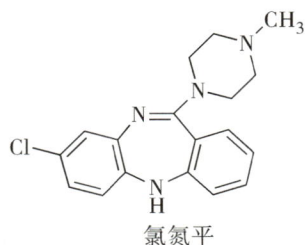

氯氮平

二、抗抑郁药

抑郁症是精神病的一种，表现为情绪异常低落，常有强烈的自杀倾向。抗抑郁药是一类增强 5 - 羟色胺能神经和（或）去甲肾上腺素能神经而使精神振奋的药物。本类药物一般按照化学结构和作用机制分为单胺氧化酶抑制剂、三环类抗抑郁剂（去甲肾上腺素重摄取抑制剂）如阿米替林、选择性 5 - 羟色胺（5 - HT）重摄取抑制剂如氟西汀等。经典抗抑郁药主要有单胺氧化酶抑制剂和三环类抗抑郁药，目前临床应用最多最广的是选择性 5 - 羟色胺再摄取抑制剂。

盐酸阿米替林　Amitriptyline Hydrochloride

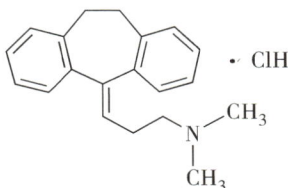

· ClH

1. 结构特点　三环结构、叔胺基。

2. 理化性质

（1）物理性质　本品为无色结晶或白色、类白色粉末；无臭或几乎无臭，味苦，有灼热感，随后有麻木感。本品在水、甲醇、乙醇或三氯甲烷中易溶，在乙醚中几乎不溶。熔点为195℃~199℃。

（2）化学性质　本品具有双苯并稠环共轭体系，并且侧链含有脂肪第三胺结构，对光敏感，易被氧化。

本品溶解于硫酸中，溶液显红色。

3. 作用与用途　本品用于治疗各种抑郁症，本品的镇静作用较强，主要用于治疗焦虑性或激动性抑郁症。疗效优于丙米嗪。

4. 贮藏与保存　遮光，密封保存。

同步训练

一、选择题

（一）A 型题（单选题）

1. 将氟奋乃静制备成氟奋乃静庚酸酯和癸酸酯的目的是（　　）
   A. 提高药物的组织选择性　　　B. 提高药物的活性　　　C. 提高药物的生物利用度
   D. 提高药物的水溶性　　　　　E. 延长药物的作用时间

2. 苯巴比妥不具有下列哪种性质（　　）
   A. 呈弱酸性　　　　　　　　　B. 溶于乙醇、乙醚　　　C. 有硫黄的刺激气味
   D. 钠盐易水解　　　　　　　　E. 与吡啶－硫酸铜试液反应显紫堇色

3. 安定是下列哪种药物的商品名（　　）
   A. 苯巴比妥　　　　　　　　　B. 甲丙氨酯　　　　　　C. 地西泮
   D. 盐酸氯丙嗪　　　　　　　　E. 苯妥英钠

4. 为丁酰苯类抗精神病药的是（　　）
   A. 奋乃静　　　　　　　　　　B. 氟哌啶醇　　　　　　C. 艾司唑仑
   D. 硫喷妥钠　　　　　　　　　E. 氟西汀

5. 为超短效的巴比妥类药物是（　　）
   A. 奋乃静　　　　　　　　　　B. 艾司唑仑　　　　　　C. 氟哌啶醇
   D. 氟西汀　　　　　　　　　　E. 硫喷妥钠

6. 吩噻嗪第二位上为哪个取代基时，其安定作用最强（　　）
   A. —H　　　　　　　　　　　B. —Cl　　　　　　　　C. —COCH$_3$
   D. —CF$_3$　　　　　　　　　 E. —CH$_3$

7. 地西泮化学结构中所含的母核是（　　）
   A. 二苯并氮杂䓬环　　　　　　　　B. 氮杂䓬环
   C. 1,5 – 苯二氮䓬环　　　　　　　 D. 1,3 – 苯二氮䓬环
   E. 1,4 – 苯二氮䓬环

8. 巴比妥类药物有水解性，是因为具有（　　）
   A. 酯结构　　　　　　　　　　B. 丙二酰脲结构　　　　C. 醚结构
   D. 氨基甲酸酯结构　　　　　　E. 酰肼结构

9. 巴比妥类钠盐水溶液与空气中哪种气体接触发生沉淀（　　）
   A. 氧气　　　　　　　　　　　B. 氮气　　　　　　　　C. 氦气
   D. 一氧化碳　　　　　　　　　E. 二氧化碳

10. 奥沙西泮是地西泮在体内的活性代谢产物，主要是在地西泮的结构上发生了哪种代谢变化
    （　　）
    A. 1 位去甲基　　　　　　　　B. 3 位羟基化
    C. 1 位去甲基，3 位羟基化　　 D. 1 位去甲基，2 位羟基化
    E. 3 位和 2 位同时羟基化

11. 苯妥英属于（　　）

    A. 巴比妥类   B. 噁唑酮类   C. 乙内酰脲类

    D. 丁二酰亚胺类   E. 嘧啶二酮类

12. 卡马西平属于（　　）

    A. 硫杂蒽类   B. 二苯并氮杂䓬类

    C. 苯并二氮杂䓬类   D. 吩噻嗪类

    E. 二苯并庚二烯类

13. 巴比妥类药物在体内的未解离率如下，显效最快的是（　　）

    A. 苯巴比妥未解离率 50.00%   B. 海索巴比妥未解离率 90.91%

    C. 异戊巴比妥未解离率 75.97%   D. 丙烯巴比妥未解离率 66.61%

    E. 戊巴比妥未解离率 79.92%

14. 巴比妥类药物的药效主要与哪个因素有关（　　）

    A. 药物的稳定性   B. 药物的亲脂性   C. 1 位上的取代基

    D. 分子的电荷密度分布   E. 取代基的空间位阻

15. 极易吸收空气中二氧化碳，需密闭保存的是（　　）

    A. 苯妥英钠   B. 盐酸氯丙嗪   C. 丙戊酸钠

    D. 舒必利   E. 奥沙西泮

（二）B 型题（每小组 5 个备选答案，备选答案可重复选，也可不选）

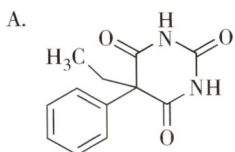

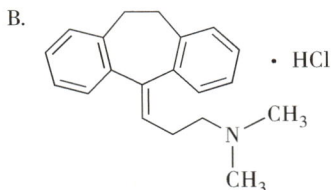

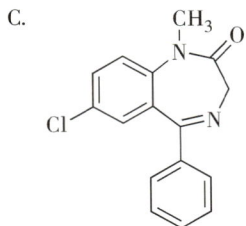

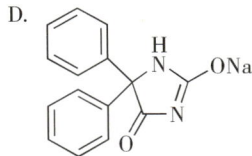

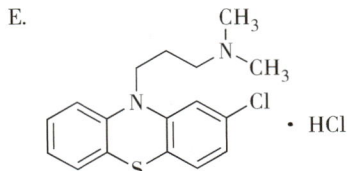

A.

B.

C.

D.

E.

1. 苯巴比妥的结构式（　　）

2. 苯妥英钠的结构式（　　）

3. 盐酸氯丙嗪的结构式（　　）

4. 盐酸阿米替林的结构式（　　）

5. 地西泮的结构式（　　）

二、简答题

1. 巴比妥药物具有哪些共同的化学性质？

2. 巴比妥类药物的钠盐及苯妥英钠为何常制成粉针剂？

三、实例分析

一位 40 岁女性精神分裂症患者使用盐酸氯丙嗪，作为药师的你，应提醒患者用药后注意哪些事项？为什么？

第四章 镇 痛 药

知识要点

镇痛药按结构和来源可分为吗啡及其衍生物和合成类镇痛药；合成镇痛药按化学结构分为哌啶类、氨基酮类、苯吗喃类、吗啡烃类等。本章主要介绍典型药物盐酸吗啡、磷酸可待因、盐酸哌替啶、盐酸美沙酮的化学结构、结构特点、理化性质、作用与用途及贮藏与保存。本章还将介绍镇痛药的构效关系。

疼痛是许多疾病的常见症状，剧烈疼痛不仅使病人痛苦，而且还会引起血压降低、呼吸衰竭，甚至导致休克而危及生命。现常用于镇痛的药物主要有两大类：一类是抑制前列腺素合成的解热镇痛药，通常用于外周的钝痛；另一类是本章介绍的作用于阿片受体的镇痛药，主要用于急性锐痛。

本章讨论的镇痛药作用于中枢神经系统的阿片受体，通过激动阿片受体，激活脑内镇痛系统，阻断痛觉传导，提高痛域，产生中枢性的镇痛作用。一般用于严重创伤或烧伤等急性锐痛，但副作用较为严重，反复应用后易产生成瘾性、耐受性以及呼吸抑制等，所以称为麻醉性镇痛药，受国家颁布的《麻醉药物管理条例》的管理。

镇痛药按结构和来源可分为吗啡及其衍生物和合成类镇痛药。

第一节 吗啡及其衍生物

一、简介

阿片具有悠久的用药历史，很早就用于镇痛止咳。阿片是罂粟的浆果浓缩物，呈棕黑色膏状，内含 20 多种生物碱，其中吗啡的含量最高，约为 9% ~ 17%。1804 年从阿片中分离提纯得到吗啡纯品，1847 年确定其分子式，1927 年阐明其化学结构，1952 年成功地完成全合成的工作，1968 年确定了其绝对构型。至此，吗啡成为最早发现并应用于临床的有效镇痛药。

知识链接

阿片的使用限制

　　阿片，又叫鸦片，俗称大烟，医学上作麻醉性镇痛药；非科学研究或非医用，则归类于毒品。根据《中华人民共和国刑法》第357条规定，毒品是指鸦片、海洛因、甲基苯丙胺（冰毒）、吗啡、大麻、可卡因以及国家规定管制的其他能够使人形成瘾癖的麻醉药品和精神药品。《麻醉药品及精神药品品种目录》中列出了121种麻醉药品和130种精神药品。

　　吗啡虽然具有优良的镇痛及止咳功效，但其具有成瘾性、呼吸抑制等副作用，为了克服这些缺点，人们在研究吗啡分子结构的基础上，对其进行了各种结构修饰，得到了一系列半合成衍生物。结构修饰的方法主要有以下几种：

　　1. 吗啡3位酚羟基的烷基化。如甲基化得到可待因，导致镇痛活性降低，但镇咳效果好，成瘾性小；乙基化得到乙基吗啡。

　　2. 吗啡3、6羟基的乙酰化。将吗啡3、6位羟基同时乙酰化，得到海洛因，镇痛作用为吗啡的5～10倍，但成瘾性也急剧增强，是毒品之王。

　　3. 吗啡17位 N - 甲基的结构修饰。在对17位取代基的各种修饰中，发现了烯丙吗啡、纳洛酮和纳曲酮，其中烯丙吗啡和纳洛酮是以烯丙基取代了17位的 N - 甲基，其镇痛活性降低，但可作为阿片受体的拮抗剂，可用于阿片类药物中毒的解毒及戒毒。

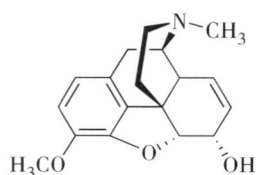
可待因

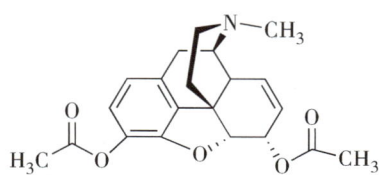
海洛因

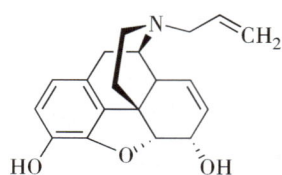
烯丙吗啡

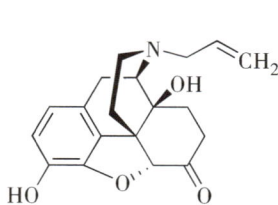
纳洛酮

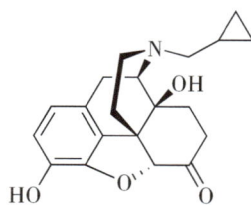
纳曲酮

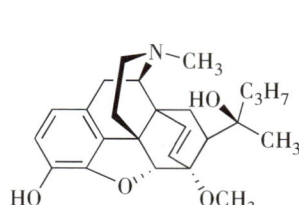
埃托啡

　　4. 吗啡的6位和14位之间引入桥链乙烯基，7位引入1 - 羟基 - 1 - 甲基丁基，6位引入甲氧基，得到镇痛作用为吗啡2000～10000倍的埃托啡。埃托啡的呼吸抑制作用难以被阿片受体拮抗剂逆转，未能用于临床。

二、典型药物

盐酸吗啡 Morphine Hydrochloride

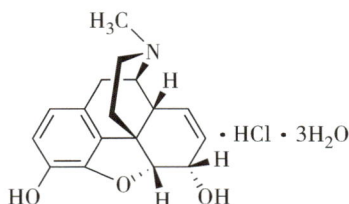

1. 结构特点 吗啡具有五个环，分别为 A、B、C、D、E。其中含有部分氢化的菲环（A、B、C）和一个哌啶环（D）。环上有五个手性碳原子（$5R$、$6S$、$9R$、$13S$、$14R$）。B/C 环呈顺式，C/D 环呈反式，C/E 环呈顺式。（ - ） - 吗啡的构象呈三维的"T"型，A、B 和 E 环构成"T"型的垂直部分，C 环和 D 环为其水平部分，吗啡的镇痛活性与其立体结构严格相关，仅（ - ） - 吗啡有活性。3 位酚羟基、17 位叔胺结构。

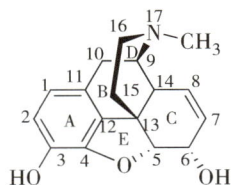

2. 理化性质

（1）**物理性质** 本品为白色、有丝光的针状结晶或结晶性粉末；无臭，遇光易变质。本品在水中溶解，在乙醇中略溶，在三氯甲烷或乙醚中几乎不溶。

（2）**化学性质** 本品结构中 3 位有酚羟基，17 位有叔胺结构，故吗啡为酸碱两性化合物，既能溶于碱，又能溶于酸，临床上常用其盐酸盐。

本品含有酚羟基，具有还原性，因此吗啡及其盐的水溶液不稳定，在光照下能被空气氧化，可生成伪吗啡（又称双吗啡）和 N - 氧化吗啡。伪吗啡的毒性较大，故本品应避光，密闭保存。

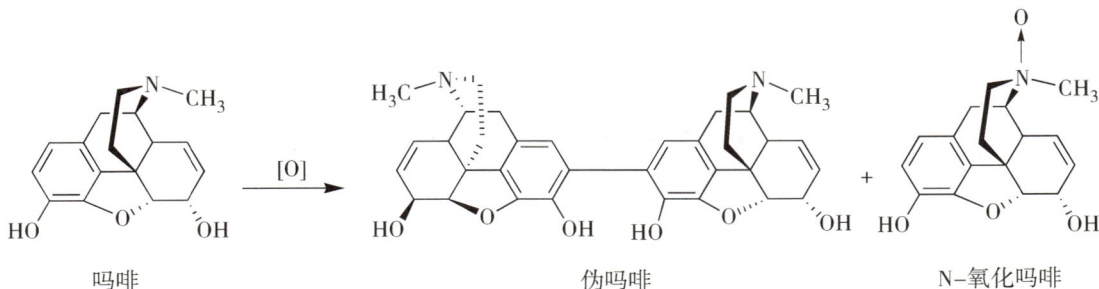

吗啡　[O]→　伪吗啡　+　N-氧化吗啡

吗啡盐类的水溶液在酸性条件下稳定，在中性或碱性条件下易被氧化。故在配置盐酸吗啡注射液时，应调整 pH 为 3~5，充入氮气，加入焦亚硫酸钠、亚硫酸氢钠等抗氧剂和 EDTA - 2Na 金属配合剂，以保持其稳定。

本品在酸性溶液中加热，可脱水并进行分子重排，生成阿扑吗啡。阿扑吗啡为多巴胺受体的激动剂，可兴奋中枢的呕吐中心，临床上作为催吐药物。阿扑吗啡具有邻苯二酚的结构，极易被氧化，可用稀硝酸氧化成邻苯二醌显红色。也可被碱性碘溶液氧化，在水及乙醚存在时，乙醚层显深宝石红色，水层显绿色。

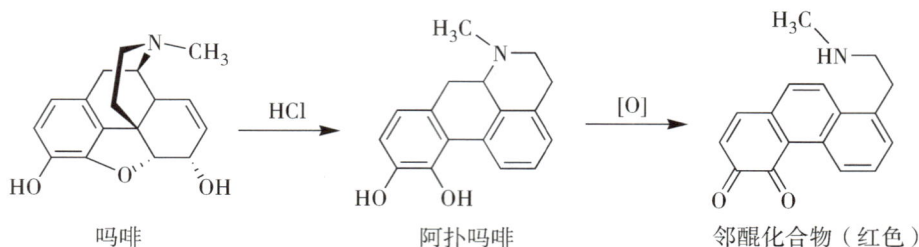

吗啡 —HCl→ 阿扑吗啡 —[O]→ 邻醌化合物（红色）

本品可被铁氰化钾氧化生成伪吗啡，铁氰化钾则被还原为生成亚铁氰化钾；再与三氯化铁试液反应生成亚铁氰化铁而呈蓝色，可待因无此反应，可用于鉴别。

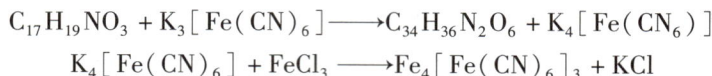

$$C_{17}H_{19}NO_3 + K_3[Fe(CN)_6] \longrightarrow C_{34}H_{36}N_2O_6 + K_4[Fe(CN_6)]$$

$$K_4[Fe(CN)_6] + FeCl_3 \longrightarrow Fe_4[Fe(CN)_6]_3 + KCl$$

本品有多种颜色反应可用于鉴别，如盐酸吗啡的水溶液与中性三氯化铁试液反应显蓝色；与甲醛硫酸试液反应显蓝紫色（Marquis 反应）；与钼硫酸试液反应显紫色，继变为蓝色，最后变为棕绿色（Frohde 反应）。

3. 作用与用途　本品具有镇痛、镇咳、镇静作用，主要用于抑制剧烈疼痛。也用于麻醉前给药。但有成瘾性，并有抑制呼吸中枢的副作用。

4. 贮藏与保存　遮光，密封保存。

案例分析

　　案例：2010 年版《中国药典》规定，在盐酸吗啡的质量控制上，使用高效液相法检查伪吗啡等有关物质的含量，各制药企业在生产盐酸吗啡时，必须严格执行。试分析其原因。

　　分析：吗啡分子结构中具有酚羟基，具有还原性，易发生氧化反应，生成氧化产物伪吗啡和 N - 氧化吗啡，其中伪吗啡的毒性较大，故须做限量检查。

磷酸可待因　Codeine Phosphate

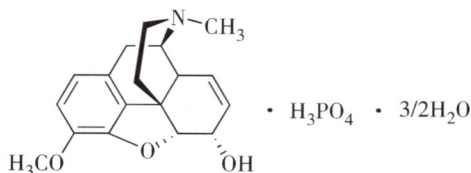

$\cdot H_3PO_4 \cdot 3/2H_2O$

1. 结构特点　与吗啡相似、3 位为甲氧基。

2. 理化性质

（1）**物理性质**　本品为白色细微的针状结晶性粉末；无臭；有风化性；水溶液显酸性反应。本品在水中易溶，在乙醇中微溶，在三氯甲烷或乙醚中极微溶解。

（2）**化学性质** 本品水溶液加入氨试液使呈碱性，不得生成沉淀。加入氢氧化钠溶液，可析出白色沉淀，熔点为154℃～158℃。

课堂互动

比一比，可待因与吗啡的结构有何相同之处？如何用化学方法区分？

本品与三氯化铁试液作用不显色，但与浓硫酸共热后，因3位醚键断裂生成酚羟基，与三氯化铁作用即显蓝色。

本品与含亚硒酸的硫酸反应显绿色，渐变为蓝色。

3. 作用与用途 本品为中枢性镇咳药。临床主要用于无痰的剧烈干咳，有轻度成瘾性。口服或肌肉注射均吸收良好。

4. 贮藏与保存 遮光，密封保存。

第二节 合成镇痛药

为寻找结构简单、成瘾性和副作用小的镇痛药，对吗啡结构进行了简化改造工作，制得了大量合成镇痛药。这些药物按化学结构可分为哌啶类、氨基酮类、苯吗喃类、吗啡烃类及其他类。

一、简介

（一）哌啶类

哌啶类镇痛药有4－苯基哌啶类和4－苯氨基哌啶类。4－苯基哌啶类首先用于临床的是哌替啶，结构较吗啡简单，仅具有吗啡的A环和D环，镇痛作用约为吗啡的十分之一，但成瘾性也弱，不良反应较少，口服效果较吗啡好。在哌替啶的构效关系研究中，发现了4－苯氨基哌啶类的芬太尼，镇痛机制与吗啡相似，为阿片受体的激动剂，作用强度约为吗啡的80倍，哌替啶的500倍，常用其枸橼酸盐。

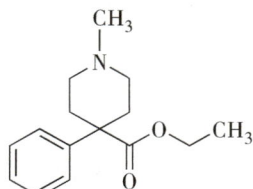

哌替啶

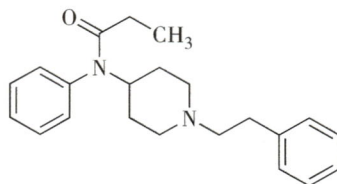

芬太尼

（二）氨基酮类

氨基酮类镇痛药美沙酮为开链类阿片受体的激动剂，是一个高度柔性分子。美沙酮结构中有两个苯环、一个二甲氨基和一个酮基，是苯基哌啶的开环物。类似的开环物还有右丙氧芬，右丙氧芬为 μ 型阿片受体激动剂，镇痛作用弱，但成瘾性小，用于中轻度疼痛，多与解热镇痛药制成复方制剂，用于治疗慢性风湿性关节炎、偏头痛等。其左旋体为左丙氧芬，无镇痛作用，是有效的镇咳药，主要用在解热镇痛药的复方制剂中。

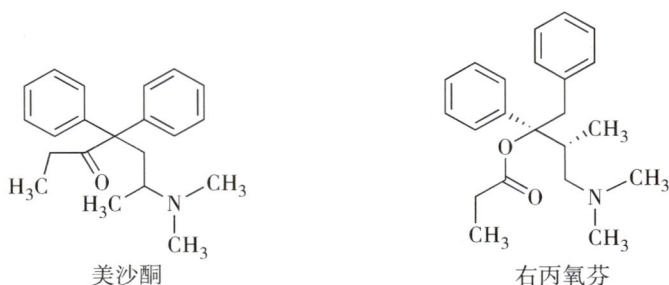

美沙酮　　　　　　　　　　　　　右丙氧芬

（三）苯吗喃类

苯吗喃类为三环化合物（相当于吗啡的 A、B、D 环），代表性药物有喷他佐辛（又名镇痛新），它是第一个用于临床的非成瘾性阿片类镇痛药。喷他佐辛结构中有三个手性碳原子，具有旋光性，其左旋体活性大于右旋体 20 倍，临床用其外消旋体。

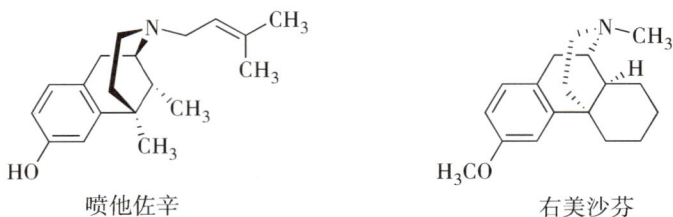

喷他佐辛　　　　　　　　　　　右美沙芬

（四）吗啡喃类

吗啡喃类合成镇痛药也称吗啡烃类，是将吗啡结构中呋喃环去掉后得到的，如右美沙芬，无镇痛作用，是中枢性镇咳药，主要用于治疗干咳，其左旋体无镇咳作用，有镇痛作用。

（五）其他类

盐酸布桂嗪又名强痛定，是阿片受体的激动－拮抗剂，镇痛作用约为吗啡的 1/3，临床上用于各种疼痛，如神经痛、手术后疼痛、腰痛、灼烧后疼痛、排尿痛及肿瘤痛等。盐酸曲马多是微弱的 μ 阿片受体激动剂，镇痛作用约为吗啡的 1/10，主要用于中等程度的各种急性疼痛及手术后疼痛等，短时间应用时成瘾性小。

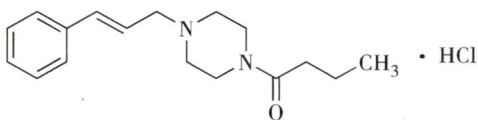

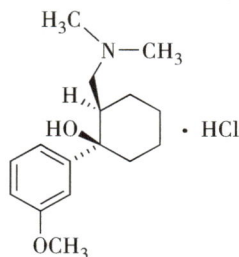

盐酸布桂嗪   盐酸曲马多

知识链接

盐酸曲马多的滥用

盐酸曲马多成瘾现象，前些年在世界范围内都有发现，世界卫生组织因此将该药列入了世界第五大被滥用的药品。在国内，成瘾医学专家何日辉于2006年因发现青少年滥用曲马多成瘾并率先接受众多媒体采访，引发了包括新华社和中央电视台等主流媒体对曲马多成瘾事件的集中报道，是国内首次对处方药成瘾事件的密集性报道，最后引发很大社会关注，2008年1月1日国家将曲马多列为精神药品进行管理。

二、典型药物

盐酸哌替啶 Pethidine Hydrochloride

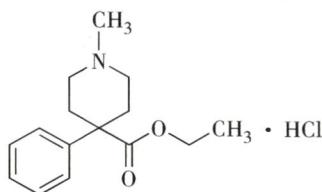

又名度冷丁。

1. 结构特点 酯键、哌啶环。

2. 理化性质

（1）物理性质 本品为白色结晶性粉末；无臭或几乎无臭。本品在水或乙醇中易溶，在三氯甲烷中溶解，在乙醚中几乎不溶。熔点为186℃～190℃。

（2）化学性质 本品具有酯键，但由于苯基的空间位阻和电子效应，酯键较稳定，在 pH 为4时最稳定，短时间煮沸不会水解。但在强酸或强碱下亦能发生水解。

本品与碳酸钠溶液作用，析出游离碱，为油滴状物。

本品的乙醇溶液与三硝基苯酚的乙醇溶液反应，生成黄色结晶性沉淀，熔点为188℃～191℃。

3. 作用与用途 本品为 μ 型阿片受体激动剂，镇痛作用约为吗啡的1/10，但不良反应少。临床主要用于创伤、术后及癌症晚期等引起的剧烈疼痛。

4. 贮藏与保存 密封保存。

盐酸美沙酮 Methadone Hydrochloride

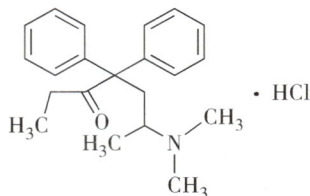

1. 结构特点 二甲氨基、酮羰基、4 位两个苯取代、6 位有手性碳原子。

2. 理化性质

（1）**物理性质** 本品为无色结晶或白色结晶性粉末；无臭。本品在乙醇或三氯甲烷中易溶，在水中溶解，在乙醚中几乎不溶。

本品分子中含有一个手性碳原子，具有旋光性。其左旋体活性大于右旋体。临床上常用其外消旋体。

（2）**化学性质** 本品酮羰基位阻较大，因而化学反应活性较低，不发生一般羰基的反应如生成缩氨脲或腙。

知识链接

美沙酮的脱毒作用

美沙酮的脱毒治疗就是人们常说的"以小毒换大毒"的典型运用。美沙酮的优点是作用时间长，口服效果好，治疗期戒毒痛苦少，同时对人的思维和行为不产生毒性影响。因此，美沙酮脱毒是目前国内外最常用的首选戒毒方法。

本品的水溶液与甲基橙指示液反应，生成黄色沉淀。

3. 作用与用途 本品为为 μ 型阿片受体激动剂，作用与吗啡相当，戒断症状轻。临床上主要用于吗啡、海洛因成瘾者的脱毒治疗。

4. 贮藏与保存 密封保存。

第三节 构效关系

吗啡及其衍生物的化学结构具有较大的区别，之所以均具有镇痛作用，大量的构效关系研究认为，这类药物与体内中枢神经系统中具有三维立体结构的阿片受体结合，而呈现镇痛作用。

1954 年根据吗啡及其衍生物的共同药效基团，人们提出了阿片受体的三点模型理论（图 4-1）。即设想阿片受体主要包括三部分：①一个适合芳环的平坦区，可与药物的平坦芳香环发生疏水结合；②一个阴离子部位，能与镇痛药的阳离子发生静电结合作用；③一个合适的凹槽部位，能与药物的凸出部位相适应。

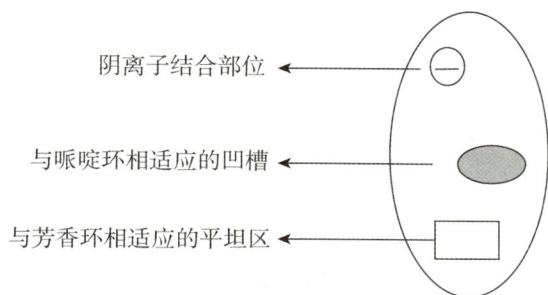

阴离子结合部位

与哌啶环相适应的凹槽

与芳香环相适应的平坦区

图 4 - 1　阿片受体三点模型

相对于阿片受体，镇痛药的结构应包括以下三个部分：①分子结构中具有一个平坦的芳环结构；②分子中应具有一个碱性中心，在生理 pH 条件下，大部分电离为阳离子，碱性中心与平坦区的芳环在同一平面；③含有哌啶或类似哌啶的空间结构，而哌啶或类似哌啶的烃基部分应凸出于由芳环构成的平面上方。

吗啡及其衍生物具有这一结构特点，结构简化后的全合成镇痛药如哌替啶、喷他佐辛等可通过键的旋转，也能全部或部分满足上述构象要求。美沙酮为开链化合物，通过羰基碳原子的部分正电荷与氮原子的未共用电子对的亲核性，形成了类似哌啶环的立体构象，从而满足了镇痛药的构象要求。

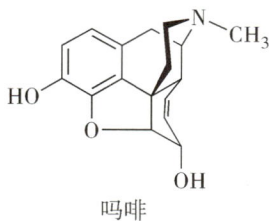

吗啡

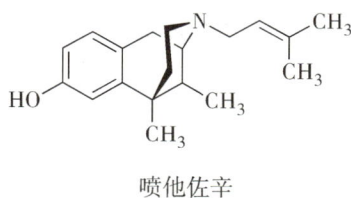

喷他佐辛

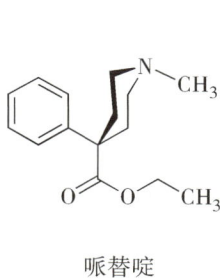

哌替啶

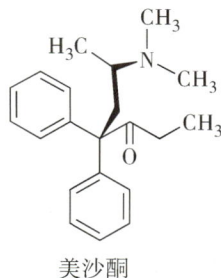

美沙酮

同步训练

一、选择题

（一）A 型题（单选题）

1. 盐酸吗啡注射剂放置过久，颜色变深，所发生的化学反应是（　　　）
   A. 氧化反应　　　　　　B. 加成反应　　　　　　C. 聚合反应
   D. 水解反应　　　　　　E. 异构化反应

2. 吗啡易被氧化，其氧化产物是（　　　）
   A. 双吗啡
   B. 双吗啡和 N–氧化吗啡
   C. 阿扑吗啡
   D. N–氧化吗啡
   E. 烯丙吗啡

3. 下列镇痛药中成瘾性最小的是（　　　）
   A. 哌替啶　　　　　　　B. 吗啡　　　　　　　　C. 喷他佐辛
   D. 芬太尼　　　　　　　E. 美沙酮

4. 吗啡具有 5 个手性碳原子，它们是（　　　）
   A. C_1　C_2　C_3　C_4　C_5　　　　　　B. C_4　C_5　C_9　C_{12}　C_{13}
   C. C_5　C_6　C_9　C_{13}　C_{14}　　　　　D. C_5　C_2　C_9　C_{11}　C_{13}
   E. C_4　C_5　C_9　C_{13}　C_{14}

5. 下列药物中临床上被用作催吐剂的是（　　　）
   A. 伪吗啡　　　　　　　B. 吗啡　　　　　　　　C. 双吗啡
   D. 阿扑吗啡　　　　　　E. 美沙酮

6. 吗啡的化学结构为（　　　）

   A.　　　　　　　　　　　B.　　　　　　　　　　　C.

   D.　　　　　　　　　　　E.

7. 吗啡在光照下就能被空气氧化变质，这与吗啡具有（　　　）
   A. 甲基结构有关　　　　B. 乙基结构有关　　　　C. 酚羟基结构有关
   D. 醚键结构有关　　　　E. 醇羟基结构有关

8. 以下哪种药物与中性三氯化铁试液作用显蓝色（　　　）

A. 盐酸吗啡　　　　　　　　B. 盐酸美沙酮　　　　　　　C. 枸橼酸芬太尼

D. 盐酸哌替啶　　　　　　　E. 磷酸可待因

9. 下列镇痛药化学结构中 17 位氮原子上有烯丙基取代的是（　　）

A. 苯乙基吗啡　　　　　　　B. 烯丙吗啡　　　　　　　　C. 哌替啶

D. 吗啡　　　　　　　　　　E. 美沙酮

10. 吗啡及合成镇痛药都具有镇痛作用，是因为（　　）

A. 具有相同的结构　　　　　B. 具有相同的构型

C. 具有相同的构象　　　　　D. 化学性质具有很大的相似性

E. 具有相似的脂水分配系数

（二）B 型题（每小组 5 个备选答案，备选答案可重复选，也可不选）

A. 烯丙吗啡　　　　　　　　B. 可待因　　　　　　　　　C. 海洛因

D. 哌替啶　　　　　　　　　E. 阿扑吗啡

1. 吗啡 3 位甲基化可得到（　　）

2. 吗啡 3，6 位乙酰化可得到（　　）

3. 吗啡 17 位引入烯丙基可得到（　　）

4. 吗啡在酸性溶液中加热，脱水重排的产物是（　　）

A. 喷他佐辛　　　　　　　　B. 可待因　　　　　　　　　C. 美沙酮

D. 哌替啶　　　　　　　　　E. 阿司匹林

5. 属于哌啶类的合成镇痛药是（　　）

6. 属于氨基酮类的合成镇痛药是（　　）

7. 属于苯吗喃类的合成镇痛药是（　　）

8. 属于吗啡半合成衍生物的是（　　）

二、简答题

1. 试分析盐酸吗啡注射液放置过久颜色变深的原因。配制其注射液时应注意什么？

2. 简要说明镇痛药的共同结构特征。

三、实例分析

根据吗啡与可待因的结构，解释吗啡可与中性三氯化铁反应，而可待因不反应，以及可待因在浓硫酸存在下加热，又可以与三氯化铁发生显色反应的原因？

第五章　中枢兴奋药及利尿药

知识要点

　　中枢兴奋药按化学结构分为黄嘌呤类、酰胺类及其他类；利尿药按作用机制可分为渗透性利尿药、碳酸酐酶抑制剂、$Na^+ - K^+ - 2Cl^-$ 同相转运抑制剂、$Na^+ - Cl^-$ 同相转运抑制剂、肾内皮细胞钠通道阻滞剂和盐皮质激素受体拮抗剂等六类。本章主要介绍典型药物咖啡因、尼可刹米、吡拉西坦、盐酸甲氯芬酯、氢氯噻嗪、呋塞米、甘露醇、依他尼酸、螺内酯的化学结构、结构特点、理化性质、作用与用途及贮藏与保存。

　　中枢兴奋药是一类能选择性兴奋中枢神经系统，促进并改善其功能活动的药物。利尿药是一类增加尿量、消除水肿的药物。由于中枢兴奋药中黄嘌呤类药物兼有利尿作用，因此把这两部分内容放在本章介绍。

第一节　中枢兴奋药

　　中枢兴奋药按其药物作用的选择性和用途，可分为：①大脑皮层兴奋药，又名精神兴奋药，如咖啡因等；②延髓兴奋药，可对呼吸中枢起兴奋作用，常用于呼吸衰竭，如尼可刹米、洛贝林等；③促进大脑功能恢复的药物，又名促智药和老年痴呆治疗药物，如吡拉西坦、甲氯芬酯等。

　　中枢兴奋药按化学结构可分为黄嘌呤类、酰胺类及其他类。

一、简介

（一）黄嘌呤类

　　黄嘌呤类生物碱主要是黄嘌呤的 N – 甲基衍生物，如咖啡因、茶碱、可可碱等，多存在于植物中，如咖啡豆中含有较多的咖啡因；茶叶中含有咖啡因和少量的茶碱及可可碱；可可豆中含有较多可可碱及少量的茶碱。目前，本类药物主要采用合成的方法制得。

咖啡因　　　　　　　茶碱　　　　　　　可可碱

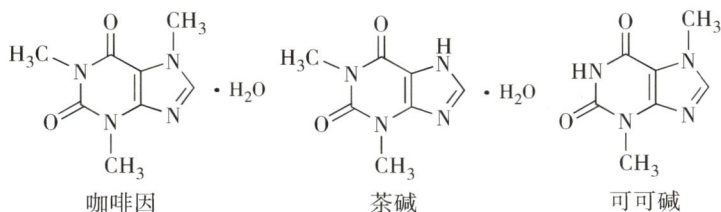

咖啡因、茶碱和可可碱具有相似的药理作用，但作用强度各不相同，其中枢兴奋作用为咖啡因＞茶碱＞可可碱；兴奋心脏、松弛平滑肌及利尿作用为茶碱＞可可碱＞咖啡因。因此，咖啡因主要用作中枢兴奋药，茶碱主要用为平滑肌松弛药，用于平喘，可可碱现已少用。

黄嘌呤类药物口服吸收好，而且结构和核苷酸及代谢产物如次黄嘌呤、黄嘌呤、尿酸等的结构相似，故毒副作用较低。在对黄嘌呤衍生物的药物结构修饰中，又发现了许多作用特点各异的药物，见表 5－1 。

表 5－1　其他黄嘌呤类药物

药物名称	药物结构	作用特点
氨茶碱		为茶碱与乙二胺形成的盐，药理作用主要来自茶碱，乙二胺使其水溶性增强。用于支气管哮喘，急性心功能不全和胆绞痛
己酮可可碱		可改善微循环，激活脑细胞代谢，用于治疗脑血管障碍、血管性头痛、血栓性闭塞性脉管炎
二羟丙茶碱		作用与氨茶碱相似，支气管扩张作用为氨茶碱的十分之一，毒副作用较氨茶碱小，主要用于支气管哮喘

（二）酰胺类

酰胺类中枢兴奋药主要有尼可刹米、茴拉西坦和吡拉西坦等。尼可刹米为延髓兴奋药，主要用于各种原因导致的呼吸衰竭。茴拉西坦和吡拉西坦为促进大脑功能恢复的药物。

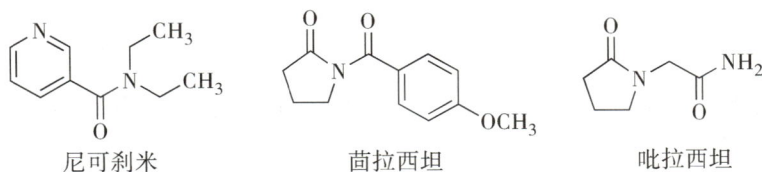

尼可刹米　　　　　　茴拉西坦　　　　　　吡拉西坦

（三）其他类

其他类中枢兴奋药主要为兴奋大脑皮层的药物，如甲氯芬酯。

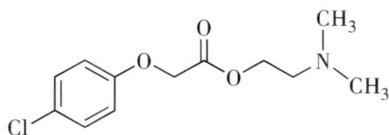

甲氯芬酯

二、典型药物

咖啡因　Caffeine

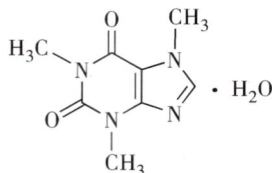

1. 结构特点　黄嘌呤母核、酰脲结构。

📘 **课堂互动**

当你感觉疲倦和困顿时，喝上一杯香浓的咖啡，感觉会如何？为什么？

2. 理化性质

（1）**物理性质**　本品为白色或带极微黄绿色、有丝光的针状结晶；无臭，味苦；有风化性。本品在热水或三氯甲烷中易溶，在水、乙醇或丙酮中略溶，在乙醚中极微溶解；熔点为235℃～238℃。

（2）**化学性质**　本品的碱性极弱，pK_a（HB^+）为0.6，与强酸如盐酸、氢溴酸等也不能生成稳定的盐。为了增加咖啡因在水中的溶解度，制成注射液使用，可用有机酸或其碱金属盐，如与苯甲酸钠、水杨酸钠等形成复盐。临床上常用的安钠咖注射液，就是苯甲酸钠与咖啡因形成的复盐水溶液。

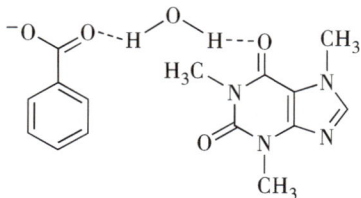

本品具有酰脲结构，对碱不稳定，与碱共热，可分解为咖啡啶。但石灰水的碱性较弱，对其无影响。

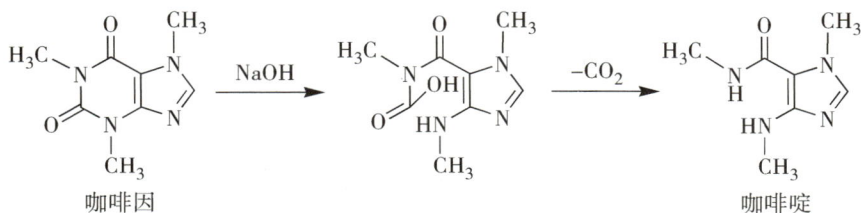

咖啡因   咖啡啶

本品与盐酸、氯酸钾在水浴上蒸干，所得残渣遇氨气即生成紫色的四甲基紫脲酸铵，再加氢氧化钠，紫色即消失。此反应名为紫脲酸铵反应，是黄嘌呤类生物碱的特征鉴别反应。

本品的饱和水溶液与碘试液不产生沉淀，但加入稀盐酸后，即生成红棕色的沉淀，并能在稍过量的氢氧化钠试液中溶解。

3. 作用与用途 本品抑制磷酸二酯酶的活性，进而减少 cAMP 的分解，提高细胞内 cAMP 的含量，加强大脑皮层的兴奋过程。临床主要用于中枢性呼吸衰竭、循环衰竭、神经衰弱和精神抑制。此外，本品可与解热镇痛药配伍治疗一般性头痛。

4. 贮藏与保存 密封保存。

案例分析

案例：江某，女，26 岁，上班期间，经常饮用咖啡来提神，最近出现了失眠、焦虑、头痛等症状，医生诊断为"咖啡因综合征"，试用你所学的知识分析其原因。此事对你有什么启发？

分析：①咖啡中含有大量的咖啡因，而咖啡因作为一种中枢兴奋药，过度摄取会导致紧张、烦躁、焦虑、手震和失眠等。②市场上畅销的咖啡、茶及功能性饮料中通常含有咖啡因，尽量减少使用。

尼可刹米 Nikethamide

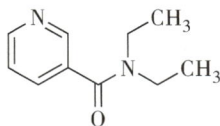

又名可拉明。

1. 结构特点 酰胺键、吡啶环。

2. 理化性质

（1）**物理性质** 本品为无色至淡黄色的澄清油状液体；放置冷处，即成结晶；有轻微特臭，味苦；有引湿性。本品能与水、乙醇、三氯甲烷或乙醚任意混合。凝点为 22℃~24℃。

■ **课堂互动**

为什么尼可刹米为酰胺类药物却较稳定而不易水解？

（2）**化学性质**　本品分子中具有酰胺键，但在一般条件下，水解倾向较小。其注射液在 pH 为5.5～7.8 时，经高压灭菌或存放一年，均无明显水解。

本品的水溶液加溴化氰试液和2.5%的苯胺溶液后，溶液渐显黄色。

本品与氢氧化钠试液共热，即发生水解，放出二乙胺的臭气，能使湿润的红色石蕊试纸变蓝。

本品的水溶液加硫酸铜与硫氰酸铵试液，即生成草绿色的沉淀。

3. 作用与用途　本品能兴奋延髓呼吸中枢，临床用于肺心病、吗啡中毒等各种原因引起的呼吸抑制。

4. 贮藏与保存　遮光，密封保存。

吡拉西坦　Piracetam

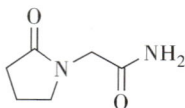

又名脑复康。

1. 结构特点　酰胺键、吡咯环。

2. 理化性质

（1）**物理性质**　本品为白色或类白色结晶性粉末；无臭，味苦。本品在水中易溶，在乙醇中略溶，在乙醚中几乎不溶。熔点为 151℃～154℃。

（2）**化学性质**　本品水溶液加高锰酸钾试液和氢氧化钠试液，溶液呈紫色，渐变成蓝色，最后呈绿色。

3. 作用与用途　本品直接作用于大脑皮层，具有激活、保护和修复神经细胞的作用。临床用于老年精神衰退综合征、老年痴呆，也可用于脑外伤所致的记忆障碍及弱智儿童等。

4. 贮藏与保存　遮光，密封保存。

盐酸甲氯芬酯　Meclofenoxate Hydrochloride

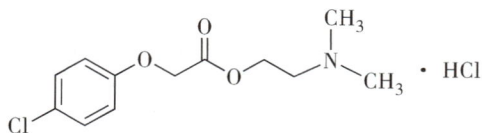

1. 结构特点　酯键。

2. 理化性质

（1）**物理性质**　本品为白色结晶性粉末；略有特异臭，味酸苦。本品在水中极易溶解，在三氯甲烷中溶解，在乙醚中几乎不溶。熔点为137℃~142℃。

（2）**化学性质**　本品分子中具有酯键，水溶液不稳定，易水解。在弱酸条件下稳定，随着pH值增高水解速度加快。

本品与枸橼酸饱和的醋酐溶液共热，渐显深紫红色。

本品的水溶液加溴试液，即产生淡黄色沉淀或浑浊。

3. 作用与用途　本品临床用于治疗意识障碍、外伤性昏迷、新生儿缺氧、儿童遗尿症及老年性精神病等。

4. 贮藏与保存　遮光，密封保存。

第二节　利尿药

利尿药是一类直接作用于肾脏，促进电解质和水的排出，使尿量增加的药物。利尿药可以排出过多的体液，消除水肿，也常作为高血压的辅助治疗药物。

常用的利尿药按作用机制可分为渗透性利尿药、碳酸酐酶抑制剂、$Na^+-K^+-2Cl^-$同相转运抑制剂、Na^+-Cl^-同相转运抑制剂、肾内皮细胞钠通道阻滞剂和盐皮质激素受体拮抗剂等六个类型。

一、简介

（一）渗透性利尿药

此类药物主要有甘露醇、山梨醇等多羟基化合物，又叫脱水药，如甘露醇可被肾小球滤过而不被肾小管重吸收，使肾小管溶液中渗透压升高形成高渗，阻止水、电解质的重吸收，产生利尿作用。主要用于脑水肿、肾功能衰竭的早期少尿症和青光眼。

（二）碳酸酐酶抑制剂

此类药物通过抑制碳酸合成酶碳酸酐酶，使H_2CO_3形成减少，Na^+、Cl^-的重吸收减少，Na^+的排出量增加而增加尿液，且尿液的pH升高。长期使用会使体液酸化，导致酸中毒，故很少单独使用。代表性药物乙酰唑胺，于1953年发现并应用于临床，但因其利尿作用弱，又能增加HCO_3^-的排出而造成代谢性酸血症，长期应用易产生耐受性，故目前主要用于治疗青光眼。

（三）$Na^+-K^+-2Cl^-$同相转运抑制剂

此类药物的共同特点是具有阻断髓袢升支粗段中$Na^+-K^+-2Cl^-$同相转运的能力。具有很强的利尿功效，因此称为高效利尿药或髓袢利尿药。此类药物具有多样化的化学结构，主要有磺酰胺衍生物呋塞米、布美他尼和苯氧乙酸衍生物依他尼酸。

（四）Na^+-Cl^-同相转运抑制剂

此类药物也作用于髓袢升支，但其利尿作用主要是抑制肾小管对Na^+、Cl^-的重吸收，从而促进肾脏对 NaCl 的排泄。化学结构主要有苯并噻嗪类和一些结构类似物，属于中效利尿药。主要药物有氢氯噻嗪、氯噻酮和吲达帕胺。

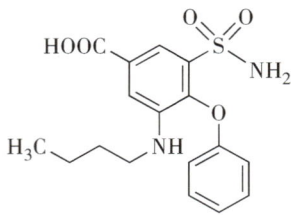

布美他尼

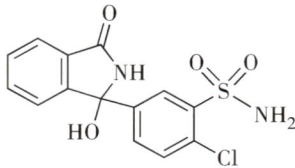

氯噻酮

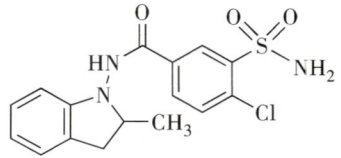

吲达帕胺

（五）肾内皮细胞钠通道阻滞剂

此类药物主要作用于肾远曲小管和集合管的皮质段部位，抑制其对 Na^+ 的重吸收，从而发挥利尿作用，具有保钾排钠的作用。主要结构为蝶啶类衍生物，利尿作用较弱，为低效能的利尿药。主要代表药物有氨苯蝶啶和阿米洛利。

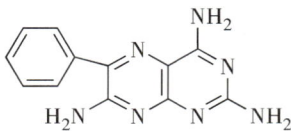

氨苯蝶啶

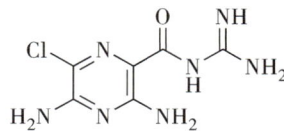

阿米洛利

（六）盐皮质激素受体拮抗剂

盐皮质激素醛固酮是由肾上腺皮质分泌的一种类固醇激素，具有保 Na^+、排 K^+、保水的作用。具有甾体结构的螺内酯是醛固酮的完全拮抗剂，主要作用于远曲小管和集合管，有抑制排钾和重吸收钠的作用，从而产生利尿作用。本品利尿作用缓慢持久，但久用可引起高血钾症，故常与氢氯噻嗪合用，降低副作用。

二、典型药物

氢氯噻嗪　Hydrochlorothiazide

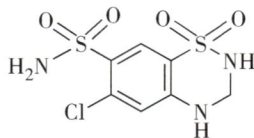

1. 结构特点　两个磺酰胺结构。

2. 理化性质

（1）物理性质　本品为白色结晶性粉末；无臭，味微苦。本品在丙酮中溶解，在乙醇中微溶，在水、三氯甲烷或乙醚中不溶；在氢氧化钠试液中溶解。

（2）化学性质　本品在氢氧化钠试液中加热，环内磺酰胺迅速水解，水解产物为 4-氯-6-氨基-1,3-苯二磺酰胺和甲醛。前者因分子结构中含有芳香第一胺，可发

生重氮化 – 偶合反应，生成红色的偶氮化合物。后者可与变色酸缩合，生成蓝紫色化合物，此为甲醛的特征反应。本品不宜与碱性药物配伍。

3. 作用与用途　本品兼有利尿和降压作用，临床上用于治疗水肿性疾病。大剂量长期使用可引起低血钾症，应注意补钾或与保钾利尿药合用。

4. 贮藏与保存　遮光，密封保存。

呋塞米　Furosemide

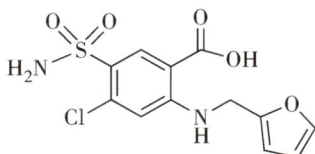

又名速尿。

1. 结构特点　磺酰胺基、羧基。

2. 理化性质

（1）物理性质　本品为白色或类白色的结晶性粉末；无臭，几乎无味。本品在丙酮中溶解，在乙醇中略溶，在水中不溶。熔点为 208℃ ～213℃，熔融时同时分解。

（2）化学性质　本品的氢氧化钠溶液与硫酸铜试液反应，生成绿色沉淀。

本品的乙醇溶液与对二甲氨基苯甲醛试液反应显绿色，逐渐变为深红色。

3. 作用与用途　本品为高效能利尿药，临床主要用于急性心衰、肺水肿、脑水肿、高血压及慢性肾功能不全等。

4. 贮藏与保存　遮光，密封保存。

甘露醇　Mannitol

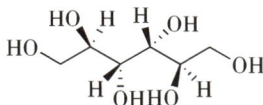

1. 结构特点　6 个羟基。

2. 理化性质

（1）物理性质　本品为白色结晶或结晶性粉末；无臭，味甜。本品在水中易溶，在乙醇中略溶，在乙醚中几乎不溶。熔点为 166℃ ～170℃。

知识链接

冬天甘露醇注射液出现浑浊能否继续使用？

甘露醇注射液常制成20%的过饱和溶液供临床使用。由于甘露醇在水中的溶解度随温度降低而减小，若气温下降（冬天）易析出结晶而出现浑浊，这个溶液稳定性的破坏只影响制剂，未发生药物本质的变化，因此只需温热后可继续使用。

（2）**化学性质**　本品为多羟基化合物，其饱和水溶液加三氯化铁试液及氢氧化钠试液，即生成棕黄色沉淀，振摇不消失；滴加过量的氢氧化钠试液，即溶解成棕色溶液。

3. 作用与用途　本品为低效能利尿药，临床用于治疗脑水肿、青光眼及预防急性肾衰竭。

4. 贮藏与保存　遮光，密封保存。

<h2 style="text-align:center">依他尼酸　Etacrynic Acid</h2>

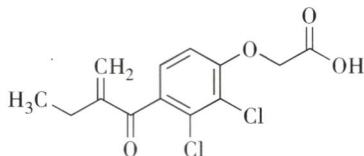

1. 结构特点　α，β－不饱和酮、羧基。

2. 理化性质

（1）**物理性质**　本品为白色结晶性粉末；无臭，味微苦涩。本品在乙醇或乙醚中易溶，在水中几乎不溶；在冰醋酸中易溶。熔点为 121℃～125℃。

（2）**化学性质**　本品分子结构中含有不饱和双键，可使高锰酸钾试液褪色，也可使溴水褪色。

本品分子结构中含有 α、β－不饱和酮，在水溶液中不稳定，尤其在碱性溶液中易发生分解反应。本品与氢氧化钠试液加热，发生分解反应生成甲醛，甲醛在硫酸溶液中与变色酸钠发生缩合反应，显深紫色。

3. 作用与用途　本品为强效利尿药，临床用于治疗充血性心力衰竭、各种严重水肿，但久用会引起耳聋等不良反应。

4. 贮藏与保存　遮光，密封保存。

<h2 style="text-align:center">螺内酯　Spironolactone</h2>

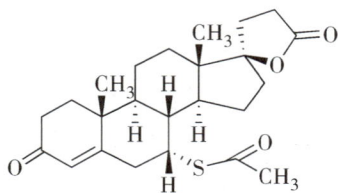

1. 结构特点　甾核、酰硫键。

2. 理化性质

（1）**物理性质**　本品为白色或类白色的细微结晶性粉末；有轻微硫醇臭。本品在三氯甲烷中极易溶解，在苯或乙酸乙酯中易溶，在乙醇中溶解，在水中不溶。熔点为 203℃～209℃。

（2）**化学性质**　本品分子结构中具有甾核，可发生甾核的显色反应，如加硫酸溶液显橙黄色，有强烈的黄绿色荧光，缓缓加热，溶液即变为深红色，并有硫化氢气体产生。

　　本品分子结构中含有机硫，经硫酸加热破坏，可生成硫化氢气体，遇湿润的醋酸铅试纸显暗黑色。

　　3. 作用与用途　本品为低效能利尿药，常用于伴有醛固酮升高的顽固性水肿。长期单独使用可致高血钾症及抗雄激素副作用。

　　4. 贮藏与保存　密封保存。

同步训练

一、选择题

（一）A 型题（单选题）

1. 外观为无色至淡黄色澄清油状液体的是（　　）
    A. 咖啡因　　　　　　　　　B. 茶碱　　　　　　　　　C. 尼可刹米
    D. 可可碱　　　　　　　　　E. 依他尼酸

2. 其饱和水溶液加碘试液不产生沉淀，再加稀盐酸即生成红棕色沉淀，并能在稍过量的氢氧化钠试液中溶解的药物是（　　）
    A. 咖啡因　　　　　　　　　B. 茶碱　　　　　　　　　C. 尼可刹米
    D. 可可碱　　　　　　　　　E. 依他尼酸

3. 水解产物可发生重氮化－偶合反应的药物是（　　）
    A. 尼可刹米　　　　　　　　B. 甘露醇　　　　　　　　C. 依他尼酸
    D. 氢氯噻嗪　　　　　　　　E. 茶碱

4. 分子中具有有机硫，经硫酸加热破坏，可生成硫化氢气体的药物是（　　）
    A. 螺内酯　　　　　　　　　B. 甘露醇　　　　　　　　C. 依他尼酸
    D. 氢氯噻嗪　　　　　　　　E. 尼可刹米

5. 安钠咖的组成为（　　）
    A. 苯甲酸钠与咖啡因　　　　B. 枸橼酸钠与咖啡因　　　C. 桂皮酸钠与茶碱
    D. 苯甲酸钠与茶碱　　　　　E. 茶碱与乙二胺

6. 黄嘌呤类生物碱的共有反应是（　　）
    A. 铜吡啶反应　　　　　　　B. 维他立反应　　　　　　C. 紫脲酸铵反应
    D. 硫色素反应　　　　　　　E. 重氮化－偶合反应

7. 具有下面化学结构的药物是（　　）

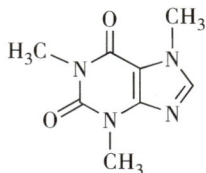

    A. 吡拉西坦　　　　　　　　B. 甘露醇　　　　　　　　C. 尼可刹米

D. 咖啡因　　　　　　　　　　E. 茶碱

8. 冬天，20% 的甘露醇注射剂可能会（　　　）

A. 变色　　　　　　　　B. 析出结晶　　　　　　C. 风化

D. 水解　　　　　　　　E. 变质

9. 具有下面化学结构的药物是（　　　）

A. 尼可刹米　　　　　　　B. 甘露醇　　　　　　　C. 依他尼酸

D. 氢氯噻嗪　　　　　　　E. 螺内酯

10. 常用于伴有醛固酮升高的顽固性水肿的低效能利尿药是（　　　）

A. 螺内酯　　　　　　　　B. 甘露醇　　　　　　　C. 依他尼酸

D. 氢氯噻嗪　　　　　　　E. 尼可刹米

（二）B 型题（每小组 5 个备选答案，备选答案可重复选，也可不选）

A. 螺内酯　　　　　　　　B. 甘露醇　　　　　　　C. 依他尼酸

D. 氢氯噻嗪　　　　　　　E. 尼可刹米

1. 属于磺酰胺类利尿药的是（　　　）

2. 属于 α, β - 不饱和酮类利尿药的是（　　　）

3. 属于多羟基化合物类利尿药的是（　　　）

4. 属于醛甾酮拮抗剂类利尿药的是（　　　）

A. 尼可刹米　　　　　　　B. 咖啡因　　　　　　　C. 依他尼酸

D. 氢氯噻嗪　　　　　　　E. 螺内酯

5. 结构中含有黄嘌呤母核的药物是（　　　）

6. 结构中含有酰硫键的是（　　　）

7. 结构中含有磺酰胺基的药物是（　　　）

8. 结构中含有吡啶基的药物是（　　　）

二、简答题

1. 何谓中枢兴奋药？

2. 简述利尿药的分类及代表药。

三、实例分析

咖啡因属于生物碱类中枢兴奋药，临床上其注射液为安钠咖，是苯甲酸钠与咖啡因形成的复盐水溶液，咖啡因为什么不能与盐酸成盐增加其水溶性？苯甲酸钠如何能增加咖啡因在水中的溶解度？

第六章　影响胆碱能神经系统药物

知识要点

　　拟胆碱药和抗胆碱药是作用于传出神经系统的药物。拟胆碱药分为胆碱受体激动剂和乙酰胆碱酯酶抑制剂；抗胆碱药根据乙酰胆碱受体不同分为 M 胆碱受体拮抗剂和 N 胆碱受体拮抗剂。M 胆碱受体拮抗剂又称解痉药，分为莨菪生物碱类和合成药物，N 胆碱受体拮抗剂即外周性肌肉松弛药。本章主要介绍典型药物硝酸毛果芸香碱、溴新斯的明、硫酸阿托品、溴丙胺太林、氯化琥珀胆碱的化学结构、结构特点、理化性质、作用与用途及贮藏与保存。

　　机体中的胆碱能神经兴奋时，其末梢释放神经递质乙酰胆碱（Ach），它与胆碱受体结合，使受体兴奋，产生多种生理反应如心脏抑制，血管扩张，胃肠、支气管平滑肌及骨骼肌收缩，瞳孔缩小和腺体分泌等。胆碱能神经功能亢进或低下都会导致疾病。影响胆碱能神经系统药物包括拟胆碱药和抗胆碱药。

第一节　拟胆碱药

一、拟胆碱药

　　拟胆碱药是一类具有与乙酰胆碱相似作用的药物，根据作用机制可分为胆碱受体激动剂和乙酰胆碱酯酶抑制剂。

（一）胆碱受体激动剂

　　胆碱受体激动剂是一类直接作用的拟胆碱药。按照来源分为天然的生物碱类和合成的胆碱酯类药物。人们直接使用植物来源的药物有毒蕈碱和毛果芸香碱。对乙酰胆碱进行结构改造得到一些合成的胆碱酯类药物，如卡巴胆碱、氯贝胆碱等。卡巴胆碱作用强且较持久，对乙酰胆碱酯酶稳定，具有 M 样和 N 样作用，选择性差，毒副反应较大，临床仅用于治疗青光眼。氯贝胆碱为选择性 M 胆碱受体激动剂，几乎无 N 样作用，主要用于术后腹气胀、尿潴留以及各种原因导致的胃肠道或膀胱功能异常。

知识链接

　　乙酰胆碱不能直接用药，乙酰胆碱对所有胆碱能受体无选择性，作用广泛；乙酰胆碱为季铵结构，不易透过生物膜，生物利用度极低；乙酰胆碱化学稳定性较差，在水溶液、胃肠道和血液中均易被水解或胆碱酯酶催化水解，失去活性，所以要设计开发性质较稳定、选择性较高的合成药物。

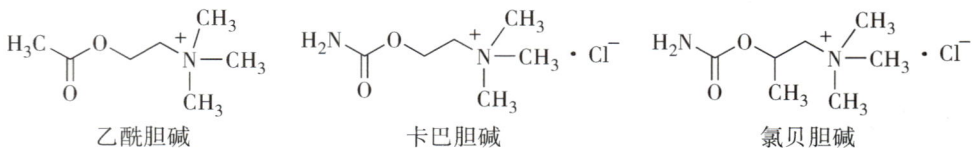

乙酰胆碱　　　　　　卡巴胆碱　　　　　　氯贝胆碱

硝酸毛果芸香碱　Pilocarpine Nitrate

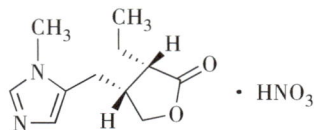

又名硝酸匹鲁卡品。

1. 结构特点　两个手性碳原子、内酯结构、咪唑环。

2. 理化性质

　（1）物理性质　本品为无色结晶或白色结晶性粉末；无臭；遇光易变质。本品在水中易溶，在乙醇中微溶，在三氯甲烷或乙醚中不溶。熔点为174℃～178℃，熔融时同时分解。

　（2）化学性质　本品含有咪唑环，对光敏感，应避光保存。

　本品为硝酸盐，显弱酸性（强酸弱碱盐）。毛果芸香碱含咪唑环，具有碱性。

　毛果芸香碱分子中含有一个羧酸内酯环，在 pH 4.0～5.0 时比较稳定，在碱性条件下，可以水解生成毛果芸香酸钠盐而溶解失活。

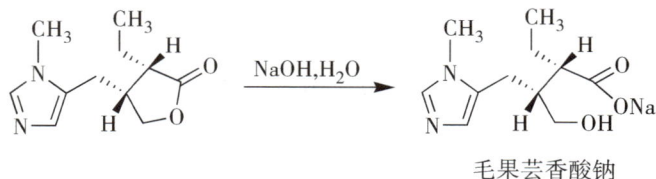

毛果芸香酸钠

　本品含两个手性碳原子，具旋光性，为顺式结构，受热或遇碱，其 C–3 位发生差向异构化而使药效降低。

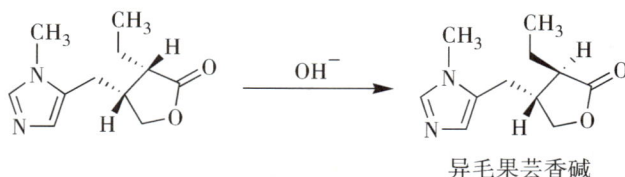

异毛果芸香碱

　本品加水溶解后，依次加入重铬酸钾试液、过氧化氢试液、三氯甲烷，则因氧化而生成紫色产物。

3. 作用与用途　本品为 M 受体激动剂，无 N 样作用。有缩瞳、降低眼内压、兴奋汗腺和唾腺分泌等作用，用于治疗原发性青光眼。

课堂互动

毛果芸香碱过量出现 M 胆碱受体过度兴奋症状，应该使用哪种药物对抗？

4. 贮藏与保存　避光、密封保存。

二、乙酰胆碱酯酶抑制剂

乙酰胆碱酯酶抑制剂又称为抗胆碱酯酶药，依据其与胆碱酯酶结合程度的不同分为可逆性胆碱酯酶抑制剂（与胆碱酯酶非共价键结合，结合不牢固，使胆碱酯酶暂时失活，经过一段时间后，胆碱酯酶可恢复活性，如毒扁豆碱、溴新斯的明、溴吡斯的明等）和不可逆性胆碱酯酶抑制剂（与胆碱酯酶共价键结合，结合牢固，使胆碱酯酶活性难以恢复，造成体内乙酰胆碱大量堆积，引起中毒症状，临床上无使用价值，主要作杀虫剂，如有机磷酸酯类农药敌敌畏、敌百虫等；也用作战争毒气，如沙林、梭曼等）。

知识链接

乙酰胆碱酯酶复活剂

乙酰胆碱酯酶复活剂能水解磷酸酯键，使已经失活的胆碱酯酶重新恢复活性，可用于有机磷农药中毒的解救。如碘解磷定和氯解磷定等。

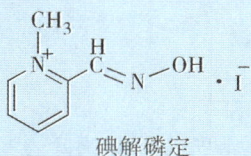

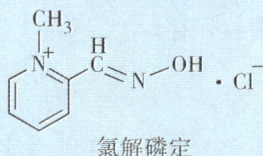

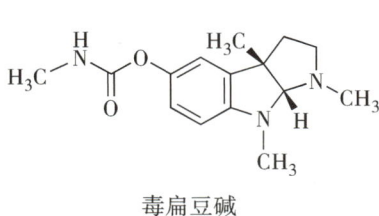

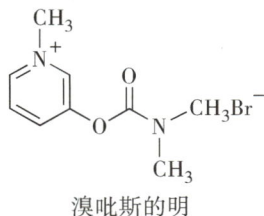

碘解磷定　　　　　氯解磷定

毒扁豆碱　　　　　　　　　　溴吡斯的明

溴新斯的明　Neostigmine Bromide

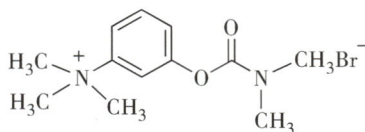

1. 结构特点　季铵阳离子、氨基甲酸酯。

2. 理化性质

（1）物理性质　本品为白色结晶性粉末；无臭；味苦。本品在水中极易溶解，在乙醇或三氯甲烷中易溶，在乙醚中几乎不溶。熔点为171℃～176℃，熔融时同时分解。

（2）化学性质　本品属于季铵型生物碱，碱性较强，与一元酸可形成稳定的盐。

本品分子中具有酯键，在碱性水溶液中可水解，如与氢氧化钠溶液共热，酯键水解生成间二甲氨基酚钠盐和二甲氨基甲酸的反应，前者与重氮苯磺酸试液作用，生成红色偶氮化合物，后者进一步水解成具氨臭的二甲胺，使湿润的红色石蕊试纸变蓝。

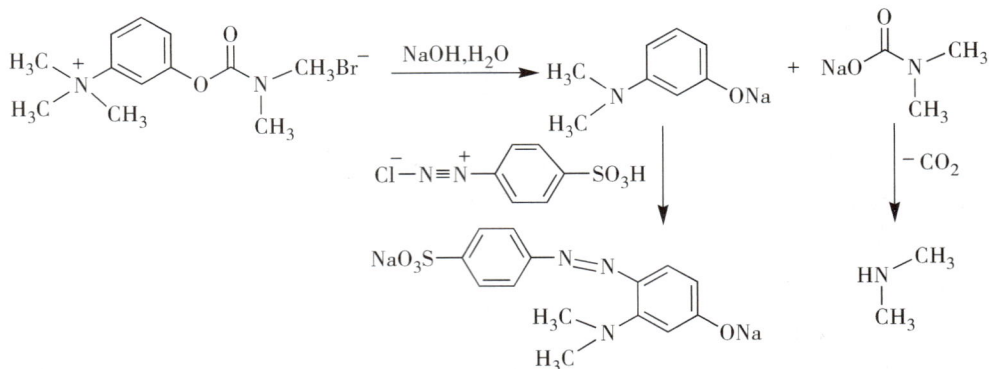

本品与硝酸银试液反应，可生成淡黄色凝乳状沉淀；此沉淀微溶于氨试液，而不溶于硝酸。

3. 作用与用途　本品为季铵类化合物，口服吸收少，故口服剂量远大于注射剂量。临床常用溴新斯的明供口服，甲硫酸新斯的明供注射用。本品用于治疗重症肌无力、手术后腹胀及尿潴留，并可作为肌肉松弛药中毒时的解毒剂。

4. 贮藏与保存　密封保存。

案例分析

　　案例：2013年的4月是食用韭菜的好时节，然而就是在这个时间，某市的医院陆续收治了一些食用韭菜后出现头痛、恶心、腹泻等症状的市民。经医院检查，是韭菜上的残余有机磷农药严重超标导致食物中毒。试分析医生应采用了什么药物进行救治。

　　分析：有机磷农药是乙酰胆碱酯酶抑制剂，使体内乙酰胆碱堆积，引起中毒症状。医生组织医务人员对中毒的市民进行催吐和洗胃，并静脉滴注硫酸阿托品和乙酰胆碱酯酶复活剂氯解磷定进行救治。

第二节　抗胆碱药

抗胆碱药是阻断乙酰胆碱与胆碱受体结合而呈现与拟胆碱药相反作用的药物，即胆碱受体拮抗剂。按照药物作用部位的不同分为M胆碱受体拮抗剂和N胆碱受体拮抗剂。

一、M 胆碱受体拮抗剂

M 胆碱受体拮抗剂能可逆性阻断节后胆碱能神经支配的效应器上的 M 受体，可散大瞳孔，加快心率，抑制腺体分泌，松弛平滑肌，临床上主要用于解除胃肠道痉挛，缓解胃肠道绞痛和散瞳，故又称解痉药。按化学结构可分为颠茄生物碱类和合成类。

（一）颠茄生物碱类 M 胆碱受体拮抗剂

颠茄生物碱类是最早应用于临床的抗胆碱药，其中供药用的主要有阿托品、山莨菪碱、东莨菪碱和樟柳碱等。药物结构中的 6、7 位之间有氧桥，使分子的亲脂性增加，中枢作用增强，6 位羟基或莨菪酸 α 羟基的存在使中枢作用减弱。中枢作用的顺序为东莨菪碱 > 阿托品 > 樟柳碱 > 山莨菪碱。

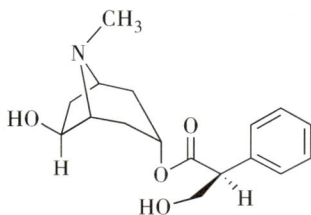

山莨菪碱

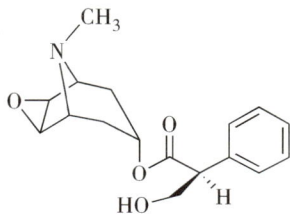

东莨菪碱

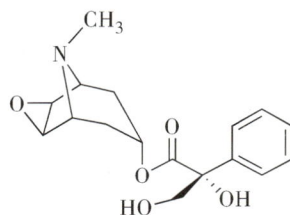

樟柳碱

硫酸阿托品　Atropine Sulfate

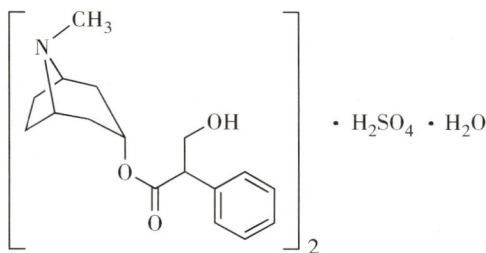

1. 结构特点　手性碳原子、叔胺、酯键。

2. 理化性质

（1）**物理性质**　本品为无色结晶或白色结晶性粉末；无臭。本品在水中极易溶解，在乙醇中易溶。熔点为 190℃ ~194℃，熔融时同时分解。

（2）**化学性质**　本品含一分子结晶水，在空气中有风化性，水溶液呈中性反应，在 100℃加热 30 分钟仍然稳定，在碱性条件下（如硼砂）可引起分解。

本品分子具有叔胺结构，碱性较强，在水溶液中能使酚酞呈红色，易与酸形成稳定的盐，如盐酸盐、硫酸盐，常用硫酸盐。

本品结构中含有酯键，在弱酸性、近中性条件下稳定，pH 3.5 ~4.0 最稳定，碱性时易水解，生成莨菪醇和消旋莨菪酸。

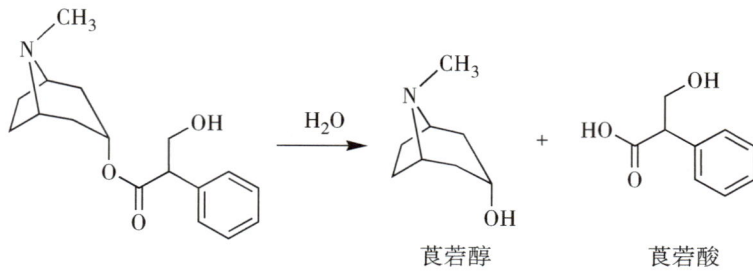

莨菪醇   莨菪酸

本品用发烟硝酸加热处理时，发生硝基化反应，生成三硝基衍生物；再加入氢氧化钾醇液和一小粒固体氢氧化钾，初显深紫色，后转暗红色，最后颜色消失，此反应称维他立反应（Vitali反应），为莨菪酸的专属反应。

本品能与碘–碘化铋钾等多种生物碱沉淀试剂发生显色反应和沉淀反应。

3. 作用与用途　本品具有外周及中枢 M 胆碱受体拮抗作用，临床常用于治疗各种内脏绞痛、盗汗、心动过缓及多种感染中毒性休克，也可用于麻醉前给药及有机磷中毒的解救。

课堂互动

阿托品的作用广泛，临床应用有哪些？

4. 贮藏与保存　密封保存。

（二）合成类 M 胆碱受体拮抗剂

合成类 M 胆碱受体拮抗剂按化学结构分为季铵类和叔胺类。季铵类药物如溴丙胺太林。叔胺类药物由于脂溶性较大，易进入中枢，属于中枢抗胆碱药，临床用于抗震颤麻痹，如苯海索。哌仑西平选择性作用于胃肠道 M_1 受体，副作用少，用于治疗胃及十二指肠溃疡。

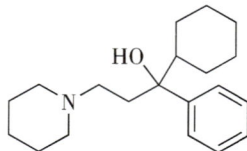

苯海索

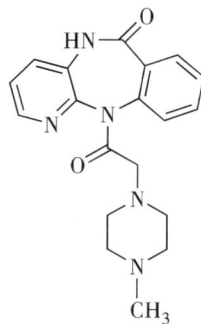

哌仑西平

溴丙胺太林　Propantheline Bromide

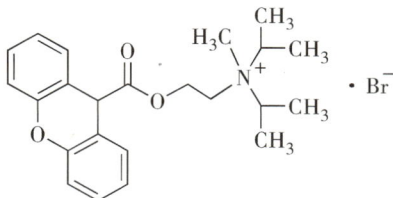

1. 结构特点　季铵、呫吨环、氨基醇酯。

2. 性质

（1）物理性质　本品为白色或类白色的结晶性粉末；无臭，味极苦；微有引湿性。本品在水、乙醇或三氯甲烷中极易溶解，在乙醚中不溶。熔点为157℃～164°C，熔融时同时分解。

（2）化学性质　本品含有酯键，可发生水解，产生呫吨酸。后者遇硫酸显亮黄色或橙黄色，有微绿色荧光。

3. 作用与用途　外周抗胆碱作用，不易通过血脑屏障，弱的神经节阻断作用，对胃肠道平滑肌有选择性。用于治疗胃肠道痉挛和胃及十二指肠溃疡。

4. 贮藏与保存　密封保存。

二、N 胆碱受体拮抗剂

N 受体拮抗剂按照对受体亚型的选择性不同，可分为 N_1 受体拮抗剂和 N_2 受体拮抗剂。N_1 受体拮抗剂又称神经节阻断剂，早期用于治疗重症高血压，但因作用广泛，不良反应多，现已少用。N_2 受体拮抗剂又称神经肌肉阻断剂，可以使骨骼肌松弛，临床作为肌松药用于辅助麻醉，该类药物按照作用机制可分为去极化型肌松药和非去极化型肌松药。去极化型肌松药如氯化琥珀胆碱，非去极化型肌松药有氯化筒箭毒碱、泮库溴铵等。

氯化琥珀胆碱　Suxamethonium Chloride

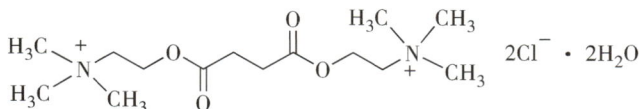

1. 结构特点　季铵、酯键。

2. 理化性质

（1）物理性质　本品为白色或几乎白色的结晶性粉末；无臭，味咸。本品在水中极易溶解，在乙醇或三氯甲烷中微溶，在乙醚中不溶。

（2）化学性质　本品分子中有酯键，水溶液不稳定，易发生水解反应，pH 3～5 时较稳定，pH 7.4 时缓慢水解，碱性条件下很快被水解。此外，温度升高，水解也加快。水解产物为一分子的琥珀酸和两分子的氯化胆碱。

$$\begin{array}{c} CH_2COOCH_2CH_2\overset{+}{N}(CH_3)_3 \\ | \\ CH_2COOCH_2CH_2\overset{+}{N}(CH_3)_3 \end{array} \cdot 2Cl^{-} \xrightarrow{H_2O} \begin{array}{c} CH_2COOH \\ | \\ CH_2COOH \end{array} +2HOCH_2CH_2\overset{+}{N}(CH_3)_3 \cdot Cl^{-}$$

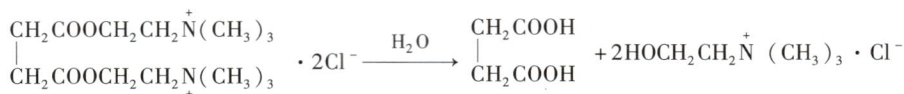

3. 作用与用途 本品为骨骼肌松弛药，临床用作全身麻醉时的肌肉松弛剂，氯化琥珀胆碱在控制破伤风患者的肌肉痉挛方面有较好的疗效。本品肌肉松弛作用快，持续时间短，易于控制，故适用于外科手术，可使气管插管更容易进行。

4. 贮藏与保存 密封保存。

同步训练

一、选择题

（一）A 型题（单选题）

1. 关于硝酸毛果芸香碱的叙述不正确的是（　　）
   A. 能兴奋 M - 胆碱能受体 　　B. 又名硝酸匹鲁卡品 　　C. 遇光易变质
   D. 水溶液较稳定不易水解 　　E. 显硝酸盐的鉴别反应

2. 分子中含有结晶水，在空气中易风化的药物是（　　）
   A. 溴丙胺太林 　　B. 溴新斯的明 　　C. 氢溴酸山莨菪碱
   D. 硝酸毛果芸香碱 　　E. 硫酸阿托品

3. 关于硫酸阿托品的叙述不正确的是（　　）
   A. 为平滑肌解痉药 　　B. 具有右旋光性 　　C. 分子中有一叔胺氮原子
   D. 具维他立（Vtali）反应 　　E. 含有酯键易被水解

4. 属于胆碱酯酶复活剂的药物是（　　）
   A. 溴新斯的明 　　B. 溴丙胺太林 　　C. 氢溴酸山莨菪碱
   D. 氯化琥珀胆碱 　　E. 碘解磷定

5. 维他立反应所需的试剂为（　　）
   A. 发烟硝酸，乙醇，固体氢氧化钾
   B. 碘化铋钾试液
   C. 三氯化铁试液
   D. 氢氧化钠溶液，重氮苯磺酸试液
   E. 重铬酸钾试液，过氧化氢试液

6. 下列 M 胆碱受体拮抗剂中，具有 9 - 咕吨基的是（　　）
   A. 阿托品 　　B. 山莨菪碱 　　C. 溴丙胺太林
   D. 苯海索 　　E. 东莨菪碱

7. 具莨菪酸结构化合物的特殊反应是（　　）
   A. 重氮化偶合反应 　　B. FeCl_3 显色反应 　　C. 紫脲酸铵反应
   D. 维他立反应 　　E. 麦芽酚反应

8. 水解后能与重氮苯磺酸试液作用生成红色偶氮化合物的药物是（　　）
   A. 硝酸毛果芸香碱 　　B. 溴新斯的明 　　C. 硫酸阿托品

D. 氯琥珀胆碱　　　　　　　　　E. 溴丙胺太林

9. 分子中含有内酯环结构而易被水解的药物是（　　）

A. 硝酸毛果芸香碱　　　　B. 溴新斯的明　　　　C. 碘解磷定

D. 硫酸阿托品　　　　　　E. 氢溴酸山莨菪碱

10. 属于 N 胆碱受体拮抗剂的药物是（　　）

A. 氯化琥珀胆碱　　　　　B. 盐酸苯海索　　　　C. 氢溴酸山莨菪碱

D. 硝酸毛果芸香碱　　　　E. 碘解磷定

（二）B 型题（每小组 5 个备选答案，备选答案可重复选，也可不选）

A. 直接作用于胆碱受体的拟胆碱药　　　B. 抗胆碱酯酶药

C. 胆碱酯酶复活剂　　　　　　　　　　D. 平滑肌解痉药

E. 中枢性合成类抗胆碱药

1. 硫酸阿托品是（　　）

2. 盐酸苯海索是（　　）

3. 氢溴酸山莨菪碱是（　　）

4. 硝酸毛果芸香碱是（　　）

5. 溴新斯的明是（　　）

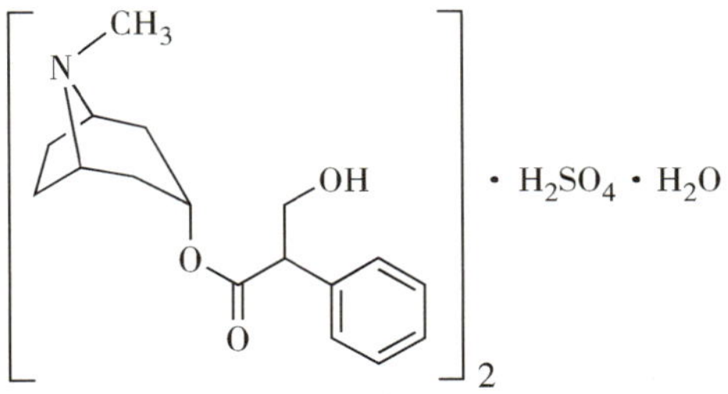

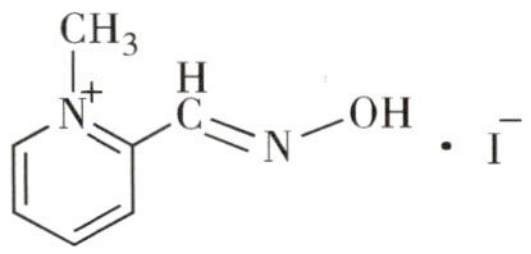

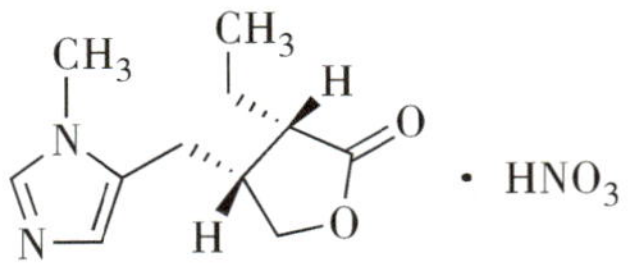

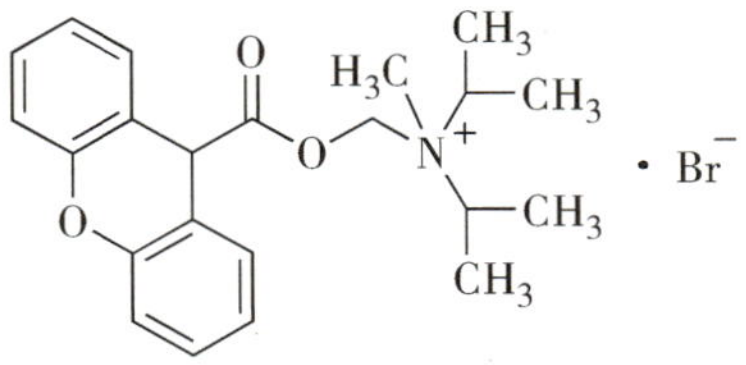

6. 易被水解成毛果芸香酸而失效的药物是（　　）

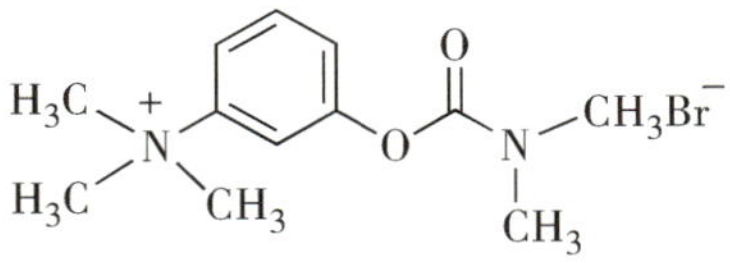

7. 溴新斯的明的结构是（　　）

8. 1-甲基-2-吡啶甲醛肟碘化物是（　　）

9. 可被水解出消旋莨菪酸的药物是（　　）

10. 可被水解出莨菪醇的药物是（　　）

二、简答题

1. 胆碱受体可分为哪两类？受体激动剂和拮抗剂的临床用途分别是什么？
2. 硝酸毛果芸香碱的稳定性如何？

三、案例分析

某医院用硫酸阿托品抢救一位有机磷中毒的患者，根据阿托品的结构式试分析阿托品结构中决定其不稳定的结构是什么？以及影响其不稳定的因素是什么？

第七章　影响肾上腺素能神经系统药物

知识要点

　　影响肾上腺素能神经系统药物按作用可分为肾上腺素受体激动剂和肾上腺素受体拮抗剂。肾上腺素受体激动剂按化学结构分为苯乙胺类和苯异丙胺类；肾上腺素受体拮抗剂按对 α 和 β 受体选择性不同分为 α 肾上腺素受体拮抗剂和 β 肾上腺素受体拮抗剂。本章主要介绍典型药物肾上腺素、重酒石酸去甲肾上腺素、盐酸麻黄碱、盐酸克仑特罗、甲磺酸酚妥拉明、盐酸哌唑嗪、盐酸普萘洛尔、阿替洛尔的化学结构、结构特点、理化性质、作用与用途及贮藏与保存。简要介绍肾上腺素受体激动剂的构效关系。

　　肾上腺素能药物是一类作用于肾上腺素受体的药物，包括肾上腺素受体激动剂和肾上腺素受体拮抗剂两大类。

第一节　肾上腺素受体激动剂

一、简介

　　肾上腺素受体激动剂是通过直接与肾上腺素受体结合或促进肾上腺素能神经释放介质，激动受体，产生与肾上腺素相似的作用，故又称拟肾上腺素药。拟肾上腺素药的化学结构大部分为 β–苯乙胺，在苯环的 3、4 位上有羟基，又称为拟交感胺或儿茶酚胺，常见药物有肾上腺素、去甲肾上腺素、异丙肾上腺素等。当将儿茶酚胺结构的苯环上去掉羟基，可以得到外周作用减弱，作用时间延长的拟肾上腺素药如苯异丙胺类的间羟胺、麻黄碱等。肾上腺素受体激动剂按化学结构分为苯乙胺类和苯异丙胺类。常见的拟肾上腺素药见表 7–1。

表 7 – 1　常见的拟肾上腺素药

药物名称	R	R₁	R₂	R₃	R₄	R₅	R₆	受体的选择性
	R	R_1	R_2	R_3	R_4	R_5	R_6	
去甲肾上腺素	H	OH	OH	H	OH	H	H	α
间羟胺	H	H	OH	H	OH	CH_3	H	α
甲氧明	OCH_3	H	H	OCH_3	OH	CH_3	H	$α_1$
肾上腺素	H	OH	OH	H	OH	H	CH_3	α β
多巴胺	H	OH	OH	H	H	H	H	α β
麻黄碱	H	H	OH	H	OH	CH_3	CH_3	α β
异丙肾上腺素	H	OH	OH	H	OH	H	$CH(CH_3)_2$	β
沙丁胺醇	H	OH	CH_2OH	H	OH	H	$C(CH_3)_3$	$β_2$
特布他林	OH	H	OH	H	OH	H	$C(CH_3)_3$	$β_2$
克仑特罗	Cl	NH_3	Cl	H	OH	H	$C(CH_3)_3$	$β_2$

二、典型药物

肾上腺素　Adrenaline

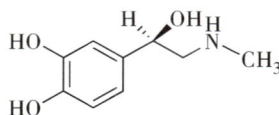

又名副肾碱。

1. 结构特点　邻苯二酚、一个手性碳原子、仲胺。

2. 理化性质

（1）物理性质　本品为白色结晶或类白色结晶性粉末；无臭，味苦。本品在水中极微溶解，在乙醇、乙醚、脂肪油或挥发油中不溶；在无机酸或氢氧化钠溶液中易溶，在氨溶液或碳酸钠溶液中不溶。熔点为 206℃ ~212℃，熔融时同时分解。

（2）化学性质　本品含有一个手性碳原子，有旋光性，药用品为 R 构型，具左旋性，左旋体的药效比右旋体大 12 倍，消旋体的活性只有左旋体的一半。左旋的肾上腺素水溶液加热或室温放置时，可发生外消旋化，使活性下降。在 pH 4 以下的酸性溶液中，消旋速度加快。

本品具有仲胺和邻苯二酚结构，可显弱碱和弱酸性。可与盐酸成盐而溶于水，临床使用其盐酸盐。

本品含有邻苯二酚结构，具有较强还原性，易被氧化失效。在酸性介质中相对稳定，在中性或碱性溶液中不稳定，遇某些弱氧化剂（二氧化锰、升汞、过氧化氢、碘等）或空气中的氧，均能使其氧化，生成肾上腺素红呈红色，并可进一步聚合生成棕色多聚物。

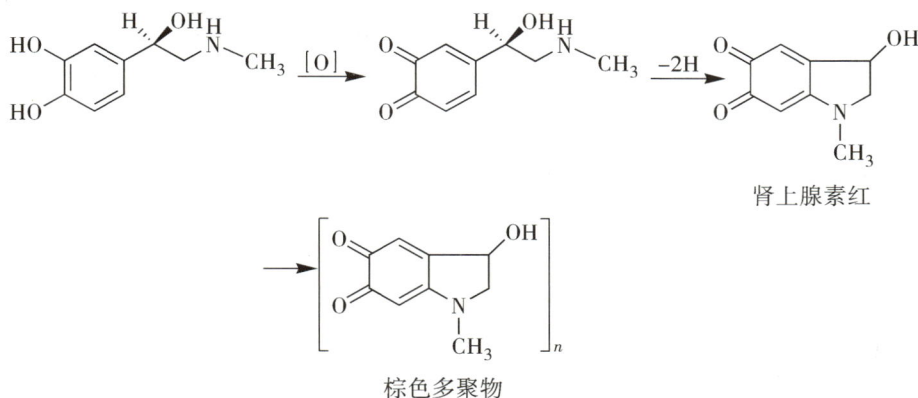

肾上腺素红

棕色多聚物

光照、加热、pH 值升高及微量金属离子均可加速上述反应的发生。为了延缓本品氧化变质，《中国药典》规定本品注射液 pH 2.5 ~ 5.0；加金属离子配合剂乙二胺四醋酸二钠（EDTA – 2Na）；加抗氧剂焦亚硫酸钠；注射用水经惰性气体二氧化碳或氮气饱和，安瓿内同时充入上述气体；100℃流通蒸汽灭菌 15 分钟；并且遮光，减压严封，置阴凉处存放。

课堂互动

配制盐酸肾上腺素注射液时，采取什么措施可防止其发生氧化和变旋反应？

本品稀盐酸溶液，加过氧化氢试液，煮沸即显血红色；其稀盐酸溶液与三氯化铁试液即显翠绿色，加氨试液即变紫色，最后变为紫红色。

案例分析

案例：在配制盐酸肾上腺素注射液时，配方采用亚硫酸氢钠作抗氧剂时，质量检查发现有磺酸化合物杂质，且效价偏低。后来技术人员改进配方，采用焦亚硫酸钠作抗氧剂后，质量检查没有发现磺酸化合物杂质，且效价没有偏低。试分析配方改进的原因，对你有什么启发？

分析：肾上腺素不稳定易氧化，该配方改进避免了肾上腺素与亚硫酸氢钠发生氧化 – 还原反应。

3. 作用与用途　本品具有激动 α 和 β 受体的双重作用。临床用于突发性心脏骤停、过敏性休克和支气管哮喘的急救。本品口服无效，常用剂型为盐酸肾上腺素注射液。

4. 贮藏与保存　遮光，减压严封，在阴凉处保存。

重酒石酸去甲肾上腺素　Noradrenaline Bitartrate

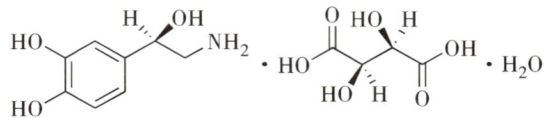

又名重酒石酸正肾上腺素。

1. 结构特点　邻苯二酚、一个手性碳原子、伯氨基、重酒石酸。

2. 理化性质

（1）物理性质　本品为白色或类白色的结晶性粉末；无臭，味苦。本品在水中易溶，在乙醇中微溶，在三氯甲烷或乙醚中不溶。熔点为 100℃ ～106℃，熔融时同时分解并显浑浊。

（2）化学性质　本品具有手性碳，有旋光性，药用品为 R（－）异构体。其水溶液室温放置或加热易发生消旋化而降低活性，尤其在 pH＜4 的条件下，消旋速度加快。

本品同样含有儿茶酚的结构，与肾上腺素相似，具有还原性，遇光和空气易氧化变质，应隔绝空气，避光保存，并加入抗氧剂。也可以被高铁氰化物氧化生成去甲肾上腺素红，加碱后生成有荧光的 3,5,6－三羟基吲哚。

本品具有酚羟基，与三氯化铁作用显翠绿色，再缓缓加入碳酸钠试液，即显蓝色，最后变成红色 。

本品加酒石酸氢钾的饱和溶液溶解后，加碘试液，放置后，加硫代硫酸钠试液，溶液为无色或仅显微红色或淡紫色（与肾上腺素或异丙肾上腺素的区别）。

本品含有酒石酸，加 10% 氯化钾溶液析出酒石酸氢钾结晶性沉淀。

3. 作用与用途　本品主要兴奋 α 受体，可引起极度血管收缩，使血压升高。临床上用于治疗各种休克（出血性休克除外），口服治疗胃黏膜出血。

4. 贮藏与保存　遮光，充惰性气体，严封保存。

盐酸麻黄碱　Ephedrine Hydrochoride

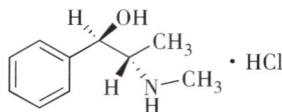

麻黄碱又名麻黄素。

1. 结构特点　苯异丙胺类、α 碳上有一个甲基、二个手性碳原子、α－氨基－β－羟基。

2. 理化性质

（1）物理性质　本品为白色针状结晶或结晶性粉末；无臭，味苦。本品在水中易溶，在乙醇中溶解，在三氯甲烷或乙醚中不溶。熔点为 217℃ ～220℃。

本品结构中有两个手性碳原子，有四个光学异构体，其中以(1R, 2S)（－）麻黄碱作用最强，（1S, 2S）（＋）伪麻黄碱作用比麻黄碱弱，常于复方感冒药中用于减轻鼻充血等。

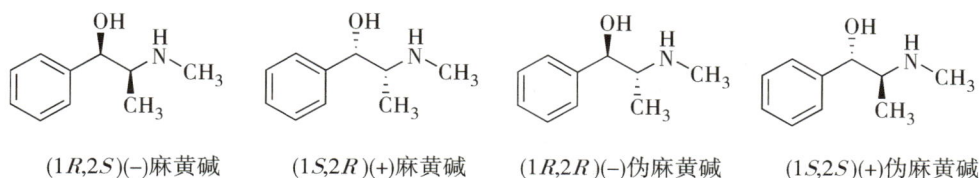

(1R,2S)(−)麻黄碱　　(1S,2R)(+)麻黄碱　　(1R,2R)(−)伪麻黄碱　　(1S,2S)(+)伪麻黄碱

知识链接

冰毒主要原料——麻黄碱

麻黄碱具有镇咳、扩张气管、缓和充血作用，是较理想的治疗感冒药品。除了治疗感冒外，麻黄碱还有不被一般人所知的作用，它是世界上臭名昭著的合成苯丙胺类毒品（冰毒）的最主要原料。麻黄碱类化合物及其单方制剂被列为国家第一类易制毒化学品，因此对其生产和处方剂量均有特殊管理要求。

（2）**化学性质**　本品不含儿茶酚结构，因而比较稳定，遇光、热、空气均不易发生自动氧化反应。

本品具有 α‑氨基‑β‑羟基化合物的特征反应，被高锰酸钾、铁氰化钾等氧化生成苯甲醛和甲胺，苯甲醛有特臭，甲胺可使红石蕊试纸变蓝。

本品在碱性条件下与硫酸铜作用，生成蓝紫色配合物，再加入乙醚，乙醚层呈紫红色，水层呈蓝色。这是氨基醇的特有反应。

本品属芳烃胺类，其水溶液碱化后，析出麻黄碱，呈碱性，可与强酸成盐。

3. 作用与用途　本品对 α 和 β 受体均有激动作用，与肾上腺素对比，药理作用相似，但作用缓慢、温和、持续时间长、口服有效。临床用于支气管哮喘和过敏性反应，鼻黏膜肿胀引起的鼻塞及低血压等。

知识拓展

麻黄碱的特点

特点一：苯环无酚羟基，不受儿茶酚氧甲基转移酶（COMT）的影响，作用时间延长。化合物极性降低，易进入中枢神经系统，故具有较强的中枢兴奋作用。特点二：α 碳上有一个甲基，不易被单胺氧化酶代谢脱氨，也使稳定性增加，作用时间延长。但活性降低，中枢毒性增大。

4. 贮藏与保存　密封保存。

盐酸克仑特罗   Clenbuterol Hydrochloride

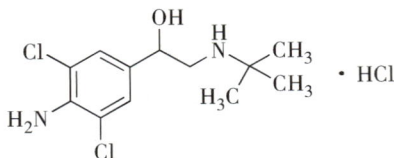

知识链接

20 世纪 80 年代初，美国 Cyanmidw 公司意外发现盐酸克仑特罗（俗称瘦肉精）具有明显促进生长，提高瘦肉率及减少脂肪的作用，于是被畜牧业作为瘦肉精使用。但世界没有任何正规机构批准盐酸克仑特罗为添加剂用于动物促生长。

又名瘦肉精。

1. 结构特点 芳香第一胺、二氯苯基、仲胺、一个手性碳原子、叔丁基。

课堂互动

盐酸克仑特罗有哪些鉴别反应？

2. 理化性质

（1）物理性质 本品为白色或类白色的结晶性粉末；无臭，味略苦。本品在水或乙醇中溶解，在三氯甲烷或丙酮中微溶，在乙醚中不溶。熔点为 172℃~176℃。熔融时同时分解。

本品含有手性碳原子，临床使用其消旋体。

（2）化学性质 本品具有芳香第一胺，可发生重氮化–偶合反应，以此与其他药物区别。

本品属于盐酸盐，其水溶液可显氯离子反应。

3. 作用与用途 本品为强效选择性 β_2 受体激动剂，能解除支气管平滑肌痉挛，扩张支气管，而对心血管系统的影响则很小。本品具有起效快、维持时间长、剂量小、毒副反应轻的特点。本品用于防治支气管哮喘，以及哮喘型慢性支气管炎，肺气肿等呼吸系统疾病所致的支气管痉挛。心律失常、高血压病和甲状腺机能亢进患者慎用。

4. 贮藏与保存 遮光，密封保存。

三、构效关系

通过对拟肾上腺素药的研究，发现肾上腺素类药的基本结构如下：

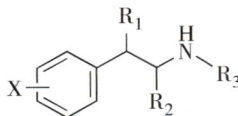

1. 苯环与侧链氨基之间隔两个碳原子时作用最强，碳链增长或缩短均使活性降低。

2. X 多为一个或两个酚羟基，尤其是酚羟基在 3、4 位作用最强，但易受体内酶的影响，口服后迅速代谢失活。如果去掉羟基，稳定性增加，作用时间延长，但中枢作用增强，外周作用减弱。

3. R_1 多为仲醇基，通常左旋体（绝对构型为 R 构型）活性大于右旋体。

4. R_2 为甲基时，时效延长，但强度减弱，毒性增加，如麻黄碱。

5. R_3 的大小可显著影响 α 和 β 受体效应。随着烃基的增大，α 受体效应作用逐渐减弱，β 受体效应作用逐渐增强。如异丙肾上腺素主要兴奋 β 受体。

第二节　肾上腺素受体拮抗剂

肾上腺素受体拮抗剂通过阻断肾上腺素或其他激动剂对受体的作用，产生与肾上腺素能神经递质作用相反的生物活性。根据这类药物与 α、β 受体的选择性不同，可分为 α 肾上腺素受体拮抗剂和 β 肾上腺素受体拮抗剂。

一、α 肾上腺素受体拮抗剂

α 肾上腺素能受体拮抗剂按对 α 受体亚型的选择性不同，分为非选择性 α 受体拮抗剂和选择性 α 受体拮抗剂。

（一）非选择性 α 受体拮抗剂

此类药物能拮抗 α_1 和 α_2 受体，但是作用较弱。常用的药物有酚妥拉明、妥拉唑林和酚苄明等，临床主要用于改善微循环，治疗外周血管痉挛性疾病及血栓闭塞性脉管炎等。

甲磺酸酚妥拉明　Phentolamine Mesylate

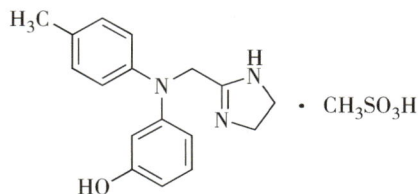

1. 结构特点　咪唑、叔胺、甲磺酸盐。

2. 理化性质

（1）物理性质　本品为白色或类白色的结晶性粉末；无臭，味苦。本品在水或乙醇中易溶，在三氯甲烷中微溶。熔点为 176℃ ~ 181℃，熔融时同时分解。

（2）化学性质　本品加水溶解后，分成三份，分别加碘试液、碘化汞钾试液与三硝基苯酚试液，分别产生棕黄色沉淀、白色沉淀与黄色沉淀。

本品与氢氧化钠加水数滴溶解后，小火蒸干，再缓缓加热至熔融，继续加热数分钟，放冷，加水与稍过量的稀盐酸，即发生二氧化硫气体的臭气。

3. 作用与用途　本品为非选择性的短效 α 受体拮抗剂，临床用于治疗外周血管痉挛性疾病，如肢端静脉痉挛、手足发绀等。目前主要用于治疗男性勃起功能障碍。

4. 贮藏与保存　遮光，密封保存。

（二）选择性 α 受体拮抗剂

选择性 α 受体拮抗剂能选择性与 α_1 受体结合，对 α_2 受体无影响，松弛血管平滑肌，使血压下降，用于高血压的治疗。还可以通过拮抗分布在前列腺和膀胱颈平滑肌表面的 α_1 受体而松弛平滑肌，解除前列腺增生时引起的排尿困难，临床上用于前列腺增生症。哌唑嗪是第一个发现的 α_1 受体拮抗剂，随后相继发现了许多该类药物，见表 7-2。

表 7-2　常用的 α_1 受体拮抗剂

结构	R	药物名称	用途
		哌唑嗪	高血压、心力衰竭、良性前列腺增生症
		特拉唑嗪	高血压、良性前列腺增生症
		多沙唑嗪	高血压、良性前列腺肥大症

盐酸哌唑嗪 Prazosin Hydrochloride

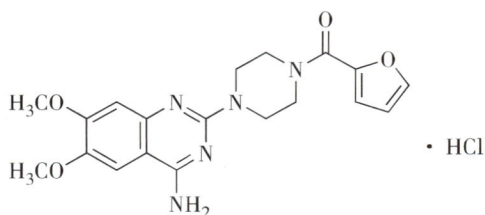

1. 结构特点　喹唑啉、呋喃、哌嗪。

2. 理化性质

（1）**物理性质**　本品为白色或类白色结晶粉末，无臭，无味。本品在乙醇中微溶，在水中几乎不溶。其溶液的 pH 为 3.0~4.5。

（2）**化学性质**　本品与等量的碳酸钠混匀后，置于干燥试管中，在管口覆以用 1% 1,2-萘醌-4-磺酸钠溶液湿润的试纸，在试管底部灼烧后，试纸显紫堇色。

3. 作用与用途　本品为高度选择性的 α_1 受拮抗剂，临床用于良性前列腺增生症，也可用于轻、中度高血压，还可用于充血性心力衰竭。

4. 贮藏与保存　遮光，密封保存。

二、β肾上腺素受体拮抗剂

根据 β 受体拮抗剂对 β_1、β_2 受体亲和力不同，将 β 受体拮抗剂分为三种类型：①非选择性的 β 受体拮抗剂如普萘洛尔；②选择性的 β_1 受体拮抗剂如阿替洛尔、美托洛尔；③非典型的 β 受体拮抗剂如拉贝洛尔，临床用于治疗轻度至重度高血压和心绞痛，静脉注射能治疗高血压危象。

知识链接

> 　　β 肾上腺素受体拮抗剂是 20 世纪 60 年代发展起来的一类治疗心血管系统疾病的药物，它可竞争性地与 β - 受体结合，产生拮抗内源性神经递质或 β 受体激动剂的作用。主要表现在抑制心脏兴奋、舒张支气管及血管平滑肌、降低血压、减慢心率、心肌收缩力减弱、降低心肌耗氧量。临床上用于治疗心律失常、心绞痛、高血压等心血管疾病。

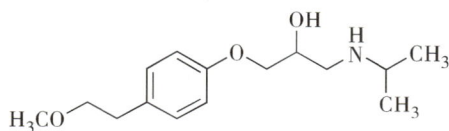

美托洛尔

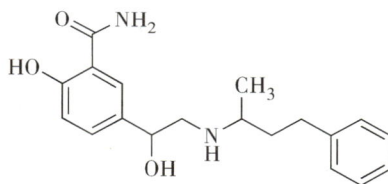

拉贝洛尔

盐酸普萘洛尔　Propranolol Hydrochloride

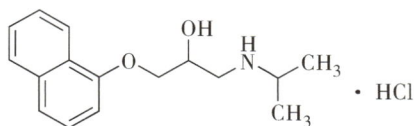

又名心得安。

1. 结构特点　芳氧丙醇胺结构、萘环、一个手性碳原子、醚键、仲胺基、盐酸盐。

课堂互动

　　β 受体拮抗剂类药物的化学结构与拟肾上腺素药异丙肾上腺素化学结构有哪些相同之处？

2. 理化性质

（1）**物理性质**　本品为白色或类白色结晶性粉末；无臭，味微甜后苦。本品在水或乙醇中溶解，在三氯甲烷中微溶。熔点为 162℃～165℃。本品 1% 水溶液的 pH 值为 5.0～6.5。

本品分子结构中有一个手性碳原子，S（-）异构体活性强，目前药用品为其外消旋体。

（2）**化学性质** 本品结构中的醚键对热稳定，遇光易变质，在酸中易分解，碱性条件较稳定。

本品含有仲胺基，其水溶液与硅钨酸试液反应呈淡红色沉淀。

3. 作用与用途 本品为非选择性的β受体拮抗剂，脂溶性大，易透过血脑屏障，产生中枢效应。临床上用于治疗各种原因引起的心律失常，也可用于心绞痛及高血压的治疗，以及用于对甲状腺功能亢进、偏头痛、震颤精神分裂症等的治疗。

4. 贮藏与保存 密封保存。

阿替洛尔　Atenolol

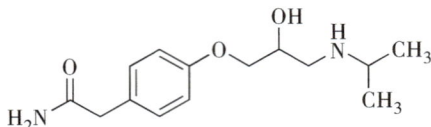

1. 结构特点 芳氧丙醇胺结构、一个手性碳原子、醚键、酰胺键、仲胺基。

2. 理化性质

（1）**物理性质** 本品为白色粉末；无臭或微臭。本品在乙醇中溶解，在三氯甲烷或水中微溶，在乙醚中几乎不溶。熔点为151℃～155℃。

（2）**化学性质** 本品结构中的醚键对热稳定，对光、酸不稳定。

本品含有酰胺键，在碱性溶液中易水解。

本品含有仲胺基，其水溶液可与生物碱沉淀剂试液发生沉淀反应。

3. 作用与用途 本品为选择性较高的β₁受体拮抗剂。主要对心脏有较高的选择性，对血管与支气管影响较小。临床上用于治疗心绞痛、高血压、心律失常等。

4. 贮藏与保存 密封保存。

同步训练

一、选择题

（一）A型题（单选题）

1. 结构中无酚羟基的药物是（　　　）
   A. 肾上腺素　　　　　　　　　　B. 异丙肾上腺素　　　　　　　C. 去甲肾上腺素
   D. 麻黄碱　　　　　　　　　　　E. 间羟胺

2. 与氢氧化钠及高锰酸钾试液共热可生成苯甲醛的药物是（　　　）
   A. 多巴胺　　　　　　　　　　　B. 肾上腺素　　　　　　　　　C. 盐酸麻黄碱
   D. 盐酸异丙肾上腺素　　　　　　E. 重酒石酸去甲肾上腺素

3. 肾上腺素与下列哪条不符（　　　）
   A. 具有旋光性　　　　　　　　　B. 具有酸碱两性　　　　　　　C. 易氧化变质

D. 易被消旋化使活性增强　　　　　E. 可与三氯化铁试液显色

4. 拟肾上腺素药的基本结构中苯环与氨基相隔的碳原子数为（　　　）

A. 1　　　　　　　　　　　　B. 2　　　　　　　　　　　C. 3

D. 4　　　　　　　　　　　　E. 5

5. 配制盐酸肾上腺素注射液时通常控制其 pH 4 左右，主要是防止其被（　　　）

A. 分解　　　　　　　　　　B. 水解　　　　　　　　　C. 还原

D. 聚合　　　　　　　　　　E. 消旋化

6. 拟肾上腺素药的基本结构是（　　　）

A. 苯胺　　　　　　　　　　B. 苯乙胺　　　　　　　　C. 苯丙胺

D. 苯丁胺　　　　　　　　　E. 苯甲胺

7. 肾上腺素兴奋的受体是（　　　）

A. α 受体　　　　　　　　　B. β 受体　　　　　　　　C. α 受体和 β 受体

D. H_2 受体　　　　　　　　E. H_1 受体

8. 下列结构的药物名称是（　　　）

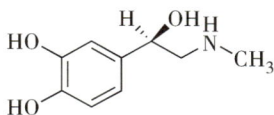

A. 肾上腺素　　　　　　　　B. 麻黄碱　　　　　　　　C. 克仑特罗

D. 酚妥拉明　　　　　　　　E. 阿替洛尔

9. 结构属于儿茶酚胺的药物是（　　　）

A. 肾上腺素　　　　　　　　B. 麻黄碱　　　　　　　　C. 克仑特罗

D. 酚妥拉明　　　　　　　　E. 阿替洛尔

10. 下列结构的药物名称是（　　　）

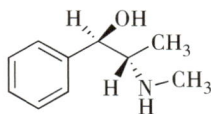

A. 肾上腺素　　　　　　　　B. 麻黄碱　　　　　　　　C. 克仑特罗

D. 酚妥拉明　　　　　　　　E. 阿替洛尔

（二）B 型题（每小组 5 个备选答案，备选答案可重复选，也可不选）

A. 克仑特罗　　　　　　　　B. 盐酸普萘洛尔　　　　　C. 拉贝洛尔

D. 美托洛尔　　　　　　　　E. 异丙肾上腺素

1. 选择性 β_1 受体拮抗剂（　　　）

2. 含萘环的非选择性 β 受体拮抗剂（　　　）

3. 非典型选择性 β 受体拮抗剂（　　　）

4. 选择性 β_2 受体激动剂（　　　）

A. β_2 受体　　　　　　　　B. α 受体　　　　　　　　C. α_1 受体

D. β 受体　　　　　　　　　E. α 和 β 受体

5. 麻黄碱作用于（　　　）

6. 克仑特罗作用于（　　）

7. 异丙肾上腺素作用于（　　）

8. 肾上腺素作用于（　　）

二、简答题

1. 试比较肾上腺素与麻黄碱化学结构的差异性。

2. 肾上腺素在贮存中出现棕色的主要原因是什么？

三、实例分析

1. 某药库有二瓶药品因标签脱落，但在附近发现二个标签，一个为盐酸肾上腺素、一个为盐酸麻黄碱，但药库管理人员无法确认哪一瓶是盐酸肾上腺素，哪一瓶是盐酸麻黄碱，作为药品分析者应如何处理？采用什么方法确认哪一瓶是盐酸麻黄碱、哪一瓶是盐酸肾上腺素？

2. 肾上腺素注射液与苯巴比妥钠注射液混合后出现浑浊，放置后变色。作为药师的你，试分析其原因？应如何处理？

3. 2001 年 11 月 7 日，广东河源市林女土在市场买回一些猪肉，回家就做了莴笋炒肉。一家人吃完后，头晕心悸、四肢颤抖、恶心呕吐。和林女土一家一样被送医院的还有 400 多位市民，"河源猪肉事件"震惊全国。2 天后，该市执法部门查封市内 3 家养猪企业，发现生猪喂食了含有"盐酸克仑特罗"（俗称瘦肉精）的饲料。猪肉瘦了，市民中招了。

问题：①盐酸克仑特罗为什么能在猪中多长瘦肉？②盐酸克仑特罗为什么能大量地蓄积在猪肉中？③为什么含"盐酸克仑特罗"的猪肉会引起食用者中毒？中毒的症状是什么？

第八章　心血管系统药物

知识要点

心血管系统药物按治疗疾病的类型不同,可分为调血脂药、抗心绞痛药、抗心律失常药、抗高血压药和抗心力衰竭药。本章主要介绍典型药物洛伐他汀、氯贝丁酯、硝酸异山梨酯、硝苯地平、尼群地平、盐酸普鲁卡因胺、卡托普利、甲基多巴、利血平的化学结构、结构特点、理化性质、作用特点、用途及贮藏与保存。

心血管系统药物主要作用于心脏或血管系统,通过不同的作用机制,调整心脏血液的总输出量或改变循环系统各部分的血液分配或改善血液成分,从而改善和恢复心脏和血管的功能。根据药物治疗疾病的类型不同,可分为调血脂药、抗心绞痛药、抗心律失常药、抗高血压药和抗心力衰竭药。

第一节　调血脂药

知识链接

高血脂与动脉粥样硬化

血脂是血浆中所含脂类的总称,包括胆固醇、胆固醇酯、三酰甘油及磷脂等,它们与载脂蛋白结合,形成各种可溶性脂蛋白,主要有乳糜微粒(CM)、极低密度脂蛋白(VLDL)、低密度脂蛋白(LDL)、中密度脂蛋白(IDL)和高密度脂蛋白(HDL)。其中极低密度脂蛋白(VLDL)和低密度脂蛋白(LDL)是造成动脉粥样硬化的主要原因,而高密度脂蛋白(HDL)有利于预防动脉粥样硬化。

当血脂长期升高后,脂蛋白及其分解产物会逐渐沉积于动脉血管内膜,继而内膜纤维组织增生,形成外观呈黄色粥样斑块,使动脉血管壁增厚、变硬而失去弹性,称为动脉粥样硬化。动脉粥样硬化已成为我国心脑血管疾病患者死亡的主要原因。

调血脂药又称抗动脉粥样硬化药，通过调整血液中脂蛋白的比例，维持相对恒定的浓度，预防和消除动脉粥样硬化。根据作用效果可分为羟甲戊二酰辅酶 A 还原酶抑制剂和影响胆固醇和三酰甘油代谢药物两类。

一、羟甲戊二酰辅酶 A 还原酶抑制剂

羟甲戊二酰辅酶 A（HMG－COA）还原酶是体内肝脏中胆固醇生物合成的限速酶，通过竞争性地抑制该酶的作用，可达到有效地降低胆固醇水平的目的。该类药物选择性高，疗效确切，是目前临床上用于预防、治疗高脂血症和冠心病的优良药物，主要有洛伐他汀、辛伐他汀和普伐他汀等。

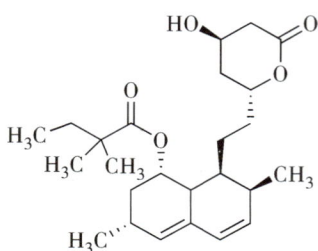

辛伐他汀

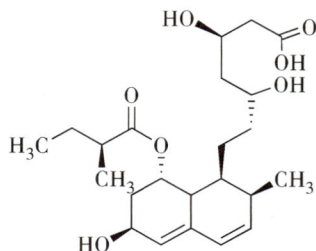

普伐他汀

洛伐他汀　Lovastatin

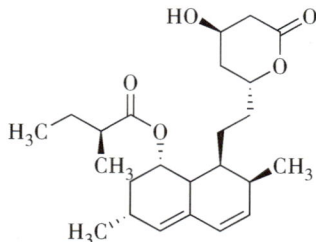

1. 结构特点　酯键、内酯键。

2. 理化性质

（1）**物理性质**　本品为白色或类白色结晶或结晶性粉末；无臭，无味，略有引湿性。本品在三氯甲烷中易溶，在丙酮中溶解，在乙醇、乙酸乙酯或乙腈中略溶，在水中不溶。熔点为 174.5℃；比旋度为 +325° ~ +340°（0.5% 乙腈溶液）。

（2）**化学性质**　本品在贮存过程中，内酯环上羟基会发生氧化反应，生成二酮吡喃衍生物。

本品在水溶液中，特别是在酸、碱条件下，其内酯环能迅速水解，生成稳定的羟基酸衍生物。

3. 作用与用途　本品为无活性前药，在体内水解成 β－羟基酸衍生物，抑制 HMG－COA 还原酶。用于原发性高胆固醇血症和冠心病的治疗，也可用于预防冠状动脉粥样硬化。

4. 贮藏与保存　遮光，密封保存。

二、影响胆固醇和三酰甘油代谢药物

（一）苯氧乙酸类

胆固醇在体内生物合成的起始原料是乙酸，在大量的乙酸衍生物中寻找到一些可干扰胆固醇合成、降低胆固醇的药物，在苯氧乙酸衍生物中找到一些主要降低三酰甘油的药物，同时也具有一定的降低胆固醇作用。临床应用的药物有氯贝丁酯、非诺贝特、吉非罗齐等。

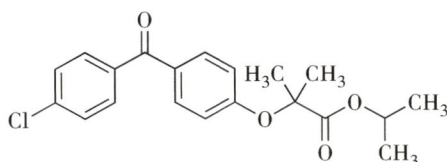

非诺贝特

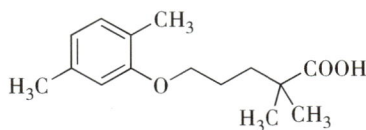

吉非罗齐

（二）烟酸类

烟酸为 B 族维生素之一，可用于治疗糙皮病，大剂量可降低血脂（主要是三酰甘油）。烟酸有较大的刺激作用，通常将其制成酯的前药使用，临床常用的有烟酸肌醇酯等。

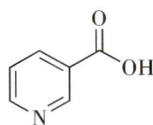

烟酸

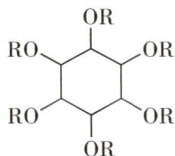

烟酸肌醇酯

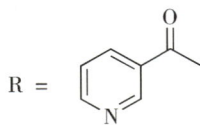

案例分析

案例：老王和老李在单位体检中均发现高血脂，医生看过检验单后给他们开的降血脂药并不相同，老王是洛伐他汀，老李是非诺贝特，试分析其原因，这件事对你有什么启发？

分析：老王检验单中血脂高是胆固醇高为主，而老李检验单中血脂高是三酰甘油为主。

（三）典型药物

氯贝丁酯 Clofibrate

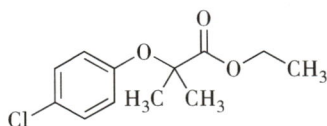

又名氯苯丁酯、安妥明。

1. 结构特点 酯键。

2. 理化性质

（1）物理性质 本品为无色至黄色的澄清油状液体，有特臭，味初辛辣后变甜；遇光色渐变深。本品在乙醇、丙酮、三氯甲烷、乙醚或石油醚中易溶，在水中几乎不溶。本品相对密度为 1.138～1.134，折光率为 1.500～1.505。

（2）化学性质 本品水解后生成对氯苯氧异丁酸和乙醇，前者为白色结晶，熔点为 118 ℃～119℃。乙醇与次碘酸钠反应，生成黄色的碘仿沉淀。

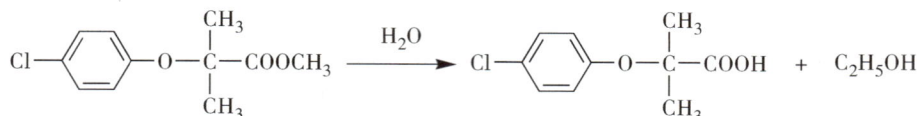

$$Cl\!-\!\!\left\langle\ \right\rangle\!\!-\!O\!-\!\underset{\underset{CH_3}{|}}{\overset{\overset{CH_3}{|}}{C}}\!-\!COOCH_3 \xrightarrow{H_2O} Cl\!-\!\!\left\langle\ \right\rangle\!\!-\!O\!-\!\underset{\underset{CH_3}{|}}{\overset{\overset{CH_3}{|}}{C}}\!-\!COOH + C_2H_5OH$$

本品具有酯的性质，在碱性条件下与盐酸羟胺生成异羟肟酸钾，再经酸化后，加三氯化铁水溶液，生成异羟肟酸铁，呈紫色。

课堂互动

比较氯贝丁酯、洛伐他汀结构异同点。

3. 作用与用途 本品具有降血脂作用。用于动脉粥样硬化及其继发症。

4. 贮藏与保存 避光，密封保存。

第二节 抗心绞痛药

心绞痛是冠心病的重要临床症状，发生的原因是由于冠状动脉粥样硬化，引起管腔狭窄，心肌血液供应不足，造成心肌需氧与供氧之间的平衡失调。抗心绞痛药物主要是减轻心脏的工作负荷，以降低心肌的需氧量；或是扩张冠状动脉，促进侧支循环的形成，以增加心肌的供氧量，从而缓解心绞痛。按化学结构和作用机理的不同，抗心绞痛药物可分为硝酸酯及亚硝酸酯类、钙通道阻滞剂、β 受体拮抗剂等。

一、硝酸酯和亚硝酸酯类

硝酸酯及亚硝酸酯类药物是最早使用的抗心绞痛药物，以扩张静脉为主，降低心肌耗氧量，从而缓解心绞痛症状，适用于各类型心绞痛。临床常用的有硝酸甘油、硝酸异山梨酯、单硝酸异山梨酯等。

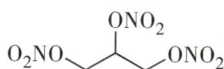

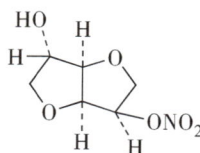

硝酸甘油　　　　单硝酸异山梨酯

硝酸异山梨酯 Isosorbide Dinitrate

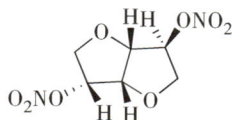

又名消心痛。

1. 结构特点 2 位和 5 位有硝酸酯。

2. 理化性质

（1）**物理性质** 本品为白色结晶性粉末；无臭。本品在丙酮或三氯甲烷中易溶，在乙醇中略溶，在水中微溶。熔点为 68℃ ~ 72℃；比旋度为 + 135° ~ + 140°（1% 无水乙醇溶液）。

（2）**化学性质** 本品在室温和干燥状态下比较稳定，但在强热或撞击下会发生爆炸。在酸、碱溶液中，硝酸酯容易水解，生成脱水山梨醇及亚硝酸。

📚 课堂互动

运输和使用硝酸甘油、硝酸异山梨酯等硝酸酯类药物应注意避免碰撞、倒置等，为什么？

本品水溶液加入硫酸，再缓缓加入硫酸亚铁试液，液层接界面显棕色。

本品加新制儿茶酚溶液，摇匀，加硫酸后，即显暗绿色。

3. 作用与用途 本品作用与硝酸甘油相似，但起效慢，作用持久。用于缓解和预防心绞痛。

4. 贮藏与保存 密封保存。

二、钙通道阻滞剂

钙通道阻滞剂又称钙拮抗剂，具有在通道水平上选择性地阻滞钙离子进入细胞内的作用，从而抑制心肌的收缩，减慢心律，降低耗氧量；同时可扩张血管，使外周血管阻力降低，减轻心脏负荷，适用于各种类型心绞痛，也常用于高血压、心律失常等疾病的治疗。临床常用的药物有硝苯地平、尼群地平、维拉帕米、地尔硫䓬、氟桂利嗪等。

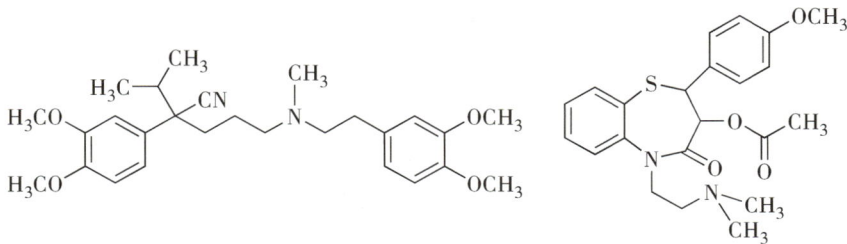

维拉帕米

地尔硫䓬

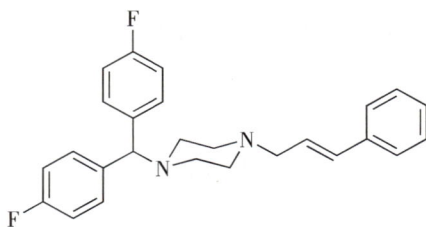

氟桂利嗪

硝苯地平 Nifedipine

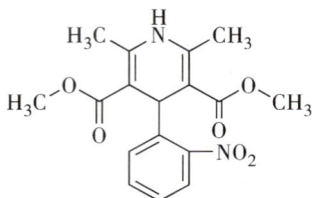

又名心痛定。

1. 结构特点 酯键、二氢吡啶。

2. 理化性质

（1）物理性质 本品为黄色结晶性粉末；无臭，无味；遇光不稳定。本品在丙酮或三氯甲烷中易溶，在乙醇中略溶，在水中几乎不溶。熔点为 171℃ ~ 175 ℃。

（2）化学性质 本品在光照和氧化剂存在条件下，发生光歧化反应，分别生成两种降解产物，其中光催化氧化反应，降解产物是亚硝基苯衍生物，对人体极为有害，故在生产、使用及贮存中，应注意避光、密封。

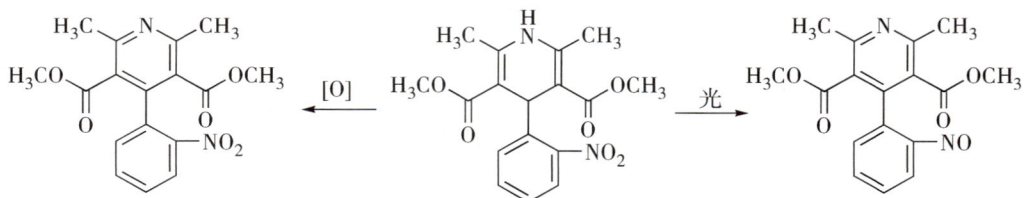

本品的丙酮溶液，加 2% 氢氧化钠溶液，显橙红色。

3. 作用与用途 本品为选择性钙通道阻滞剂。用于预防和治疗心绞痛，也可用于治疗各型高血压。

4. 贮藏与保存 遮光，密封保存。

尼群地平 Nitrendipine

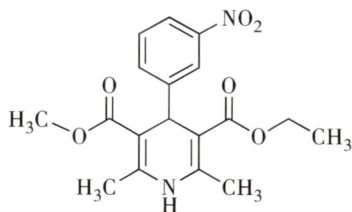

1. 结构特点 酯键。

2. 理化性质

（1）物理性质　本品为黄色结晶或结晶性粉末；无臭，无味。本品在丙酮或三氯甲烷中易溶，在甲醇或乙醇中略溶，在水中几乎不溶。熔点为157℃～161℃。

（2）化学性质　本品遇光易变质。本品的丙酮溶液，加2%氢氧化钠溶液，显橙红色。

3. 作用与用途　本品为选择性钙通道阻滞剂。用于冠心病及高血压，尤其是患有这两种疾病的患者，也可用于充血性心力衰竭。

4. 贮藏与保存　遮光，密封保存。

案例分析

案例：某患者需使用尼莫地平进行治疗，使用的输液器为避光输液器，该种输液器的价格约为普通输液器的几倍，遭到患者的质疑拒绝使用。你怎么看待此事？

分析：地平类药物均含有对光不稳定的结构，采用避光输液是必要的，而患者是因增加费用或者不了解避光输液器作用而拒绝使用避光输液器。

三、β受体拮抗剂

β受体拮抗剂（β受体阻断剂）可竞争性与β受体结合，减慢心率，抑制心肌收缩力与房室传导，循环血流量减少，心肌耗氧量降低，缓解心绞痛，还具有抗心律失常和抗高血压作用。临床常用的药物有普萘洛尔、阿替洛尔等。

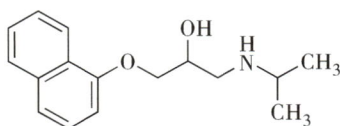
普萘洛尔

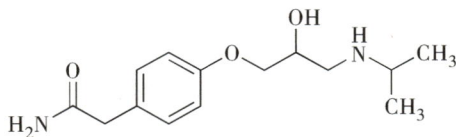
阿替洛尔

第三节　抗心律失常药

一、简介

心律失常是心跳节律和频率异常，是心血管系统常见的临床症状。抗心律失常药物可分为治疗心动过速型和心动过缓型心律失常药物。本节讨论的药物主要用于心动过速型心律失常的治疗。根据其作用机制又可分为钠通道阻滞剂如普鲁卡因胺和美西律，β受体拮抗剂（见抗心绞痛药），延长动作电位时程药如胺碘酮，钙通道阻滞剂（见抗心绞痛药）。

案例分析

案例：某患者患有阵发性心动过速（室上性心动过速），发作时心率增快至每分钟200次，为预防复发服用酒石酸美托洛尔，2个月后心率由84次/分钟减为60次/分钟，你怎么看待此事？

分析：美托洛尔是β受体阻滞剂，有减慢心率、保护心脏的疗效，对于心动过速型心率失常是适合的，是否长期服用应遵医嘱。

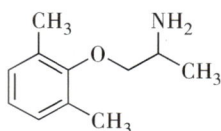

美西律

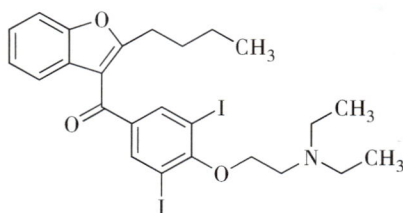

胺碘酮

二、典型药物

盐酸普鲁卡因胺　Procainamide Hydrochlorde

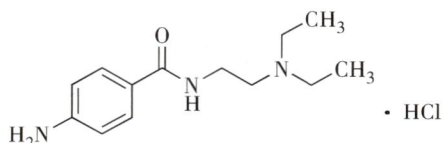

又名盐酸奴佛卡因胺。

1. 结构特点　芳香第一胺、酰胺键。

2. 理化性质

（1）**物理性质**　本品为白色至淡黄色结晶性粉末；无臭，有引湿性。本品在水中易溶，在乙醇中溶解，在三氯甲烷中微溶，在乙醚中极微溶解。熔点为165℃～169℃。

（2）**化学性质**　本品结构中的芳香第一胺，易被空气中的氧气等氧化变色，在配制注射液时可加入亚硫酸钠作为抗氧剂。

本品在强酸、强碱条件下或长期放置后，酰胺键水解生成对氨基苯甲酸和二乙氨基乙胺，但比普鲁卡因稳定。

课堂互动

据普鲁卡因与普鲁卡因胺结构，比较两者的稳定性。

本品结构中的酰胺键用过氧化氢处理转变为异羟肟酸，再与三氯化铁反应生成异羟肟酸铁而显紫红色。

本品可发生重氮化－偶合反应显红色。

本品水溶液显氯化物的鉴别反应。

3. 作用与用途　本品为钠通道阻滞剂。用于阵发性心动过速、频发早搏、心房颤动等。

4. 贮藏与保存　遮光，密封保存。

第四节　抗高血压药

一、简介

高血压为最常见的心血管疾病，可引起冠状动脉粥样硬化和脑血管硬化，其并发症为出血性脑卒中、心肌梗死、心力衰竭和脑血栓，导致患者肢体瘫痪和死亡。抗高血压药又称降压药，能降低血压，减轻因高血压引起的头痛、头昏、心悸、失眠等症状，减少由于持续性的高血压引起的心、脑、肾等重要生命器官的功能障碍和器质性病变。根据药物的作用部位和作用方式不同，常分为中枢性降压药如甲基多巴、作用交感神经系统的药物如利血平、血管紧张素转化酶抑制剂及血管紧张素Ⅱ受体拮抗剂如卡托普利和氯沙坦、α受体拮抗剂如哌唑嗪等类型。利尿药通过减少血容量而降低血压，也用于高血压的治疗。钙通道阻滞剂（见抗心绞痛药）也用于高血压的治疗。

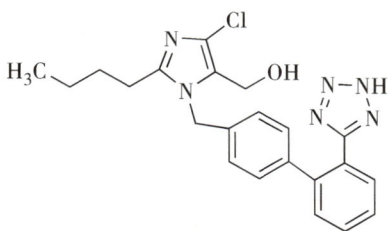

氯沙坦

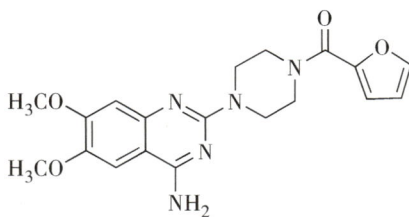

哌唑嗪

知识链接

高血压病

高血压病是危害人类健康的常见病。一般认为，在安静休息时，成年人的血压大于18.9/12.0kPa（140/90mmHg）者就是高血压。高血压可分为原发性高血压和继发性高血压。无论原发性或继发性高血压，其共同的病理基础是小动脉痉挛性收缩，周围血管压力增加，从而使血压升高。

二、典型药物

卡托普利　Captopril

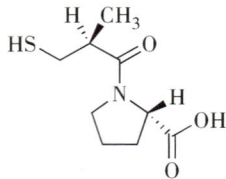

又名开搏通、巯甲丙脯酸。

1. 结构特点　巯基、羧基、手性碳原子。

2. 理化性质

（1）**物理性质**　本品为白色或类白色结晶性粉末；有类似蒜的特臭，味咸。本品在甲醇、乙醇或三氯甲烷中易溶，在水中溶解。熔点为 104℃ ~ 110℃；比旋度为 −126° ~ −132°（2% 的乙醇溶液）。

（2）**化学性质**　本品分子结构中含有巯基，具有还原性，其在水溶液中或见光时，能发生自动氧化生成二硫化合物。加入抗氧剂或螯合剂可延缓氧化。

本品也可被氧化剂氧化，如在酸性溶液中被碘酸钾氧化。

本品乙醇溶液与亚硝酸作用，显红色。

3. 作用与用途　本品为血管紧张素转化酶抑制剂。用于各种类型高血压的治疗。

4. 贮藏与保存　遮光，密封保存。

甲基多巴　Methyldopa

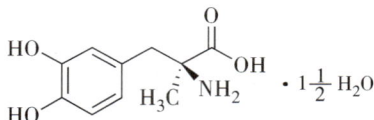

1. 结构特点　邻苯二酚、羧基、手性碳原子。

2. 理化性质

（1）**物理性质**　本品为白色或类白色结晶性粉末；无臭。本品在水中略溶，在乙醇中微溶，在乙醚中极微溶解，在稀盐酸中易溶。比旋度为 −25° ~ −28°（4% 水溶液）。

（2）**化学性质**　本品分子中的邻苯二酚，易氧化变色，因此，制剂中常加入亚硫酸钠，维生素 C 等还原剂以增加稳定性，同时应避光保存。本品在碱性溶液中更易氧化，氧化过程中因形成吲哚醌类化合物而使溶液逐渐变深；后者进一步聚合成褐色聚合物。

本品与水合茚三酮反应显深紫色。

本品在酸性介质中与三氯化铁反应呈绿色，加氨水后变紫色。

3. 作用与用途　中枢性 α 受体激动剂。用于中、重度、恶性高血压。

4. 贮藏与保存　避光，密封保存。

案例分析

案例：某高血压患者，每天早晚各吃一片降压药，血压控制较好，他就把那种降压药减成早晚各半片，结果每次吃药后感觉头昏，而且血压忽高忽低。到医院检查，原来是因为他将"缓释"降压药的药片掰开吃所致。

分析："缓释"降压药，在体内缓慢释放，在血液里的浓度缓慢上升、再缓慢下降，因此药物的降压作用会比较平缓和持久。如果把缓释的降压药的药片掰开吃或咬碎服用，药物的缓释结构就会被破坏，血液里的药物浓度会快速上升和快速下降，血压也会随之大幅度下降然后陡然回升。

利血平　Reserpine

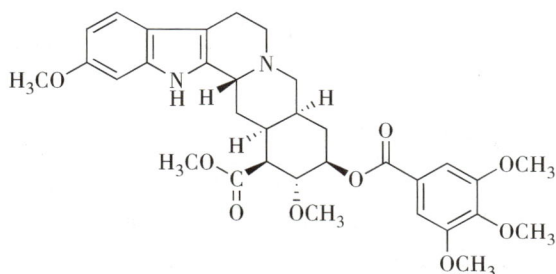

又名蛇根碱、血安平。

1. 结构特点　酯键、3β－H、吲哚环。

2. 理化性质

（1）物理性质　本品为白色至淡黄褐色的结晶或结晶性粉末；无臭，几乎无味，遇光色渐变深。本品在三氯甲烷中易溶，在丙酮中微溶，在水、甲醇、乙醇或乙醚中几乎不溶。本品具有旋光性，比旋度为 $-115° \sim -131°$（1%三氯甲烷溶液）。

（2）化学性质　本品在光和热的影响下，C－3位发生差向异构化，生成无效的3－异利血平。

本品在酸或碱的催化下，两个酯键水解，生成利血平酸。

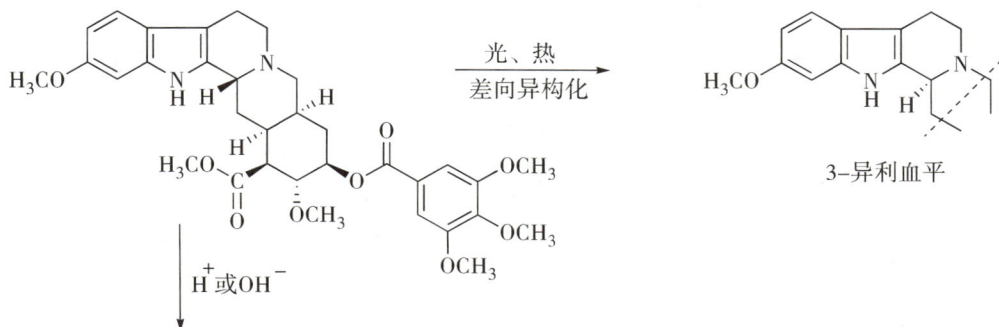

3-异利血平

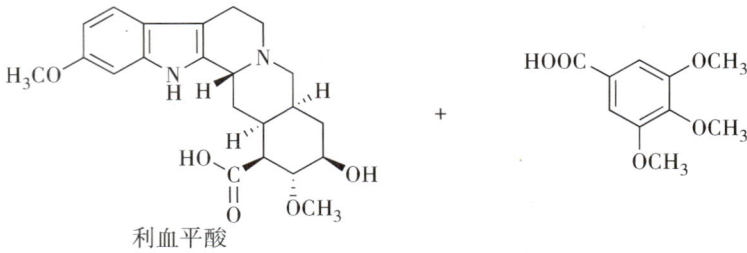

利血平酸

本品在光照和有氧存在下极易发生自动氧化，脱氢色渐变深。首先生成 3,4 - 二去氢利血平，具有黄绿荧光，进一步氧化生成 3,4,5,6 - 四去氢利血平，具有蓝色荧光，再进一步被氧化则生成无荧光的褐色和黄色聚合物。故本品应遮光保存，配制注射液时要采取措施，防止自动氧化和水解的发生。

课堂互动

制备利血平注射液时要采取哪些措施防止其变质反应的发生？

本品遇钼酸钠硫酸溶液立即显黄色，放置后变蓝色。

本品加新制的香草醛试液放置后，显玫瑰红色。

本品加对二甲氨基苯甲醛及少量冰醋酸与硫酸溶液显绿色，再加冰醋酸则变红色。

3. 作用与用途 作用于交感神经系统。用于轻度至中度早期高血压。

4. 贮藏与保存 遮光，密封保存。

第五节　抗心力衰竭药

充血性心力衰竭又称慢性心力衰竭，是指在适量的静脉回流的情况下，心脏不能排出足够的血液来维持机体的代谢需要。可用于治疗充血性心力衰竭的药物种类很多，如血管扩张药、血管紧张素转化酶抑制剂、血管紧张素Ⅱ受体拮抗剂、利尿剂和β受体拮抗剂等。强心药能增加心肌的收缩力，又称正性肌力药，用于治疗心力衰竭。临床上主要应用的有强心苷类和磷酸二酯酶抑制剂等。

一、强心苷类

强心苷类是药用历史悠久，至今仍是治疗心力衰竭的重要药物，是从植物体中提取的天然甾醇苷类药物。目前临床上使用的强心苷类药物主要有地高辛等。

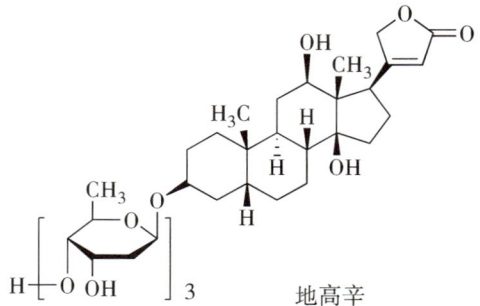

地高辛

案例分析

案例：某患者患有慢性心力衰竭，长期服用洋地黄，近来出现恶心、呕吐、腹泻等消化系统问题，去看医生，确诊为强心药物中毒。

分析：洋地黄是一种慢效强心药，口服后发挥治疗作用的时间比较缓慢，但在体内的代谢及排泄也较缓慢，本例强心苷的治疗剂量已接近中毒剂量的60%，属用药不当，很容易出现中毒反应，胃肠道反应就是中毒先兆，停药后症状能自行消失。

二、磷酸二酯酶抑制剂

磷酸二酯酶抑制剂是一类新型的正性肌力药物，并且有一定的血管扩张作用。临床上应用的药物有氨力农、米力农。

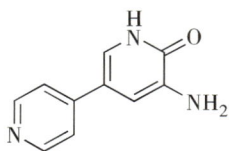 氨力农　　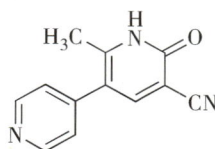 米力农

同步训练

一、选择题

（一）A 型题（单选题）

1. 洛伐他汀主要用于（　　）
   A. 调血脂　　　　　　　　B. 抗心绞痛　　　　　　　C. 抗心律失常
   D. 抗高血压　　　　　　　E. 抗心力衰竭

2. 下列用于调血脂的药物是（　　）
   A. 硝酸甘油　　　　　　　B. 氯贝丁酯　　　　　　　C. 卡托普利
   D. 尼群地平　　　　　　　E. 利血平

3. 强热或撞击下有爆炸危险的药物是（　　）
   A. 氯贝丁酯　　　　　　　B. 硝苯地平　　　　　　　C. 硝酸异山梨酯
   D. 卡托普利　　　　　　　E. 甲基多巴

4. 易发生光歧化反应的药物是（　　）
   A. 洛伐他汀　　　　　　　B. 硝苯地平　　　　　　　C. 氯贝丁酯
   D. 卡托普利　　　　　　　E. 普鲁卡因胺

5. 不属于抗心律失常的药物是（　　　）

    A. β – 受体拮抗剂　　　　　　　　　B. 钙通道阻滞剂

    C. 血管紧张素转化酶抑制剂　　　　　D. 钠通道阻滞剂

    E. 延长动作电位时程药

6. 能发生重氮化 – 偶合反应的药物是（　　　）

    A. 洛伐他汀　　　　　　　B. 硝苯地平　　　　　　　C. 氯贝丁酯

    D. 卡托普利　　　　　　　E. 普鲁卡因胺

7. 可与三氯化铁作用显色的药物是（　　　）

    A. 氯贝丁酯　　　　　　　B. 硝苯地平　　　　　　　C. 硝酸异山梨酯

    D. 卡托普利　　　　　　　E. 甲基多巴

8. 受光和热的影响，易发生差向异构化的药物是（　　　）

    A. 氯贝丁酯　　　　　　　B. 尼群地平　　　　　　　C. 洛伐他汀

    D. 卡托普利　　　　　　　E. 利血平

9. 分子结构中含有巯基，具有还原性的药物是（　　　）

    A. 氯贝丁酯　　　　　　　B. 利血平　　　　　　　　C. 洛伐他汀

    D. 卡托普利　　　　　　　E. 尼群地平

10. 主要用于治疗心力衰竭的药物是（　　　）

    A. 地高辛　　　　　　　　B. 硝苯地平　　　　　　　C. 洛伐他汀

    D. 卡托普利　　　　　　　E. 尼群地平

（二）B 型题（每小组 5 个备选答案，备选答案可重复选，也可不选）

    A. 普鲁卡因胺　　　　　　B. 氯贝丁酯　　　　　　　C. 洛伐他汀

    D. 硝酸甘油　　　　　　　E. 卡托普利

1. 水解后生成对氯苯氧异丁酸和乙醇的药物（　　　）

2. 具有内酯环结构的药物（　　　）

3. 具有巯基结构的药物（　　　）

4. 有挥发性，遇热或撞击下易爆炸的药物（　　　）

5. 具有芳香第一胺结构的药物（　　　）

    A. 普鲁卡因胺　　　　　　B. 尼群地平　　　　　　　C. 洛伐他汀

    D. 普萘洛尔　　　　　　　E. 卡托普利

6. 属于钠通道阻滞剂的药物（　　　）

7. 属于 β 受体拮抗剂的药物（　　　）

8. 属于 HMG – COA 还原酶抑制剂的药物（　　　）

9. 属于血管紧张素转化酶抑制剂的药物（　　　）

10. 属于钙通道阻滞剂的药物（　　　）

二、简答题

1. 根据治疗疾病的类型不同，心血管系统药物可分为哪几类？各举出一个常用药物。

2. 硝酸酯类药物在生产、使用及贮存应注意哪些问题？为什么？

三、实例分析

某高血压患者，长期服用降压药硝苯地平和卡托普利，某天他发现家中放置的药瓶标签掉了，区分不开两种药物，作为药师的你，如何用化学方法将两种药物区分开。

第九章　抗过敏药及消化系统药物

知识要点

　　组胺 H_1 受体的兴奋是导致变态反应性疾病的主要原因之一，临床常用的抗过敏药物是组胺 H_1 受体拮抗剂。消化系统药物主要是调节或者改善消化系统功能的药物，消化系统药物可分为抗溃疡药、胃动力药和止吐药。临床常用的抗溃疡药有 H_2 受体拮抗剂和质子泵抑制剂。本章主要介绍典型药物盐酸苯海拉明、马来酸氯苯那敏、富马酸酮替芬、盐酸雷尼替丁、奥美拉唑、多潘立酮、盐酸昂丹司琼的化学结构、结构特点、理化性质、作用与用途及贮藏与保存。

　　过敏性疾病是人类的常见病、多发病，与体内的过敏介质——组胺、白三烯、缓激肽等有直接关系。消化系统的疾病种类多而常见，本章重点介绍抗溃疡药、胃动力药和止吐药。

第一节　抗过敏药

　　抗过敏药分为组胺 H_1 受体拮抗剂、过敏介质释放抑制剂、白三烯拮抗剂、缓激肽拮抗剂，本节重点介绍组胺 H_1 受体拮抗剂。

一、H_1 受体拮抗剂的类型及典型药物

　　H_1 受体拮抗剂是治疗过敏性疾病使用最广的药物，根据化学结构不同，可将其分为乙二胺类、氨基醚类、丙胺类、三环类、哌嗪类和哌啶类。除乙二胺类外，其他结构类型均已开发出非镇静性药物。

知识链接

世界过敏日

　　2013 年 7 月 8 日是第九个世界过敏性疾病日，主题是"关注过敏进程，重视食物过敏"。

（一）乙二胺类

1942 年发现的芬苯扎胺为第一个用于临床的乙二胺类抗过敏药。1946 年发现的曲吡那敏作用强而持久，不良反应小，至今临床仍用于治疗过敏性皮炎、湿疹、过敏性鼻炎、哮喘等变态反应性疾病。将乙二胺的两个氮原子分别构成杂环，仍为有效的抗组胺药，如安他唑啉。

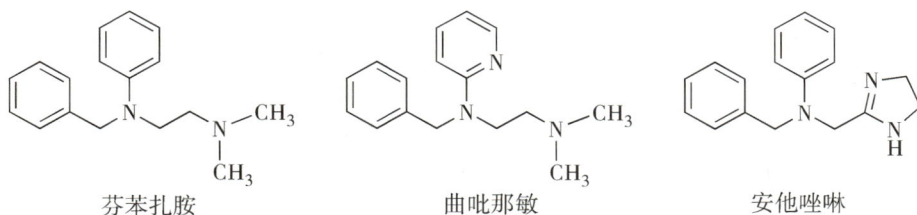

芬苯扎胺　　　　　　　　曲吡那敏　　　　　　　　安他唑啉

（二）氨烷基醚类

1943 年报道的苯海拉明具有较好的抗组胺活性，但有嗜睡、神经过敏和镇静的副作用。将苯海拉明与 8 - 氯茶碱结合成盐，即为茶苯海明（又名乘晕宁），其副作用减轻，为常用的抗晕动病药。氯马斯汀是氨烷基醚类中第一个非镇静 H_1 受体拮抗剂，其作用强，起效快，作用可持续 12 小时，中枢副作用轻，临床用其富马酸盐治疗过敏性鼻炎及荨麻疹、湿疹等过敏性皮肤病，也可用于支气管哮喘的治疗。

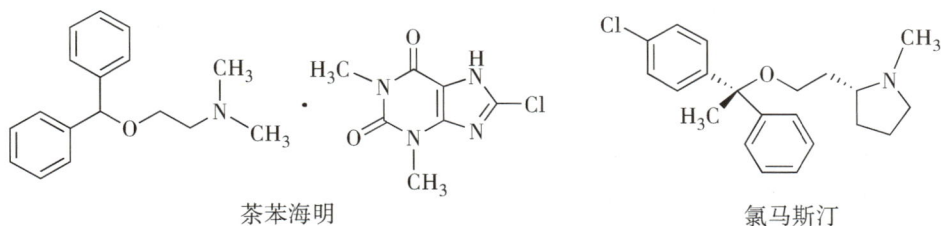

茶苯海明　　　　　　　　　　　　　氯马斯汀

盐酸苯海拉明　Diphenhydramine Hydrochloride

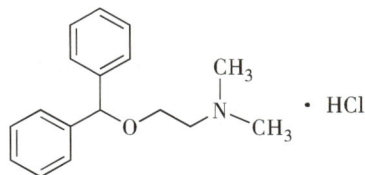

又名苯那君。

1. 结构特点　氨烷基醚类、氧原子和氨基氮之间隔两个碳。

2. 理化性质

（1）物理性质　本品为白色结晶性粉末；无臭，味苦，随后有麻痹感。本品在水中极易溶解，在乙醇或三氯甲烷中易溶，在丙酮中略溶，在乙醚中极微溶解。熔点为 167℃ ~ 171℃。

（2）化学性质　本品纯品对光稳定，当含有二苯甲醇等杂质时，遇光易氧化变色。

本品为醚类化合物，在碱性溶液中稳定，由于存在共轭效应，酸性条件下易分解生成二苯甲醇和二甲氨基乙醇，光照可催化这一分解反应。二苯甲醇水溶性小，分散在水层呈白色乳浊；加热煮沸数分钟，析出油状液体，放冷，凝固成白色蜡状固体。

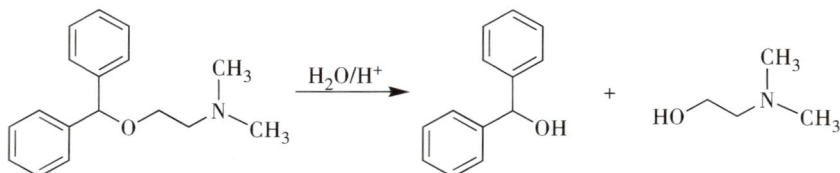

本品滴加硝酸银试液，生成白色凝乳状沉淀；本品加少许硫酸，初显黄色，随即变为橙红色，再滴加水，即成白色乳浊液。可用作本品鉴别。

知识拓展

　　苯海拉明类抗过敏药有明显的镇静作用和中枢神经系统不良反应，最常见的是嗜睡和乏力，反应时间延长等，服用此类药物后应避免从事开车、操作精密仪器等工作。

3. 作用与用途　本品主要用于皮肤黏膜的过敏性疾病，预防晕动症及治疗妊娠呕吐。

4. 贮藏与保存　密封保存。

（三）丙胺类

将乙二胺类结构中的—N—或氨烷基醚类结构中的—O—，用—CH$_2$—替代，得到一系列芳基取代的丙胺类似物，如氯苯那敏和阿伐斯汀。阿伐斯汀不易通过血脑屏障，减少了中枢副作用，是非镇静 H$_1$ 受体拮抗剂。

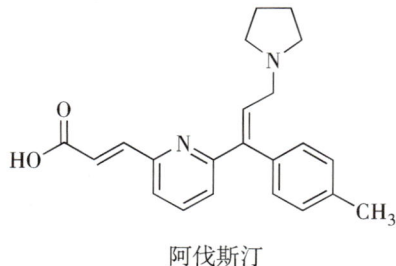

阿伐斯汀

马来酸氯苯那敏　Chlorphenmine Maleate

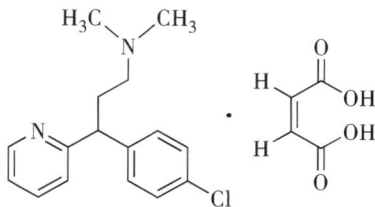

又名扑尔敏。

1. 结构特点　丙胺类、手性碳原子、二甲氨基（叔胺结构）、含吡啶、不饱和双键。

2. 理化性质

（1）物理性质 本品为白色结晶性粉末；无臭，味苦。本品在水、乙醇或三氯甲烷中易溶，在乙醚中微溶。本品结构中有一个手性碳原子，有一对旋光异构体，S 构型右旋体的活性强于 R 构型右旋体，供药用为其消旋体。熔点为 131.5℃～135℃。

（2）化学性质 本品的游离碱为油状物，马来酸酸性较强，使本品水溶液呈酸性。本品含有叔胺结构，与枸橼酸醋酐试液在水浴上加热，呈红紫色。

本品结构中的马来酸有不饱和双键，在稀硫酸溶液中加高锰酸钾试液，红色褪去。

3. 作用与用途 本品对中枢抑制作用较轻，嗜睡副作用较小，临床主要用于皮肤黏膜的过敏性疾病，如荨麻疹、枯草热、过敏性鼻炎及结膜炎等。

4. 贮藏与保存 遮光，密封保存。

（四）三环类

将乙二胺类、氨烷基醚类或丙胺类药物的两个芳香环通过一个或两个原子连接即得到三环类 H_1 受体拮抗剂，如赛庚啶、氯雷他定、酮替芬等均具有良好的拮抗组胺 H_1 受体活性。氯雷他定为强效选择性 H_1 受体拮抗剂，没有抗胆碱能活性和中枢神经系统抑制作用。

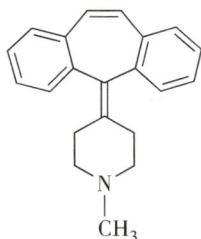 赛庚啶

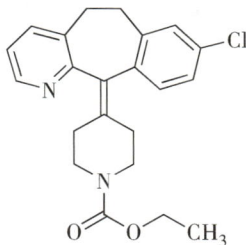 氯雷他定

富马酸酮替芬 Ketotifen Fumarate

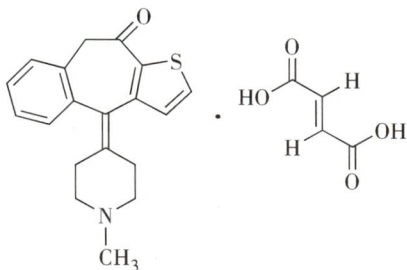

1. 结构特点 噻吩、酮羰基。

2. 理化性质

（1）物理性质 本品为类白色结晶性粉末；无臭，味苦。本品在甲醇中溶解，在水或乙醇中微溶，在丙酮或三氯甲烷中极微溶解。熔点为 191℃～195℃，熔融时同时分解。

（2）化学性质　本品与硫酸作用，即显橙黄色，加水后，橙黄色消失。

本品分子中的富马酸为不饱和酸，双键可被高锰酸钾氧化，使高锰酸钾溶液褪色并生成二氧化锰棕色沉淀。

本品分子结构中含有酮基，加 2,4 - 二硝基苯肼试液后，即生成相应的腙，呈红色絮状沉淀。

3. 作用与用途　本品既是 H_1 受体拮抗剂，又是过敏介质释放抑制剂，具有很强的抗过敏作用。对过敏性哮喘尤为适用，作用强而持久。但本品有较强的中枢抑制、嗜睡副作用。临床用于预防成人及小儿支气管哮喘发作，也用于治疗过敏性鼻炎、荨麻疹及其他过敏性瘙痒性皮肤病。

4. 贮藏与保存　密封，在凉暗处保存。

（五）哌嗪类

哌嗪类 H_1 受体拮抗剂可以看作是将乙二胺类的两个 N 原子环合成哌嗪环，主要药物有西替利嗪等。西替利嗪可选择性作用于 H_1 受体，作用强而持久，无明显的抗胆碱作用和抗 5 - 羟色胺作用。由于分子中存在的羧基易离子化，不易透过血脑屏障，无镇静作用，因而属于非镇静类 H_1 受体拮抗剂。临床用于季节性或常年性过敏性鼻炎、过敏性结膜炎、过敏引起的荨麻疹及皮肤瘙痒的对症治疗。

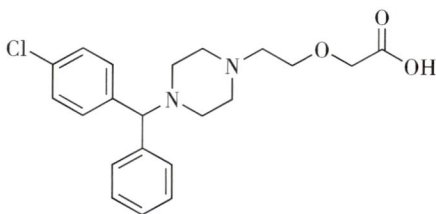

西替利嗪

二、H_1 受体拮抗剂的构效关系

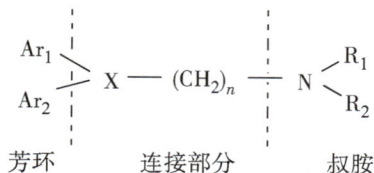

1. Ar_1 和 Ar_2 为芳环或芳杂环，芳环（芳杂环）上可以有甲基或卤原子取代，两个芳（芳杂）环也可以再次通过一个硫原子或两个碳原子键合后，成为三环类 H_1 受体拮抗剂。两个芳（芳杂）环不共平面时才具有较大的活性。

2. X 分别为 N（乙二胺类）、CHO（氨烷基醚类）或 CH（丙胺类）等。$n = 2 \sim 3$，通常为 2，即芳环与叔氮原子距离约为 $50 \sim 60nm$，呈现较好活性。

3. NR_1R_2 一般为二甲氨基或含氮的小杂环。

第二节　抗溃疡药

消化性溃疡为一种常见病和多发病，主要发生在胃幽门和十二指肠处。抗溃疡药主要是通过减少胃酸分泌和加强黏膜的抵抗力来治疗消化性溃疡，根据作用机制可分为组胺 H_2 受体拮抗剂、质子泵抑制剂和前列腺素类胃黏膜保护剂。本节主要介绍组胺 H_2 受体拮抗剂和质子泵抑制剂。

一、组胺 H_2 受体拮抗剂

组胺 H_2 受体拮抗剂是运用合理药物设计理论进行药物设计的成功范例，目前在临床上使用的组胺 H_2 受体拮抗剂按化学结构可分为咪唑类、呋喃类、噻唑类、哌啶甲苯醚类和其他类，具体结构及代表药物见表 9-1。

表 9-1　临床常用的 H_2 受体拮抗剂

结构类型	药物名称	药物结构	作用特点
咪唑类	西咪替丁		第一个用于临床的 H_2 受体拮抗剂；用于十二指肠溃疡、胃溃疡、上消化道出血，有轻度的拮抗雄激素的作用
呋喃类	雷尼替丁		作用较西咪替丁强 5~8 倍，具有速效和长效的特点，副作用较西咪替丁小
噻唑类	法莫替丁		作用比雷尼替丁强 6~10 倍
	尼扎替丁		为强效组胺 H_2 受体拮抗剂，抗溃疡作用比西咪替丁强，与雷尼替丁相似
哌啶甲苯醚类	罗沙替丁		作用为西咪替丁的 4~6 倍，生物利用度高，无抗雄激素样作用

盐酸雷尼替丁　Ranitidine Hydrochloride

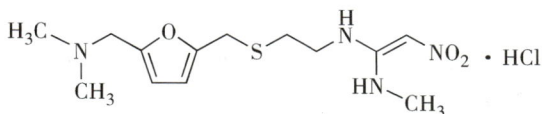

又名甲硝呋胍。

1. 结构特点　呋喃环、二甲氨基、硫原子、乙烯二胺。

2. 理化性质

（1）物理性质　本品为类白色至淡黄色结晶性粉末；有异臭；味微苦带涩；极易潮解，吸潮后颜色变深。本品在水或甲醇中易溶，在乙醇中略溶，在丙酮中几乎不溶。本品为反式异构体，熔点为137℃～143℃，熔融时分解；顺式异构体无活性，熔点为130℃～134℃。

（2）化学性质　本品用小火缓缓加热，产生的硫化氢气体，能使湿润的醋酸铅试纸显黑色。

盐酸雷尼替丁在注射用含氨基酸的营养液中，置室温24小时内可保持稳定，溶液的颜色、pH值、药物的含量等均无明显变化。

案例分析

案例：近日，张女士由于胃溃疡复发，到附近诊所买了一瓶盐酸雷尼替丁胶囊，回去之后打开服用，发现胶囊与以前在医院购买的有异，胶囊壳很软，拧开胶囊壳后发现内部呈深黄色糊状，试分析药品会变成深黄色糊状可能的原因。

分析：由于当时张女士匆忙，未仔细察看药品有效期，此时发现为过期药品，同时张女士发现药品包装密封性不好。

3. 作用与用途　本品作用强，无抗雄激素副作用，与其他药物的相互作用也较小。临床上主要用于治疗十二指肠溃疡、良性胃溃疡、术后溃疡、反流性食管炎等。

4. 贮藏与保存　遮光，密封保存。

二、质子泵抑制剂

质子泵抑制剂即 H^+/K^+ – ATP 酶抑制剂，通过抑制 H^+ 与 K^+ 的交换，阻止胃酸的形成。H^+/K^+ – ATP 酶主要分布在胃壁细胞中，该酶催化胃酸分泌的第三步即最后一步。而 H_2 受体不但存在于胃壁细胞，还存在于其他组织。质子泵抑制剂与 H_2 受体拮抗剂相比，质子泵抑制剂具有作用专一，选择性高，副作用较小等优点。常用的质子泵抑制剂见表9－2。

知识链接

质子泵抑制剂的发展史

20世纪60年代发现质子泵的作用，为抗酸药提供了新的靶点；以抗病毒药吡啶硫代乙酰胺为先导化合物，发现苯并咪唑衍生物替莫拉唑；集中研究苯并咪唑衍生物，得到奥美拉唑，随后兰索拉唑和泮托拉唑等相继上市。

表 9 – 2　常用的质子泵抑制剂

药物名称	药物结构	作用特点
兰索拉唑		活性比奥美拉唑强，稳定性和生物利用度优于奥美拉唑
埃索美拉唑		为奥美拉唑的 S – （ – ）型异构体，活性强，作用时间长
泮托拉唑		活性比奥美拉唑强，选择性更高，稳定性更强
雷贝拉唑		是新型的质子泵抑制剂，具有高效、速效、安全的特点

奥美拉唑　Omeprazole

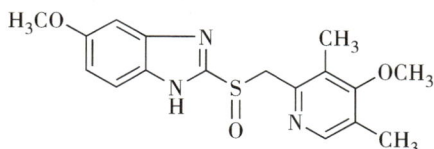

又名洛赛克。

1. 结构特点　苯并咪唑环、吡啶环、手性硫原子、亚磺酰基。

2. 理化性质

（1）物理性质　本品为白色或类白色结晶性粉末；无臭；遇光易变色。本品在二氯甲烷中易溶，在甲醇或乙醇中略溶，在水中不溶，在 0.1mol/L 氢氧化钠溶液中溶解。熔点为 157℃ ~ 163℃。

本品因亚砜上的硫有手性，具光学活性，药用其外消旋体，其 S – （ – ）型异构体埃索美拉唑现已用于临床。

■ 课堂互动

　　根据奥美拉唑的性质，讨论该药应制成哪种剂型？该类药物能否长期使用？

（2）**化学性质**　本品由苯并咪唑、吡啶结构和连接这两个环系的亚磺酰基构成，具弱碱性和弱酸性。

本品不稳定，在强酸性水溶液中很快分解，故其制剂为有肠溶衣的胶囊。奥美拉唑钠盐也可供药用，且稳定性有较大提高。

3. 作用与用途　本品在体外无活性，进入胃壁细胞后，在氢离子的影响下，发生重排经螺环中间体，依次转化成次磺酸或次磺酰胺形式发挥活性，奥美拉唑是理想的前体药物。本品比传统的 H_2 受体拮抗剂治愈率高、速度快、副作用小、耐受性好。临床上用于消化性溃疡、反流性食管炎、卓-艾综合征等。

■ 课堂互动

奥美拉唑在发挥抗幽门螺杆菌作用时，三联、四联用药是指和哪些药物组合在一起？

4. 贮藏与保存　遮光、密封，在干燥、冷处保存。

第三节　胃动力药和止吐药

胃动力药是促使胃肠道内容物向前移动的药物，临床用于治疗胃肠动力障碍的疾病，如反流性食管炎、胃肠胀满、食管反流、胃轻瘫、功能性消化不良、肠梗阻等。呕吐是人体的一种本能，但频繁、剧烈的呕吐可能妨碍饮食，导致失水，电解质紊乱，酸碱平衡失调，营养障碍，甚至发生食管贲门黏膜裂伤等并发症，某些疾病、妊娠、癌症病人的放射治疗和药物治疗等都可引起恶心呕吐，必须进行对症治疗，止吐药是一类防止或减轻恶心和呕吐的药物。

一、胃动力药

胃动力药常用的有外周多巴胺 D_2 受体拮抗剂，如多潘立酮；多巴胺 D_2 受体拮抗剂，如甲氧氯普胺；通过乙酰胆碱起作用的西沙必利；抗生素类的红霉素等。

知识拓展

多潘立酮口服吸收迅速，生物利用度约为 15%，半衰期约为 8h。多潘立酮主要经 CYP3A4 酶代谢，发生氧化及 N-去烃基化反应生成 5-羟基多潘立酮及 2,3-二氢-2-氧代-1H-苯并咪唑-1-丙酸和 5-氯-4-哌啶基-1,3-二氢-苯并咪唑-2-酮，代谢产物无活性。

甲氧氯普胺

西沙必利

多潘立酮　Domperidone

又名吗丁啉。

1. 结构特点　两个苯并咪唑 - 2 - 酮。

2. 理化性质　本品为白色或类白色粉末。本品在水中几乎不溶，在乙醇和甲醇中微溶，在二甲基甲酰胺中可溶。熔点为 242.5℃。

3. 作用与用途　本品为外周性多巴胺 D_2 受体拮抗剂。本品极性较大，不能透过血脑屏障，无锥体外系症状。临床用于由胃排空延缓、胃食管反流、慢性胃炎、食管炎引起的消化不良症状，包括恶心、呕吐、嗳气、上腹闷胀、腹痛、腹胀。

4. 贮藏与保存　遮光，密闭保存。

二、止吐药

止吐药依据对受体选择性不同可分为组胺 H_1 受体拮抗剂（如苯海拉明）、乙酰胆碱受体拮抗剂（用于治疗运动性的恶心、呕吐，如地芬尼多）、多巴胺受体拮抗剂（如甲氧氯普胺和多潘立酮）、5 - HT_3 受体拮抗剂（如昂丹司琼）。其中，5 - HT_3 受体拮抗剂主要作用于肠道，特别适用于对抗癌症病人因化学治疗或放射治疗引起的呕吐反射。

盐酸昂丹司琼　Ondansetron　Hydrochloride

又名枢复宁。

1. 结构特点　吲哚环、咔唑环。

2. 理化性质

（1）物理性质　本品为白色或类白色结晶性粉末；无臭，味苦。本品在甲醇中易溶，在水中略溶，在丙酮中微溶；在 0.1mol/L 盐酸溶液中略溶。熔点为 175℃ ～180℃，熔融时同时分解。

本品咪唑环上3位碳具有手性，其 R 构型的活性较大，临床上使用外消旋体。

（2）化学性质 本品加水溶解后，加稀碘化铋钾试液，即生成猩红色沉淀。

3. 作用与用途 本品为强效、高选择性的 5－HT$_3$ 受体拮抗剂。可用于治疗癌症病人化疗和放疗引起的恶心、呕吐症状。还可用于手术后的恶心、呕吐。

4. 贮藏与保存 遮光，密封保存。

同步训练

一、选择题

（一）A 型题（单选题）

1. 氯苯那敏与枸橼酸醋酐试液在水浴上加热，显红紫色，这是因为本品分子中含有（　　）
   A. 叔胺结构　　　　　　　　　B. 不饱和键　　　　　　　　　C. 酚羟基
   D. 芳香第一胺　　　　　　　　E. 酯键

2. 氯苯那敏加稀硫酸后，滴加高锰酸钾试液，红色消失，是因为（　　）
   A. 马来酸中不饱和键发生反应，生成二羟基丁二酸所致
   B. 结构中的苯基发生反应，生成二羟基丁二酸所致
   C. 氯苯那敏中的叔胺发生反应，生成丁二胺所致
   D. 氯苯那敏中的酚羟基被硫酸和高锰酸钾氧化所致
   E. 氯苯那敏中的芳香第一胺被硫酸和高锰酸钾氧化所致

3. 组胺 H$_1$ 受体拮抗剂在临床上主要用于（　　）
   A. 抗过敏　　　　　　　　　　B. 抗消化道溃疡　　　　　　　C. 胃肠解痉
   D. 心绞痛　　　　　　　　　　E. 镇痛

4. 不属于抗过敏药的是（　　）
   A. 马来酸氯苯那敏　　　　　　B. 盐酸苯海拉明　　　　　　　C. 盐酸赛庚啶
   D. 普仑司特　　　　　　　　　E. 盐酸雷尼替丁

5. 关于盐酸雷尼替丁的说法，错误的是（　　）
   A. 为组胺 H$_1$ 受体拮抗剂
   B. 结构中含硫原子，加热后产生的硫化氢气体可使湿润的醋酸铅试纸显黑色
   C. 顺式异构体无活性
   D. 应遮光密封保存
   E. 结构中含有呋喃环

6. 下列属于氨烷基醚类抗过敏药的是（　　）
   A. 马来酸氯苯那敏　　　　　　B. 盐酸苯海拉明　　　　　　　C. 盐酸赛庚啶
   D. 普仑司特　　　　　　　　　E. 盐酸雷尼替丁

7. 下列哪个药物不是抗溃疡药（　　）
   A. 奥美拉唑　　　　　　　　　B. 米索前列醇　　　　　　　　C. 盐酸赛庚啶
   D. 盐酸雷尼替丁　　　　　　　E. 盐酸西咪替丁

8. 组胺 H_2 受体拮抗剂在临床上主要用于（　　）

    A. 抗过敏　　　　　　　　　B. 抗消化道溃疡　　　　　　C. 胃肠解痉

    D. 心绞痛　　　　　　　　　E. 镇痛

9. 下列属于丙胺类抗过敏药的是（　　）

    A. 马来酸氯苯那敏　　　　　B. 盐酸苯海拉明　　　　　　C. 盐酸赛庚啶

    D. 普仑司特　　　　　　　　E. 盐酸雷尼替丁

10. 质子泵抑制剂作用机制是通过以下哪项发挥作用的（　　）

    A. 壁细胞 $H^+ - K^+ - ATP$ 酶　　B. H_2 受体　　　　　　　C. P-450 细胞色素氧化酶

    D. 乙酰胆碱　　　　　　　　E. H_1 受体

（二）B 型题（每小组 5 个备选答案，备选答案可重复选，也可不选）

    A. 西咪替丁　　　　　　　　B. 雷尼替丁　　　　　　　　C. 罗沙替丁

    D. 法莫替丁　　　　　　　　E. 拉呋替丁

1. 属于咪唑类 H_2 受体拮抗剂的药物是（　　）

2. 属于呋喃类 H_2 受体拮抗剂的药物是（　　）

3. 属于哌啶甲苯类 H_2 受体拮抗剂的药物是（　　）

4. 属于噻唑类 H_2 受体拮抗剂的药物是（　　）

5. 属于其他类 H_2 受体拮抗剂的药物是（　　）

    A. 治疗消化不良　　　　　　B. 治疗胃酸过多　　　　　　C. 保肝

    D. 止吐　　　　　　　　　　E. 利胆

6. 多潘立酮（　　）

7. 兰索拉唑（　　）

8. 联苯双酯（　　）

9. 地芬尼多（　　）

10. 熊去氧胆酸（　　）

二、简答题

1. 简述 H_1 受体拮抗剂的构效关系。

2. 抗溃疡药有哪几种类型？典型药物有哪些？并说出其结构特点。

三、实例分析

李某，男性，35 岁，司机，发热，头痛，鼻塞。患者五天前洗澡受凉后，体温 38℃，头痛，鼻塞。无其他不适症状。门诊诊断为普通感冒。医生给予复方金刚烷胺片口服治疗，并嘱其在开车期间禁止服用。

备注：复方金刚烷胺片主要成分为对乙酰氨基酚、盐酸金刚烷胺、人工牛黄、咖啡因、马来酸氯苯那敏。

1. 医生为什么嘱其在开车期间禁止服用此药？

2. 假如你是医生你有其他的治疗方法吗？请说出。

第十章　合成抗菌药和抗病毒药

知识要点

　　本章主要介绍喹诺酮类药物、磺胺类药物的构效关系；磺胺类药物及磺胺增效剂的作用机制；抗结核药、抗真菌药和抗病毒药的分类等。还将学习典型药物诺氟沙星、盐酸环丙沙星、左氧氟沙星、磺胺嘧啶、磺胺甲噁唑、甲氧苄啶、利福平、异烟肼、对氨基水杨酸钠、盐酸乙胺丁醇、盐酸小檗碱、甲硝唑、替硝唑、酮康唑、氟康唑、两性霉素 B、阿昔洛韦、齐多夫定、利巴韦林、盐酸金刚烷胺的名称、化学结构、结构特点、理化性质、作用与用途及贮藏与保存。

　　抗菌药是指抑制或杀灭病原微生物的一类药物，包括喹诺酮类药、磺胺类药及抗菌增效剂、抗结核药、其他类型抗菌药、抗真菌药等。本章还介绍抗病毒药。

第一节　喹诺酮类药物

一、简介

　　喹诺酮类药是近年来发展非常迅速的一类新型抗菌药，因其具有抗菌谱广、抗菌活性强、毒副作用小、合成简单、经济等特点，已成为抗菌药中非常重要的一类。按抗菌谱和抗菌活性的强弱，可将喹诺酮类药物分为四代：

　　第一代（1962～1969 年）　以萘啶酸为代表药，其特点是抗菌谱窄，对大多数革兰阴性菌有一定作用，对革兰阳性菌几乎无作用，易产生耐药性，体内易被代谢，作用时间短，毒副作用大，现已很少使用。

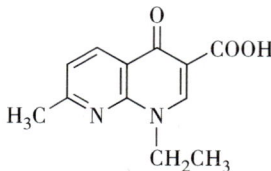

萘啶酸

第二代（1970～1977 年）   以吡哌酸为代表药，其特点是除对革兰阴性菌有较强活性外，对革兰阳性菌和铜绿假单胞菌也有作用，不易产生耐药性，体内较稳定，毒副作用小。临床主要用于肠道、泌尿道及耳鼻喉科感染等。

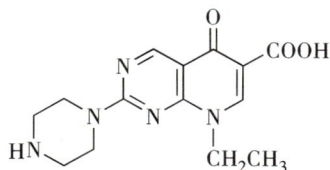
吡哌酸

第三代（1978～1998 年）   以诺氟沙星（氟哌酸）的出现为起点，先后合成了一系列氟代喹诺酮类药物，如环丙沙星、氧氟沙星等。其特点是抗菌谱广，体内分布广，耐药性低，毒副作用小，对革兰阴性菌、革兰阳性菌、支原体、衣原体等都有作用。临床广泛用于泌尿道、肠道、呼吸道等各种感染，是当前最常用的合成抗感染药。

第四代（1999～现在）   以莫西沙星和加替沙星为代表药，是一类将环丙沙星的 8 位引入甲氧基而得到的衍生物。其特点是除保留了对革兰阴性菌强大的抗菌作用外，还增强了对革兰阳性菌、支原体、衣原体和立克次体的抗菌作用，为喹诺酮类抗菌药的发展打开了更广阔的空间。

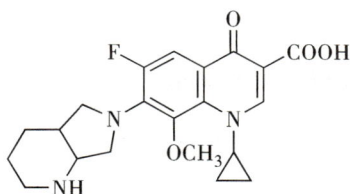
莫西沙星

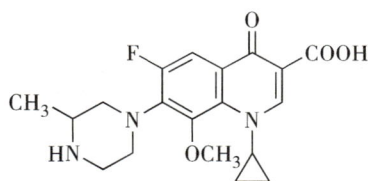
加替沙星

知识链接

喹诺酮类药物服用小常识

诺氟沙星等喹诺酮类药物结构中 3 位的羧基和 4 位的酮基极易与钙、铁等金属离子形成螯合物，故此类药物不宜与牛奶等含钙、铁、铝、锌离子的食物同时服用，否则会使药物抗菌活性降低。同时，长期服用此类药物也使体内的金属离子流失，容易引起妇女、老人、儿童出现缺钙、贫血、缺锌。

二、典型药物

诺氟沙星　Norfloxacin

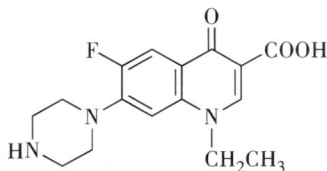

1. 结构特点　喹啉母核、3 位羧基、4 位酮、7 位哌嗪基。

2. 理化性质

（1）物理性质　本品为类白色至淡黄色结晶性粉末；无臭，味微苦，有引湿性。本品在二甲基甲酰胺中略溶，在水或乙醇中极微溶解；在醋酸、盐酸或氢氧化钠试液中易溶。熔点为 218℃～224℃。

（2）化学性质　本品结构中含氟，可用氧瓶燃烧法鉴别有机氟。

本品在室温下相对稳定，但光照可分解，色渐变深。其分解产物对病人可产生光毒性反应，故使用前后均应避光。

本品与丙二酸和醋酸酐作用，显红棕色，可用于鉴别。

3. 作用与用途　本品具有良好的组织渗透性，抗菌谱广，作用强，临床用于泌尿道、呼吸道、肠道、耳鼻喉、皮肤、妇科及外科等感染性疾病的治疗。

4. 贮藏与保存　遮光，密封，在干燥处保存。

盐酸环丙沙星　Ciprofloxacin Hydrochloride

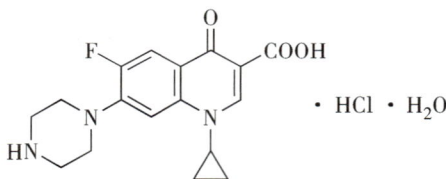

1. 结构特点　喹啉母核、1 位环丙基、3 位羧基、4 位酮、7 位哌嗪基。

2. 理化性质

（1）物理性质　本品为白色至微黄色结晶性粉末；几乎无臭，味苦。本品在水中溶解，在甲醇或乙醇中极微溶解；在丙酮、乙酸乙酯或二氯甲烷中几乎不溶。

（2）化学性质　本品稳定性与诺氟沙星相似，也比较稳定，但其水溶液强光照射可检出类似诺氟沙星的哌嗪开环产物和脱羧产物。

本品溶液与丙二酸和醋酐作用，溶液显红棕色。

3. 作用与用途　本品的临床用途较诺氟沙星广，除用于诺氟沙星的适应证外，尚可治疗由流感杆菌、大肠杆菌等引起的骨和关节感染，皮肤软组织感染和肺炎、败血症等。

4. 贮藏与保存　遮光，密封保存。

左氧氟沙星 **Levofloxacin**

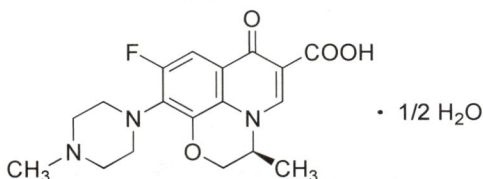

· 1/2 H$_2$O

知识链接

左氧氟沙星

左氧氟沙星是氧氟沙星的左旋光学异构体，最早是由日本第一制药株式会社开发上市，其抗菌活性强，毒副作用小，是第三代喹诺酮类抗菌药中的优秀品种之一。

1. 结构特点 喹啉母核、含氧杂环、3 位羧基、4 位酮、7 位哌嗪基、手性碳原子。

2. 理化性质

（1）物理性质 本品为类白色至淡黄色结晶性粉末；无臭，味苦。本品在水中微溶，在乙醇中极微溶解，在乙醚中不溶；在冰醋酸中易溶，在 0.1mol/L 盐酸溶液中略溶。比旋度为 −92° ~ −99°（1% 甲醇溶液）。

（2）化学性质 本品稳定性与诺氟沙星相似，遇光色渐变深。

3. 作用与用途 本品主要用于革兰阴性菌所致的呼吸系统、泌尿系统、消化系统及生殖系统感染，亦用于免疫损伤病人的预防感染。左氧氟沙星是氧氟沙星的左旋体，其活性为氧氟沙星的 2 倍，水溶性是其 8 倍，故常制成注射剂。

4. 贮藏与保存 遮光，密封保存。

三、构效关系

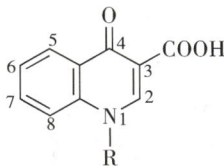

（1）1 位取代基可以是烃基或环烃基，以乙基或与乙基体积相近的取代基最好。

（2）3 位羧基和 4 位酮基为抗菌活性的必需基团，被其他取代基取代时活性消失。

（3）5 位引入氨基可使抗菌活性增强，被其他取代基取代时活性降低。

（4）6 位、8 位分别或同时引入氟原子，可使抗菌活性增强。

（5）7 位引入哌嗪基、甲基及卤素，抗菌活性增强，但以哌嗪基最好。

第二节 磺胺类药物及抗菌增效剂

一、简介

磺胺类药物最早并不是用于治疗疾病的，而是作为染料用于工业生产。直到1932年德国的多马克发现磺胺类化合物百浪多息可以使鼠、兔免受链球菌及葡萄球菌的感染，开启了人们对磺胺类药物抗菌作用的研究，开创了化学治疗的新纪元，使死亡率很高的细菌性传染疾病得到了控制。这类药物从发现、应用到作用机制的建立，只用了短短十几年时间，其作用机制的阐明，开辟了一条从代谢拮抗寻找新药的途径，从而奠定了抗代谢学说的基础，对药物化学的发展起到了重要作用。

磺胺类药物能与细菌生长繁殖必需的对氨基苯甲酸（PABA）产生竞争性拮抗，取代PABA与二氢叶酸合成酶结合，使细菌不能合成二氢叶酸，导致细菌生长受阻而产生抑菌作用。

磺胺类药物是对氨基苯磺酰胺衍生物，其结构通式为：

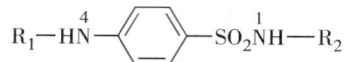

$$R_1-HN-\overset{4}{\underset{}{\bigcirc}}-SO_2NH-\overset{1}{\underset{}{R_2}}$$

大多数磺胺类药物为N_1的取代物，R_1多为H，R_2多为杂环，如嘧啶、噁唑等，环上取代甲基或甲氧基。

磺胺类药物按其作用时间长短可分为三类：短效磺胺，如磺胺异噁唑；中效磺胺，如磺胺嘧啶；长效磺胺，如磺胺甲噁唑等。

二、磺胺类药物的理化通性

磺胺类药物多为白色或微黄色结晶或结晶性粉末；无臭无味。可溶于乙醇或丙酮，难溶于水；具有一定的熔点。

（一）芳香第一胺的性质

1. 弱碱性 有芳香第一胺结构，呈弱碱性，可与酸生成盐而溶于水，但不稳定。

2. 自动氧化反应 游离磺胺不易发生自动氧化反应，而其钠盐较易发生自动氧化反应，产物多为有色的偶氮化合物和氧化偶氮化合物。因此，磺胺类药物的钠盐注射液需加0.1%硫代硫酸钠溶液作为抗氧剂，安瓿内充惰性气体，并遮光、密封保存。

3. 重氮化偶合反应 磺胺类药物含有芳香第一胺（或水解后产生），在酸性溶液中与亚硝酸钠发生重氮化反应生成重氮盐，再在碱性条件下与β－萘酚偶合，生成橙红色的偶氮化合物。

4. 与芳醛缩合反应 芳香第一胺能与多种芳醛（如香草醛、对二甲氨基苯甲醛等）缩合成具有颜色的希夫碱。

（二）磺酰胺基的性质

1. 弱酸性　磺酰胺基上的氢显弱酸性，可溶于碱溶液中生成盐，临床上常用其钠盐的水溶液，如磺胺嘧啶钠注射液、磺胺醋酰钠滴眼液等。但由于磺胺类药物的酸性（$pK_a = 7 \sim 8$）弱于碳酸（$pK_a = 6.37$），其钠盐水溶液遇空气中二氧化碳会析出沉淀，因此配制其钠盐注射液的注射用水须煮沸放冷后再用，另外在临床使用过程中避免与酸性药物配伍。

案例分析

　　案例：磺胺类药物有很好的抗菌作用，在应用时能否与胃蛋白酶、乳酸、氯苯那敏、青霉素、维生素 C、维生素 B_1 等同时服用？

　　分析：不能同服。因为胃蛋白酶、乳酸等它们都为酸性物质，若与磺胺类药物的钠盐注射液配伍，磺胺类药物从盐中析出形成沉淀，影响药物疗效。

2. 重金属离子取代反应　磺酰胺基上的氢可被金属离子（如铜、银、钴等离子）取代，生成不同颜色的难溶性沉淀，可用于鉴别。其铜盐沉淀随取代基 R 的不同颜色不同（如表 10 – 1）。

表 10 – 1　常用磺胺类药物铜盐沉淀颜色表

药物名称	铜盐沉淀颜色	药物名称	铜盐沉淀颜色
磺胺嘧啶	黄绿色→紫色	磺胺醋酰钠	蓝绿色
磺胺甲噁唑	草绿色	磺胺多辛	黄绿色→淡蓝色
磺胺异噁唑	淡棕色→暗绿色絮状		

三、典型药物

磺胺嘧啶（SD）Sulfadiazine

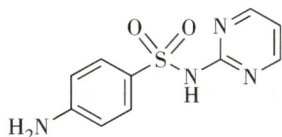

1. 结构特点　芳香第一胺结构、磺酰胺基、嘧啶环。

2. 理化性质

（1）**物理性质**　本品为白色或类白色的结晶或粉末；无臭，无味；遇光色渐变暗。本品在乙醇或丙酮中微溶，在水中几乎不溶；在氢氧化钠试液或氨试液中易溶，在稀盐酸中溶解。

（2）化学性质　本品结构中有芳香第一胺，可发生重氮化偶合反应，生成橙红色偶氮化合物沉淀。

药师提示

　　磺胺甲噁唑服用后，在体内的乙酰化率高达60%，乙酰化物溶解度小，在肾小管中易析出结晶，引起肾功能损害，故在长期服用时，应与碳酸氢钠同服，以碱化尿液，提高乙酰化物溶解度。

　　本品具有芳香第一胺，遇光易氧化变色，在日光及重金属催化下，氧化反应加速。其钠盐在碱性条件下更易氧化。

　　本品含芳香第一胺结构显弱碱性，含磺酰胺基显弱酸性，故具有酸碱两性。本品的钠盐水溶液能吸收空气中的二氧化碳，析出磺胺嘧啶沉淀，故在配制与贮存注射液时应加以注意，同时注意避免与 pH 值较低的注射液配伍使用。

　　本品钠盐水溶液与硫酸铜试液反应生成黄绿色铜盐沉淀，放置后变为紫色。

3. 作用与用途　本品抗菌作用强，口服吸收完全，血药浓度较高，血浆蛋白结合力较低，口服 4 小时后血药浓度的 50% 以上可渗入脑脊液，为预防和治疗流脑的首选药。

4. 贮藏与保存　遮光，密封保存。

磺胺甲噁唑（SMZ）　Sulfamethoxazole

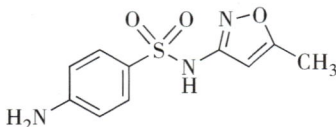

1. 结构特点　芳香第一胺、磺酰胺基、异噁唑环。

2. 理化性质

（1）物理性质　本品为白色结晶性粉末；无臭，味微苦。本品在水中几乎不溶；在稀盐酸、氢氧化钠试液或氨试液中易溶。熔点为 168℃～172℃。

（2）化学性质　本品钠盐水溶液与硫酸铜试液反应，生成草绿色铜盐沉淀。

　　本品结构中具有芳香第一胺，可发生重氮化偶合反应，生成橙红色偶氮化合物沉淀。

3. 作用与用途　本品抗菌谱广，抗菌作用强，临床主要用于泌尿道和呼吸道感染、外伤及软组织感染等。

4. 贮藏与保存　遮光，密封保存。

四、构效关系

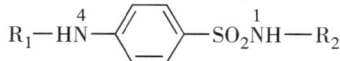

1. 对氨基苯磺酰胺是磺胺类药物的必需结构，而且苯环上的氨基和磺酰胺基必须处于对位。

2. 苯环被其他杂环代替，或苯环上引入其他基团时，其抗菌作用降低或丧失。

3. N_4 氨基上的氢被取代，则必须在体内被代谢为氨基时才有效。

4. 磺酰胺基 N_1 上的氢一个被取代时抑菌作用强，活性增加。以嘧啶、异噁唑等杂环取代的衍生物具有较好的疗效和较小的毒性。杂环上有取代基时，以甲基、甲氧基最为常见。N_1 上的氢双取代时无抑菌作用。

五、抗菌增效剂

抗菌增效剂是指与抗菌药配伍使用后，能增强抗菌药疗效的药物。甲氧苄啶（TMP）是在研究抗疟药的过程中发现的药物，它对革兰阳性和阴性菌均具有广泛的抑制作用，为广谱抗菌药。其作用机制是对二氢叶酸还原酶进行可逆性地抑制，阻碍二氢叶酸还原为四氢叶酸，影响辅酶 F 的形成，从而影响微生物 DNA、RNA 及蛋白质的合成，使其生长繁殖受到抑制。

磺胺类药物能阻断二氢叶酸的合成，而甲氧苄啶又能阻断二氢叶酸还原为四氢叶酸。两者的合用可产生协同抗菌作用，使细菌体内的叶酸代谢受到双重阻断，抗菌作用增强数倍至数十倍。

甲氧苄啶（TMP）　Trimethoprim

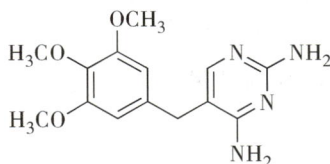

1. 结构特点　嘧啶环、三甲氧基苯基。

2. 理化性质

（1）物理性质　本品为白色或类白色结晶性粉末；无臭，味苦。本品在三氯甲烷中略溶，在乙醇或丙酮中微溶，在水中几乎不溶，在冰醋酸中易溶。熔点为 199℃～203℃。

（2）化学性质　本品加稀硫酸溶解后，滴加碘试液，即生成棕褐色沉淀。

3. 作用与用途　本品为抗菌药，与磺胺类药物及四环素和庆大霉素合用有明显的增效作用。临床上常与磺胺甲噁唑合用制成复方新诺明，用于治疗呼吸道、泌尿道、肠道等感染。

4. 贮藏与保存　遮光，密封保存。

第三节　抗结核药

结核病是由有特殊细胞壁的耐酸结核杆菌引起的慢性传染性疾病。抗结核药是指能抑制结核分枝杆菌，用于治疗结核病并防止其传播的药物。根据药物化学结构的不同，可分为抗生素类抗结核药和合成类抗结核药。

一、抗生素类抗结核药

抗生素类抗结核药主要有氨基糖苷类的硫酸链霉素、卡那霉素；利福霉素类的利福平等。氨基糖苷类药物详见第十一章，故在此仅介绍利福霉素类。

利福霉素类是链丝菌发酵产生的一类抗生素，主要包括利福霉素 A、B、C、D、E 等五种物质。它们都显碱性，仅利福霉素 B 可被分离得到纯结晶，其余四种性质不稳定，较难分离。天然的利福霉素 B 稳定性差，经水解、氧化、还原即得利福霉素 SV，其口服吸收差，对革兰阴性菌作用弱。对利福霉素 SV 的结构进一步改造，便合成了口服吸收好、抗菌谱广、高效、长效的抗结核药利福平。

利福平　Rifampicin

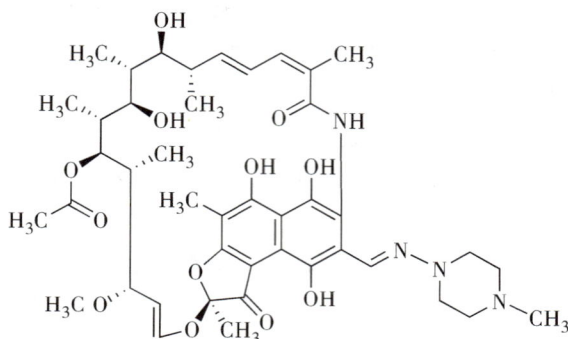

1. 结构特点　具有大环内酰胺和 1,4 - 萘二酚母核、8 位为 N - 甲基哌嗪亚氨基甲基。

2. 理化性质

（1）物理性质　本品为鲜红色或暗红色的结晶性粉末；无臭，无味。本品在三氯甲烷中易溶，在甲醇中溶解，在水中几乎不溶。

（2）化学性质　本品分子结构中有 1,4 - 萘二酚结构，遇光易变质，在碱性条件下易被氧化成醌型化合物；醛缩氨基哌嗪在强酸中易在 C ═N 处分解。因此，本品必须调 pH 4.0~6.5。

本品的盐酸溶液滴加亚硝酸钠试液，溶液由橙色变为暗红色。这是因为本品具有还有性，易被亚硝酸氧化成醌型化合物所致。

3. 作用与用途　临床上主要用于治疗各种结核病，与异烟肼、乙胺丁醇合用有协同作用，同时降低耐药性，也可用于麻风病或厌氧菌感染的治疗。

4. 贮藏与保存　密封，在干燥阴暗处保存。

二、合成类抗结核药

合成类抗结核药主要有异烟肼、对氨基水杨酸钠和盐酸乙胺丁醇等。

异烟肼 Isoniazid

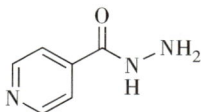

1. 结构特点　吡啶环、肼基、酰肼。

2. 理化性质

（1）**物理性质**　本品为无色结晶，白色或类白色的结晶性粉末；无臭，味微甜后苦；遇光渐变质。本品在水中易溶，在乙醇中微溶，在乙醚中极微溶解。熔点为170℃～173℃。

（2）**化学性质**　本品含肼基，具有还原性，遇氨制硝酸银即放出氮气，并在试管壁上生成银镜。本品碱性水溶液接触空气及金属离子易发生氧化反应而变质。

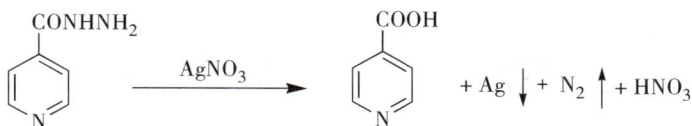

本品的肼基可与香草醛缩合生成黄色的异烟腙结晶，熔点为228℃～231℃，可用于鉴别。

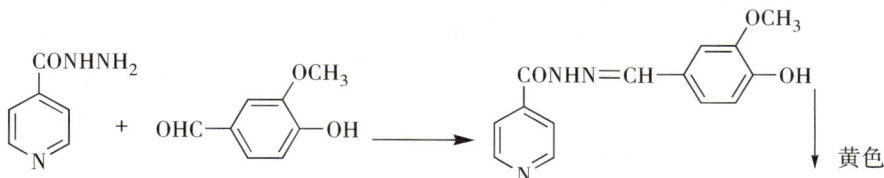

本品含酰肼结构，在酸碱条件下均能水解生成异烟酸和游离肼，游离肼使毒性增加，故变质后的异烟肼不可再供药用。光、重金属离子、升高温度、酸碱条件等均可加速水解。因此，异烟肼常制成片剂或粉针剂。

课堂互动

写出异烟肼的结构式，并讨论其化学稳定性。

本品可与微量的金属离子（如铜、铁离子等）反应生成有色螯合物，故配制注射液时应避免与金属器皿接触。

3. 作用与用途　临床上主要用于治疗各种类型的活动性结核病，因其较易透过血脑屏障，故对结核性脑膜炎疗效较好。本品多与链霉素、对氨基水杨酸钠合用，能产生协同作用，并减少耐药性。

4. 贮藏与保存　遮光，严封保存。

对氨基水杨酸钠　Sodium Aminosalicylate

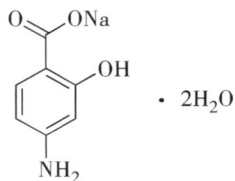

1. 结构特点　芳香第一胺、酚羟基、羧酸钠盐。

2. 理化性质

（1）物理性质　本品为白色或类白色的结晶或结晶性粉末；无臭，味甜带咸。本品在水中易溶，在乙醇中略溶，在乙醚中不溶。

（2）化学性质　本品分子结构中含有酚羟基，在稀盐酸溶液中加三氯化铁试液，即生成紫红色配位化合物。

本品结构中含有芳香第一胺，可发生重氮化偶合反应，生成橙红色偶氮化合物。

本品水溶液不稳定，在酸性条件下较易脱羧，生成间氨基酚。

案例分析

　　案例：对氨基水杨酸钠为抗结核药，临床上常与异烟肼合用治疗各种结核病。在《中国药典》中收载的其制剂有哪些？为什么？

　　分析：剂型有两种，一种为对氨基水杨酸钠肠溶片；一种为注射用对氨基水杨酸钠。对氨基水杨酸钠水溶液不稳定，暴露在日光下或在受热条件下易发生脱羧反应，脱羧后生成的间氨基苯酚易被氧化成醌，从而颜色逐渐变深，可显淡黄、黄或红棕色。故《中国药典》2010年版规定本品制剂有肠溶片和注射用无菌粉末剂两种。

3. 作用与用途　抗结核作用较弱，但耐药性产生较慢，多与链霉素、异烟肼合用，用于治疗各种结核病。

4. 贮藏与保存　遮光，严封贮存。

盐酸乙胺丁醇　Ethambutol Hydrochloride

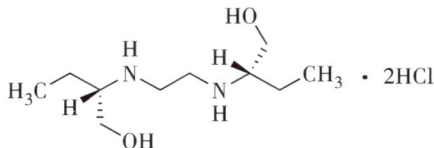

1. 结构特点　含2个手性碳原子、有3个光学异构体。

2. 理化性质

（1）物理性质　本品为白色结晶性粉末；无臭或几乎无臭；略有引湿性。本品在水中极易溶解，在乙醇中略溶，在三氯甲烷中极微溶解，在乙醚中几乎不溶。熔点为

199℃～204℃，熔融时同时分解。比旋度为 +6.0°～+7.0°（10% 水溶液）。

（2）化学性质　本品水溶液加硫酸铜试液摇匀，再加氢氧化钠试液，生成配合物而呈深蓝色。

本品水溶液显氯化物的鉴别反应。

3. 作用与用途　本品主要用于治疗对异烟肼、链霉素有耐药性的各型肺结核及肺外结核，可单用，但多与异烟肼、链霉素合用。

4. 贮藏与保存　遮光，密封贮存。

第四节　其他类型抗菌药

其他类型抗菌药主要包括异喹啉类（盐酸小檗碱）、硝基呋喃类（呋喃妥因）和硝基咪唑类（甲硝唑、替硝唑）等。

盐酸小檗碱　Berberine Hydrochloride

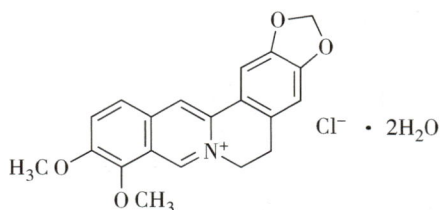

又名盐酸黄连素。

1. 结构特点　小檗碱以三种形式存在，即季铵碱式、醇式和醛式，其中以季铵碱式最稳定。

2. 理化性质

（1）物理性质　本品为黄色结晶性粉末；无臭，味极苦。本品在热水中溶解，在水或乙醇中微溶，在三氯甲烷中极微溶解，在乙醚中不溶。

（2）化学性质　本品在热水溶液中，加氢氧化钠试液显红色，再加丙酮溶液，即发生浑浊。

本品加稀盐酸搅拌后，加漂白粉少量，即显樱红色。

3. 作用与用途　本品是黄连和三颗针等植物的抗菌成分，具有抗菌活性强、毒性小、副作用低的特点，临床上主要用于肠道感染。

4. 贮藏与保存　密封保存。

甲硝唑　Metronidazole

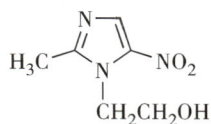

1. 结构特点　咪唑环、芳香性硝基。

2. 理化性质

（1）物理性质　本品为白色至微黄色的结晶或结晶性粉末；有微臭，味苦而略咸。本品在乙醇中略溶，在水或三氯甲烷中微溶，在乙醚中极微溶解。熔点为 159℃ ~ 163℃。

（2）化学性质　本品加氢氧化钠试液温热后即显紫红色，滴加稀盐酸成酸性后即变成黄色，再滴加氢氧化钠试液则变成橙红色，此反应为芳香性硝基化合物的鉴别反应。

本品为含氮杂环化合物，具有弱碱性，加硫酸溶解后，加三硝基苯酚试液，即生成黄色沉淀。

本品结构中含有硝基，加锌与盐酸可将其还原为氨基，进而可发生重氮化偶合反应。

3. 作用与用途　本品为抗阿米巴病、抗滴虫病、抗厌氧菌药。口服吸收好、生物利用度高、作用强、毒性小。

4. 贮藏与保存　遮光，密封保存。

替硝唑　Tinidazole

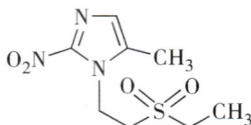

1. 结构特点　硝基咪唑环、乙磺酰基。

2. 理化性质

（1）物理性质　本品为白色至淡黄色的结晶或结晶性粉末；味微苦。本品在丙酮或三氯甲烷中溶解，在水或乙醇中微溶。熔点为 125℃ ~ 129℃。

（2）化学性质　本品分子结构中含有机硫，用小火加热熔融时，即产生有刺激性的二氧化硫气体，能使湿润的硝酸亚汞试纸变成黑色。

本品的硫酸溶液中加入三硝基苯酚，即产生黄色沉淀。

3. 作用与用途　本品是甲硝唑的衍生物，口服吸收良好，能进入各种体液，并可通过血脑屏障，是继甲硝唑后疗效更好的抗滴虫病、抗厌氧菌感染的药物。

4. 贮藏与保存　遮光，密封保存。

第五节　抗真菌药

一、唑类抗真菌药

（一）简介

20 世纪 60 年代末，第一个抗真菌药克霉唑用于临床，随后咪康唑问世，使唑类抗真菌药引起人们广泛的关注和兴趣，大量唑类药物被开发，此类药物不仅可以治疗浅表性真菌感染，而且还可以口服治疗全身性真菌感染，是目前临床上主要治疗真菌感染的药物。

按化学结构的不同，可将唑类抗真菌药分为咪唑类和三氮唑类。咪唑类的代表药有益康唑、噻康唑、酮康唑等；三氮唑类的代表药有氟康唑、伊曲康唑、伏立康唑等。

（二）典型药物

酮康唑　Ketoconazole

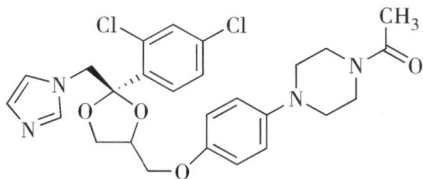

1. 结构特点　咪唑环、二氯取代苯环。

2. 理化性质

（1）**物理性质**　本品为类白色结晶性粉末；无臭，无味。本品在三氯甲烷中易溶，在甲醇中溶解，在乙醇中微溶，在水中几乎不溶。熔点为 147℃～151℃。

（2）**化学性质**　本品在盐酸溶液中，加碘化铋钾试液，即生成橙红色沉淀。

本品经氧瓶燃烧法破坏后，显氯化物的鉴别反应。

3. 作用与用途　抗真菌药。临床上广泛用于真菌引起的表皮和深部感染的治疗，但有肝脏毒性和抑制激素合成的副作用，使其临床应用受到了限制。由于其可降低血清睾酮水平，也用于前列腺癌的缓解治疗。

4. 贮藏与保存　遮光，密封保存。

氟康唑　Fluconazole

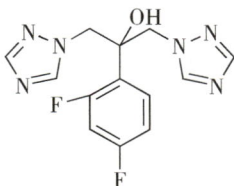

1. 结构特点　2 个三氮唑环、1 个手性碳原子、二氟取代苯环。

2. 理化性质

（1）**物理性质**　本品为白色或类白色结晶或结晶性粉末；无臭或微带特异臭，味苦。本品在甲醇中易溶，在乙醇中溶解，在二氯甲烷、水或醋酸中微溶，在乙醚中不溶。熔点为 137℃～141℃。

（2）**化学性质**　本品显有机氟化物的鉴别反应。

3. 作用与用途　本品对真菌的细胞色素 P450 有高度选择性，可使真菌细胞失去正常的甾醇，而使 14α – 甲基甾醇在真菌细胞内蓄积，起到抑制真菌的作用。其口服吸收良好，且不受食物、抗酸药和 H_2 受体阻滞药的影响。

4. 贮藏与保存 密封，在干燥处保存。

（三）构效关系

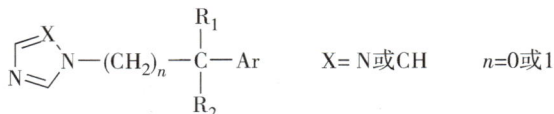

$$X= N或CH \qquad n=0或1$$

1. 氮唑环（咪唑或三氮唑）是必需的基团，若被其他基团取代时活性丧失，其中三氮唑类化合物的药效优于咪唑类。

2. 氮唑上的取代基必须与氮唑环 1 位氮原子相连接。

3. Ar 为苯环时，其对位上取代基有一定的体积和电负性，以及邻位有电负性的基团取代基，均可增强其抗真菌作用。

4. R_1、R_2 上取代基结构类型变化较大，其中活性最好的有两大类：R_1、R_2 为取代二氧戊环结构，形成芳乙基氮唑环状缩酮类化合物，代表性的药物有酮康唑、伊曲康唑，其抗真菌活性较强，但肝毒性大，为首选的外用药；R_1 为醇羟基，代表性药物为氟康唑，该类药物体外无活性，但体内活性较强，是抗深部真菌感染的首选药。

二、其他类抗真菌药

其他类抗真菌药主要有抗生素类抗真菌药和烯丙胺类抗真菌药。

抗生素类抗真菌药按结构又可分为多烯类和非多烯类。非多烯类抗生素主要有灰黄霉素和西卡宁等，因其生物利用度低和毒性大，故只用于浅表真菌感染。多烯类抗生素主要有两性霉素 B 和制霉菌素等，主要用于深部真菌感染，是通过与真菌细胞膜上的甾醇结合，损伤细胞膜的通透性，导致真菌细胞内钾离子、核苷酸和氨基酸等外漏，破坏正常代谢而起抑菌作用。

1981 年发现的烯丙胺类化合物萘替芬具有广谱抗真菌活性，由于它具有良好的抗真菌活性及新颖的结构特征而备受人们重视，继而发现了抗菌作用更强、毒性更低的特比萘芬和布替萘芬。

两性霉素 B　Amphotericin B

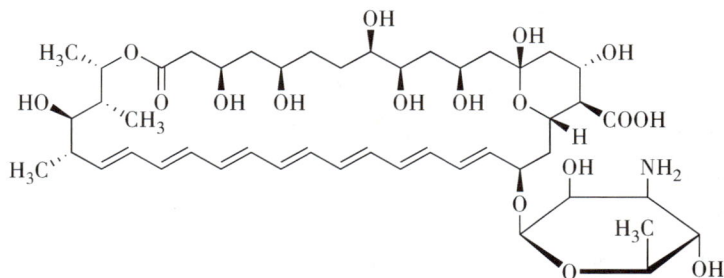

1. 结构特点 含有氨基和羧基、多个醇羟基、多个烯键。

2. 理化性质

（1）物理性质　本品为黄色至橙黄色粉末，无臭或几乎无臭，无味；有引湿性，在日光下易破坏失效。本品在二甲基亚砜中溶解，在二甲基甲酰胺中微溶，在甲醇中极微溶解，在水、无水乙醇、三氯甲烷或乙醚中不溶。

（2）化学性质　本品结构中有氨基和羧基，故有酸碱两性。

本品遇光、热、强酸和强碱均不稳定，在 pH 4～6 时稳定。

3. 作用与用途　主要用于深部真菌感染，也用于皮肤和黏膜真菌感染，但本品对肾脏有毒性，应用时应慎重。

4. 贮藏与保存　遮光，严封，冷藏。

第六节　抗病毒药

抗病毒药是指用于预防和治疗病毒感染性疾病的药物。抗病毒药依据其结构又可分为核苷类和非核苷类两类。

知识链接

病毒感染导致的疾病

病毒性感染是严重危害人类健康的传染病，临床传染性疾病约75%由病毒引起，某些病毒感染的致死率或致残率很高，并发症严重。病毒没有自己的代谢系统，必须寄生在宿主活细胞内，利用宿主的核酸、蛋白质、酶等进行自身繁殖。理想的抗病毒药应能有效地干扰或阻断病毒的复制，又不影响宿主细胞代谢，但至今还没有一种抗病毒药可达到此目的，大多数抗病毒药在达到治疗剂量时对人体亦产生毒性。目前还没有真正完全治愈病毒感染性疾病的药物。最常见的病毒性疾病有流感、脑炎、病毒性肝炎、麻疹、水痘、流行性腮腺炎、脊髓灰质炎、狂犬病、禽流感、SARS 等。

一、核苷类

核苷类抗病毒药物具有嘧啶核苷或嘌呤核苷的结构，可以分为开环核苷类和非开环核苷类。开环核苷类主要药物有阿昔洛韦等。非开环核苷类主要药物有齐多夫定等，主要用于治疗艾滋病。

阿昔洛韦　Aciclovir

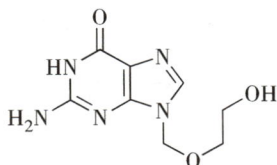

1. 结构特点 鸟嘌呤的开环核苷。

2. 理化性质

（1）物理性质 本品为白色结晶性粉末；无臭，无味。本品在冰醋酸或热水中略溶，在乙醚和二氯甲烷中几乎不溶，在氢氧化钠中易溶。

（2）化学性质 本品在水中极微溶解，其钠盐易溶于水，可制成注射剂与滴眼剂。

3. 作用与用途 本品是抗疱疹病毒的首选药物。临床主要用于治疗带状疱疹、生殖器疱疹及疱疹性脑膜炎、疱疹性角膜炎，也可作为病毒性乙肝的协同治疗药物。

4. 贮藏与保存 遮光，密封保存。

齐多夫定　Zidovudine

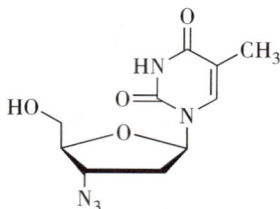

1. 结构特点 胸苷的类似物、脱氧核糖的 3 位上被叠氮基取代。

2. 理化性质

（1）物理性质 本品为白色或类白色结晶性粉末；无臭。本品在乙醇中易溶，在水中难溶。

（2）化学性质 本品对光、热敏感，遇光易分解，故应低温、避光保存。

3. 作用与用途 为胸苷的类似物，有叠氮基取代，对人类免疫缺陷病毒和引起 T 细胞白血病的 DNA 病毒有抑制作用。齐多夫定是世界上第一个获得美国 FDA 批准生产的抗艾滋病的核苷类似物逆转录酶抑制剂，因其疗效确切，成为"鸡尾酒"疗法最基本的组合成分。但有骨髓抑制作用，表现为贫血和粒细胞减少，故需定期进行输血。

4. 贮藏与保存 低温，避光保存。

二、非核苷类

非核苷类抗病毒药物有利巴韦林、盐酸金刚烷胺、金刚乙胺、膦甲酸钠、奈韦拉平、依发韦仑、蛋白酶抑制剂类（茚地那韦等，主要用于治疗 HIV 感染）。

利巴韦林　Ribavirin

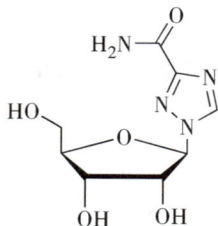

1. 结构特点 三氮唑环、呋喃核糖基。

2. 理化性质

（1）物理性质　本品为白色或类白色结晶性粉末；无臭，无味。本品在水中易溶，在乙醇中微溶，在乙醚或二氯甲烷中不溶。

（2）化学性质　本品的水溶液，加氢氧化钠试液，加热至沸，即发生氨臭，能使湿润的红色石蕊试纸变蓝。

3. 作用与用途　属于广谱抗病毒药，可用于治疗麻疹、水痘、腮腺炎等，也可用喷雾、滴鼻治疗上呼吸道病毒感染及静脉注射治疗小儿腮腺病毒性肺炎，均取得较好疗效。该药在体内磷酸化，并能抑制病毒聚合酶，也可抑制免疫缺损病毒（HIV）感染者出现的艾滋病前期症状。

4. 贮藏与保存　遮光，密封保存。

盐酸金刚烷胺　Amantadine Hydrochloride

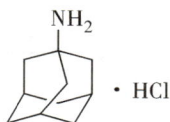

1. 结构特点　对称的三环状胺。

2. 理化性质

（1）物理性质　本品为白色结晶或结晶性粉末；无臭，味苦。本品在水或乙醇中易溶，在三氯甲烷中溶解。

（2）化学性质　本品与生物碱沉淀剂作用产生沉淀，如本品在盐酸的酸性条件下与硅钨酸试液作用，即析出白色沉淀。

本品的水溶液显氯化物的鉴别反应。

3. 作用与用途　本品为三环胺类抗病毒药。临床主要用于预防和治疗各种 A 型流感病毒引起的感染，也可用于帕金森病。

4. 贮藏与保存　遮光，密封保存。

同步训练

一、选择题

（一）A 型题（单选题）

1. 临床发现的第一个喹诺酮类药物是（　　）
   A. 萘啶酸　　　　　　　　　B. 氧氟沙星　　　　　　　　C. 吡哌酸
   D. 环丙沙星　　　　　　　　E. 诺氟沙星

2. 诺氟沙星与金属离子钙、锌等形成螯合物的基团是（　　）
   A. 1 位的乙基　　　　　　　B. 3 位的羧基，4 位的羰基　　C. 6 位的氟基
   D. 苯环　　　　　　　　　　E. 7 位的哌嗪基

3. 具有下面化学结构的药物是 （　　　）

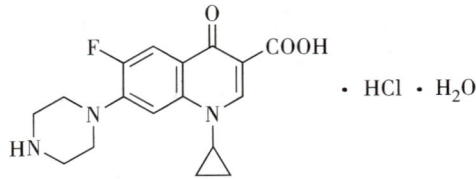

· HCl · H$_2$O

  A. 盐酸环丙沙星   B. 吡哌酸   C. 诺氟沙星

  D. 萘啶酸   E. 氧氟沙星

4. 可发生重氮化偶合反应的药物是 （　　　）

  A. 磺胺嘧啶   B. 异烟肼   C. 利福平

  D. 利巴韦林   E. 替硝唑

5. 具有下面化学结构的药物是 （　　　）

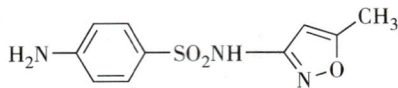

  A. 磺胺嘧啶   B. 磺胺甲噁唑   C. 磺胺噻唑

  D. 磺胺醋酰钠   E. 磺胺多辛

6. 具有下面化学结构的药物是 （　　　）

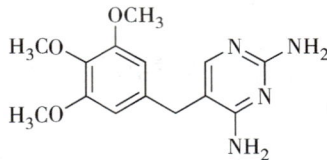

  A. 磺胺嘧啶   B. 磺胺甲噁唑   C. 磺胺醋酰钠

  D. 磺胺噻唑   E. 甲氧苄啶

7. 半合成的抗生素类抗结核病药物是 （　　　）

  A. 对氨基水杨酸钠   B. 盐酸乙胺丁醇   C. 异烟肼

  D. 利福平   E. 链霉素

8. 与氨制硝酸银在试管壁生成银镜的药物是 （　　　）

  A. 对氨基水杨酸钠   B. 硝酸益康唑   C. 盐酸乙胺丁醇

  D. 链霉素   E. 异烟肼

9. 与热氢氧化钠溶液作用呈红色，再加丙酮溶液，即生成黄色沉淀的是 （　　　）

  A. 利福平   B. 盐酸小檗碱   C. 甲硝唑

  D. 异烟肼   E. 替硝唑

10. 磺胺嘧啶钠盐注射液加 0.1% 硫代硫酸钠溶液的作用是 （　　　）

  A. 调 pH 值   B. 配合剂   C. 助溶剂

  D. 抗氧剂   E. 还原剂

11. 异烟肼常制成粉针剂，临用前配制是因为容易被 （　　　）

  A. 风化   B. 水解   C. 分解

　　　D. 氧化　　　　　　　　　　　　E. 还原

12. 具有下面化学结构的药物是（　　　）

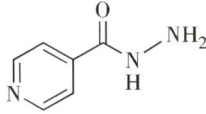

　　　A. 对氨基水杨酸钠　　　　　　B. 异烟肼　　　　　　　C. 利福平
　　　D. 替硝唑　　　　　　　　　　E. 盐酸乙胺丁醇

13. 分子中含有酚羟基，与三氯化铁生成紫红色配位化合物的是（　　　）
　　　A. 对氨基水杨酸钠　　　　　　B. 异烟肼　　　　　　　C. 利福平
　　　D. 替硝唑　　　　　　　　　　E. 盐酸乙胺丁醇

14. 具有下面化学结构的药物是（　　　）

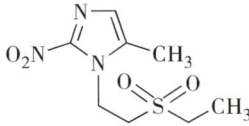

　　　A. 甲硝唑　　　　　　　　　　B. 替硝唑　　　　　　　C. 盐酸小檗碱
　　　D. 伊曲康唑　　　　　　　　　E. 氟康唑

15. 甲氧苄啶的作用机制为（　　　）
　　　A. 抑制二氢叶酸合成酶　　　　B. 抑制 β - 内酰胺酶　　　C. 参与 DNA 的合成
　　　D. 抑制二氢叶酸还原酶　　　　E. 抗代谢作用

（二）B 型题（每小组 5 个备选答案，备选答案可重复选，也可不选）

　　　A. 遇三氯化铁显紫红色
　　　B. 铜盐反应为黄绿色沉淀
　　　C. 遇丙二酸及醋酐，加热后显红棕色
　　　D. 加氢氧化钠加热至沸即产生氨臭
　　　E. 与氨制硝酸银作用放出氮气并有银镜生成

1. 磺胺嘧啶（　　　）
2. 异烟肼（　　　）
3. 利巴韦林（　　　）
4. 诺氟沙星（　　　）
5. 对氨基水杨酸钠（　　　）

A. 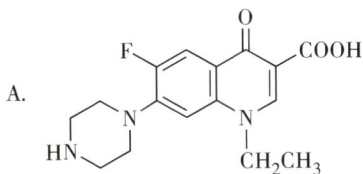　　　　　　B.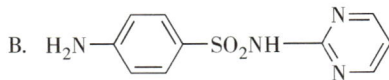

C.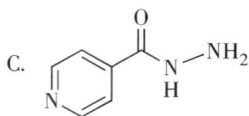

D.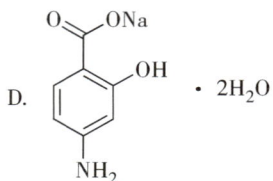

E.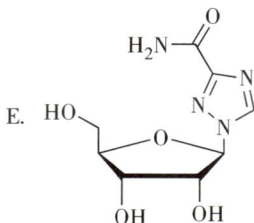

6. 磺胺嘧啶的化学结构为（　　）

7. 对氨基水杨酸钠的化学结构为（　　）

8. 诺氟沙星的化学结构为（　　）

9. 异烟肼的化学结构为（　　）

10. 利巴韦林的化学结构为（　　）

二、简答题

1. 简述喹诺酮类药物的构效关系。

2. 简述磺胺类药物的构效关系及理化性质。

3. 写出异烟肼的化学结构式，并说明在配制和服用时应注意哪些事项。

三、实例分析

　　某药厂在生产异烟肼注射液时，为了更好地保存异烟肼注射液，于是将异烟肼注射液装入金属器皿进行密封保存，并将其放置于潮湿的库房中。试分析该贮藏保管的方法是否正确？

第十一章　抗　生　素

知识要点

抗生素按照化学结构特征主要分为 β - 内酰胺类、大环内酯类、氨基糖苷类、四环素类及其他抗生素类。本章主要介绍典型药物青霉素钠、苯唑西林钠、阿莫西林、头孢氨苄、头孢噻肟钠、红霉素、硫酸链霉素、盐酸多西环素、氯霉素的化学结构、结构特点、理化性质、作用与用途及贮藏与保存。

抗生素是某些微生物（包括细菌、真菌、放线菌属）的次级代谢产物或用化学方法合成的类似物，在低浓度时能对病原微生物具有抑制和杀灭作用，而对宿主细胞不会产生严重的毒副作用。抗生素按化学结构可分为 β - 内酰胺类、大环内酯类、氨基糖苷类、四环素类和其他类。

抗生素抑菌和杀菌的作用机制主要有四种：①抑制细菌细胞壁的合成；②与细菌细胞膜相互作用，影响细胞膜的渗透性；③干扰细菌蛋白质的合成；④抑制细菌核酸的转录和复制。

第一节　β - 内酰胺类抗生素

β - 内酰胺类抗生素是指分子结构中含有四元的 β - 内酰胺环的抗生素。β - 内酰胺类抗生素可分为青霉素类、头孢菌素类及非经典的 β - 内酰胺类抗生素（碳青霉烯类、青霉烯类、氧青霉烷类、单环 β - 内酰胺类等）。

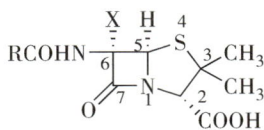

青霉素类　　　　　　　　头孢菌素类　　　　　　　　氧青霉烷

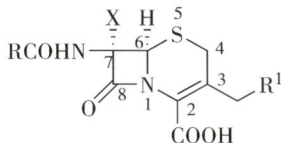

碳青霉烯　　　　　　　　青霉烯　　　　　　　　单环 β - 内酰胺

从以上结构看出，β-内酰胺类抗生素共同的结构特征是：①分子内都具有一个四元的β-内酰胺环，除单环β-内酰胺类外都通过N原子和相邻第三碳原子与另一个五元或六元环相稠合；②与N_1原子相邻的C-2位上连有一个羧基；③除单环β-内酰胺类外，β-内酰胺环羰基α位都有一个酰胺基侧链。

一、青霉素及半合成青霉素类

（一）天然青霉素类

知识链接

青霉素的发现

　　细菌学家弗莱明由于一次幸运的过失发现了青霉素。他在研究葡萄球菌时，培养皿盖子未盖好，从窗口飘落的青霉菌附在了琼脂上。使弗莱明感到惊讶的是，在青霉菌近旁的葡萄球菌全不见了。弗莱明将青霉菌渗出的物质称为青霉素，并发现它可以杀死很多致命性细菌。后来，钱恩和弗罗里重新做实验，对青霉素进行分离、提纯和强化，并做动物试验，青霉素的功效得到了证明，并大量生产，拯救了数以万计的生命。为了表彰这一造福人类的贡献，弗莱明、钱恩、弗罗里于1945年共同获得诺贝尔医学和生理学奖。

青霉素类抗生素包括天然青霉素和半合成青霉素。天然青霉素是由霉菌属的青霉菌所产生的一类结构相似的抗生素，主要有青霉素G、X、K、V、N五种，其中以青霉素G含量最高，作用最强，疗效最好，临床上常用其钠盐或钾盐，如青霉素钠、青霉素钾。

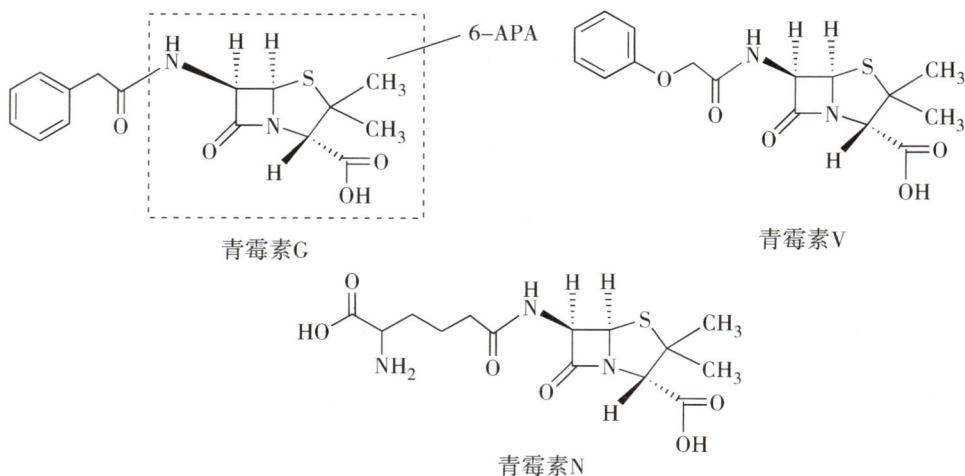

青霉素G

青霉素V

青霉素N

青霉素钠　Benzylpenicillin Sodium

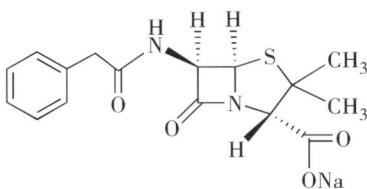

又名青霉素 G 钠、苄基青霉素钠。

1. 结构特点　β-内酰胺环、四氢噻唑环、酰胺键、苯甲基侧链。

2. 理化性质

（1）**物理性质**　本品为白色结晶性粉末；无臭或微有特异性臭；有引湿性；遇酸、碱或氧化剂等迅速失效，水溶液在室温放置易失效。本品在水中极易溶解，在乙醇中溶解，在脂肪油或液状石蜡中不溶。本品水溶液（30 mg/ml）pH 值为 5.0～7.5。

（2）**化学性质**　本品分子中含有 β-内酰胺环和酰胺键，在较强酸性的胃酸作用下发生水解而失效，不能口服，只能注射给药。在碱性或 β-内酰胺酶存在的条件下，均易发生水解，使 β-内酰胺环破裂而失活。

在强酸性条件下或二氯化汞的作用下，β-内酰胺环裂解，生成青霉酸和青霉醛酸，青霉酸不稳定，分解生成青霉醛和青霉胺；青霉醛酸也不稳定，放出二氧化碳生成青霉醛。在稀酸溶液中（pH 4.0），于室温条件下发生水解并进行分子内重排生成青霉二酸白色沉淀，该沉淀不溶于水，但溶于乙醇、乙醚、三氯甲烷等有机溶剂，青霉二酸进一步分解生成青霉醛和青霉胺。故此药不能口服，只能注射给药，也不能与酸性药物配伍使用。

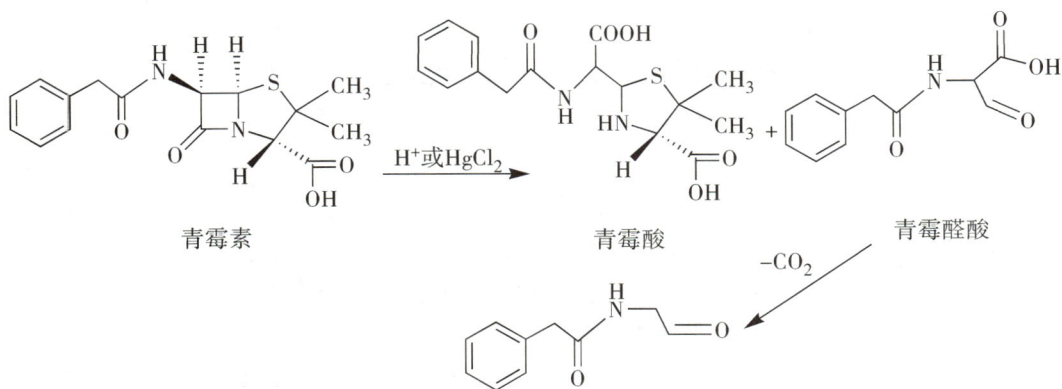

青霉素　　　　　　　　　　　　青霉酸　　　　　　　　　青霉醛酸

-CO₂

课堂互动

青霉素钠为何要现用现配？

在碱性条件下或在某些酶的作用下，生成青霉酸。青霉素遇到胺或醇时，胺或醇也向 β-内酰胺环进攻，生成青霉酰胺或青霉酸酯。另外，其水溶液在室温下放置也易失效，故常制成粉针剂，临用前用灭菌注射用水溶解后供药用。

青霉素钠在碱性条件下与羟胺反应，β-内酰胺环破裂生成羟肟酸，后者在酸性溶液中与 Fe^{3+} 生成酒红色配合物。

本品呈钠盐的火焰反应。

3. 作用与用途 本品主要用于革兰阳性菌，如葡萄球菌、链球菌、肺炎球菌等所引起的全身或局部严重感染。此外，本品与氨基糖苷类抗生素联合用药，可用于治疗草绿色链球菌感染引起的心内膜炎。

4. 贮藏与保存 严封，在凉暗干燥处保存。

（二）半合成青霉素

知识链接

注射青霉素为什么要做皮试？

临床使用青霉素类抗生素时，较多出现过敏反应，包括皮疹、药物热、血管神经性水肿、血清病型反应、过敏性休克等，统称为青霉素类过敏反应，其中以过敏性休克最为严重，在短时间内造成死亡。过敏反应的发生与药物剂量的大小无关，对本类抗生素高度过敏者，虽极微量也能引起过敏性休克。因此，使用前须做皮试，结果为阴性者方可使用。

青霉素对各种球菌和革兰阳性菌疗效好，毒性低，但抗菌谱窄，稳定性差，易产生耐药性，少数人严重过敏。为克服这些缺点，以青霉素中的 6-氨基青霉烷酸（6-APA）为原料，连上适当的侧链，获得了一系列耐酸、耐酶及广谱的半合成青霉素。

（1）**耐酸青霉素** 在耐酸青霉素 V 的化学结构启发下，通过青霉素 6 位侧链酰胺基 α 位引入吸电子基团，阻碍了青霉素在酸性溶液中的电子转移重排，使其对酸稳定，如非奈西林等。

（2）**耐酶青霉素** 在半合成青霉素的研究过程中，人们发现青霉素侧链引入三苯甲基可产生较大的空间位阻，能有效阻碍与 β-内酰胺酶或青霉素酶等的活性中心结合，从而提高了 β-内酰胺环的稳定性。根据酰胺侧链空间位阻效应这一启发，合成了大量的类似物应用于临床，如苯唑西林等。

（3）**广谱青霉素** 在青霉素 N 的侧链上含有极性基团—NH_2，对革兰阴性菌有活性的启发下，将青霉素 C-6 位侧链酰胺基的 α-碳原子上引入亲水性基团，可扩大抗菌谱，得到广谱抗生素，如氨苄西林、阿莫西林等。

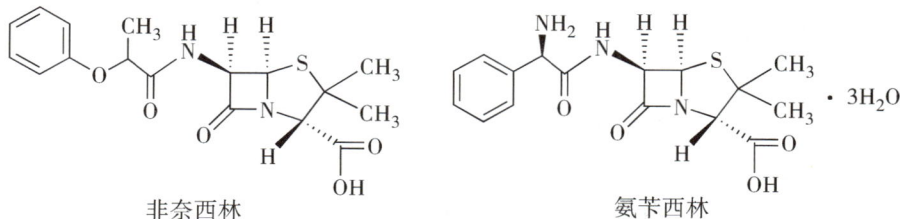

非奈西林　　　　　　　　　氨苄西林

苯唑西林钠　Oxacillin Sodium

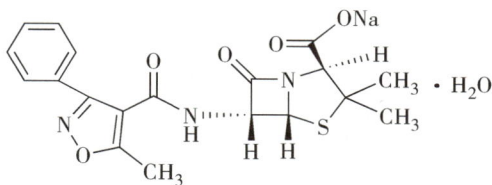

又名苯唑青霉素钠、新青霉素Ⅱ钠。

1. 结构特点　β-内酰胺环、四氢噻唑环、酰胺键、苯甲异噁唑侧链。

2. 理化性质

（1）物理性质　本品为白色粉末或结晶性粉末；无臭或微臭。本品在水中易溶，在丙酮或丁醇中极微溶解，在乙酸乙酯或石油醚中几乎不溶。本品比旋度为 +195°～ +214°（1%水溶液）；pH 值为 5.0～7.0（2%水溶液）。

（2）化学性质　本品分子结构中苯甲异噁唑侧链上苯基有较大的空间位阻，降低了药物分子与酶活性中心作用的适应性，阻止了药物分子与酶活性中心的结合，与天然青霉素相比，耐酶活性得到了提高，抗菌活性较强。

本品耐酸，在胃酸中较稳定，既可注射给药，也可口服给药。但在血清中半衰期比较短，与丙磺舒联合用药，可减少苯唑西林钠的肾小管分泌，延长血清半衰期。

本品在弱酸条件、微量铜离子催化下，发生分子重排，生成苯唑青霉烯酸。

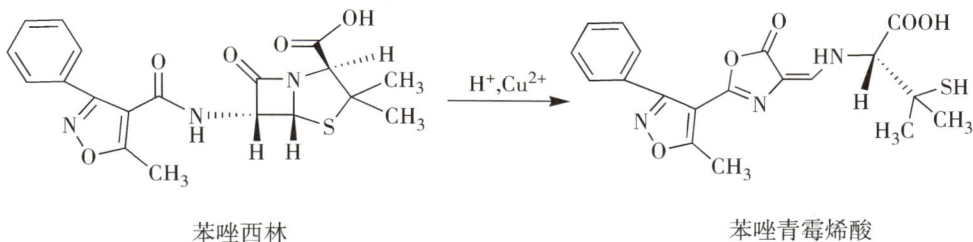

苯唑西林　　　　　　　　　　　　　　　　　苯唑青霉烯酸

药师提示

　　苯唑西林钠静滴时，不宜与庆大霉素、四环素、磺胺嘧啶、维生素C、复合维生素B及重酒石酸间羟胺等药物配伍使用。

---

3. 作用与用途　本品主要用于耐青霉素 G 的金黄色葡萄球菌和表皮葡萄球菌的周围感染，如败血症、心内膜炎、肺炎和皮肤、软组织感染等。也可用于化脓性链球菌或肺炎球菌与耐青霉素 G 葡萄球菌所致的混合感染。

4. 贮藏与保存　严封，在干燥处保存。

阿莫西林　Amoxicillin

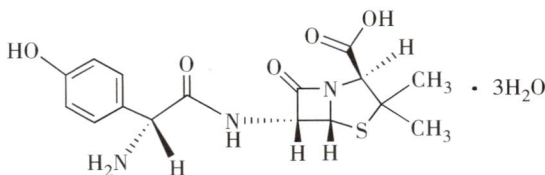

又名阿莫锋、羟氨苄青霉素。

1. 结构特点　β－内酰胺环、四氢噻唑环、酰胺键、氨基、酚羟基、羧基。

2. 理化性质

（1）**物理性质**　本品为白色或类白色结晶性粉末；味微苦。本品在水中微溶，在乙醇中几乎不溶。本品比旋度为 +290° ~ +315°（0.2% 水溶液）。本品分子结构中侧链为对羟基苯甘氨酸，含有一个手性碳原子，具有旋光性，临床用其右旋体，其构型为 R 构型。

（2）**化学性质**　本品分子结构中含有酸性的羧基、弱酸性的酚羟基以及碱性的氨基，故呈酸碱两性，为两性化合物，可溶于酸性溶液或碱性溶液。

本品分子结构中侧链氨基的引入，是对革兰阴性菌抗菌活性优于青霉素 G 的重要基团。但是，由于氨基具有亲核性，可以直接进攻 β－内酰胺环的羰基，发生聚合反应，侧链中酚羟基的存在会使聚合反应的速度加快，导致抗菌活性降低或失效。因此，《中国药典》中明确规定阿莫西林中聚合物的量不得超过 0.15%。

本品水溶液在酸性条件下稳定，胃肠道吸收率高达 90%，且不易受大部分食物影响，口服吸收好。

课堂互动

阿莫西林的口服疗效为何优于青霉素钠？

3. 作用与用途　本品对革兰阴性菌如链球菌、流感杆菌、百日咳杆菌、大肠杆菌、布氏杆菌等的作用较强，临床上主要用于泌尿系统、呼吸系统、胆道等感染。本品口服吸收效果好，但易产生耐药性，常与 β－内酰胺酶抑制剂联用，如与克拉维酸组成奥格门汀的复方制剂。

4. 贮藏与保存　遮光，密封保存。

药师提示

服用阿莫西林时，青霉素皮试阳性反应者禁用；不方便做皮试者可先服用三分之一粒，1 小时后如无不良反应即可正常服用。传染性单核细胞增多症、淋巴细胞性白血病、巨细胞病毒感染、淋巴瘤等患者禁用。

二、头孢菌素及半合成头孢菌素类

（一）简介

课堂互动

简述青霉素类抗生素和头孢菌素类抗生素化学结构的异同点？

头孢菌素又称为先锋霉素，包括天然头孢菌素和半合成头孢菌素。天然头孢菌素主要有头孢菌素 C 和头霉素 C 两种。头孢菌素 C 是头孢菌属真菌产生的抗生素，与青霉素相比，稳定性高，具有耐酸、耐酶、毒性小的优点，但抗菌活性比较低。经研究发现，天然头孢菌素 C 抗菌活性的基本母核为 7－氨基头孢烷酸（7－ACA），以此结构为基础进行结构修饰和改造，可以修饰和改造的位置有：① 7－酰基部分，此处为抗菌谱的决定性基团；② 7－α 氢原子，它能影响对 β－内酰胺酶的稳定性；③环中的硫原子，影响其抗菌效力；④ 3 位取代基，影响抗菌效力和药代动力学的性质。在保留天然头孢菌素 C 原有优点的基础上，得到了一系列抗菌活性高、抗菌谱广的半合成头孢菌素类抗生素，如头孢噻肟钠、头孢氨苄、头孢哌酮等。

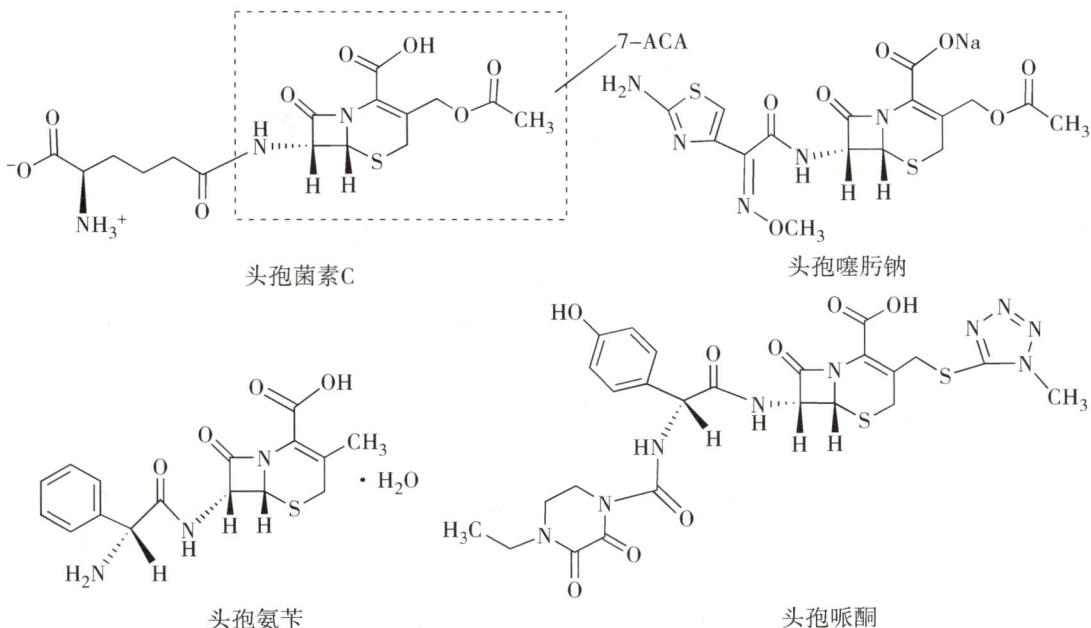

头孢菌素C   头孢噻肟钠

头孢氨苄   头孢哌酮

头霉素 C 由链霉素的发酵液中提取出，对 β－内酰胺酶的稳定性较大多数头孢菌素好，抗革兰阴性菌的作用也较强，但对革兰阳性菌的作用较弱，通过对头霉素 C 的结构改造，得到抗菌作用强、对 β－内酰胺酶更稳定的半合成抗生素，如头孢西丁。

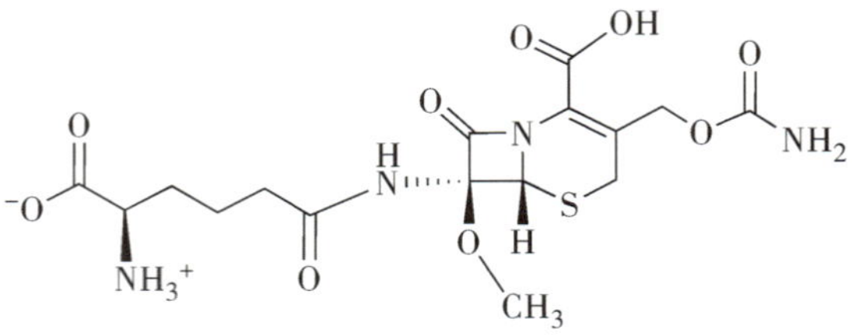

头霉素C 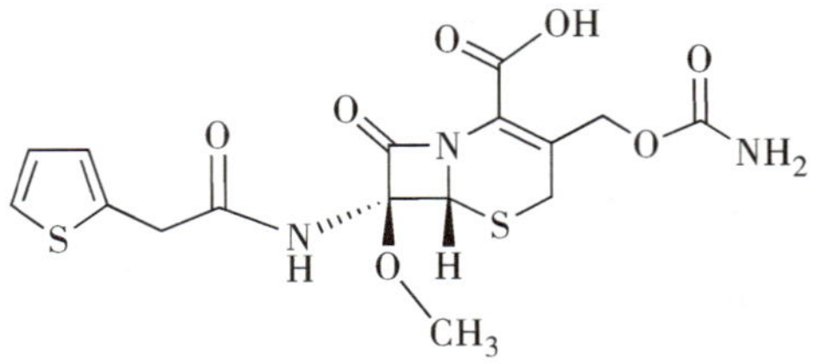   头孢西丁

（二）典型药物

头孢氨苄   Cefalexin

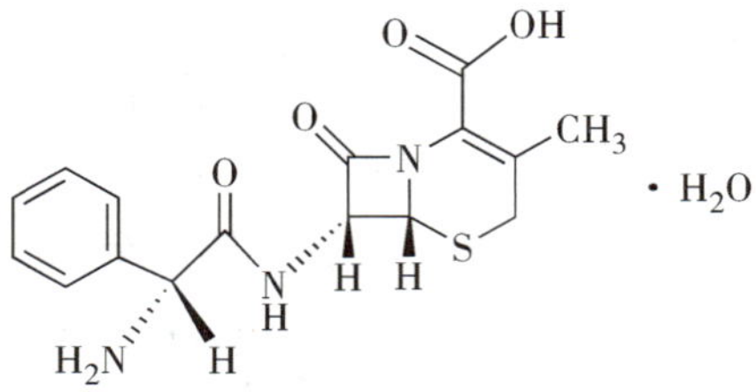

又名先锋霉素Ⅳ、头孢力新。

1. 结构特点　氨苄基、酰胺键、β-内酰胺环、氢化噻嗪环、羧基。

2. 理化性质

（1）**物理性质**　本品为白色至微黄色结晶性粉末；微臭。本品在水中微溶，在乙醇、三氯甲烷或乙醚中不溶。本品的比旋度为 +149°～+158°（0.5%水溶液）；pH 值为 3.5～5.5（5%水溶液）。

（2）**化学性质**　本品分子结构中含有酸性的游离羧基，含有弱碱性的氨基，故为酸碱两性化合物。

本品在固态时稳定，耐酸性能较好，其水溶液在 pH<8.5 时较为稳定，但在 pH>9 时被迅速破坏。另外，与头孢噻肟钠相比，用甲基取代了乙酰氧基甲基，稳定性更高，口服吸收较好。

本品分子结构中含有氨苄基，见光易被氧化，应避光保存。

本品与含有硝酸的硫酸溶液混合，可被氧化而显黄色。

3. 作用与用途　本品为广谱抗菌药，口服吸收好，对革兰阳性菌的抗菌活性较高，主要用于敏感菌所致的急性扁桃体炎、咽峡炎、中耳炎、鼻窦炎、支气管炎、肺炎等呼吸道感染，泌尿道感染，皮肤和软组织感染，以及生殖器官感染等。

4. 贮藏与保存　遮光，密封，在凉暗处保存。

头孢噻肟钠 *Cefotaxime Sodium*

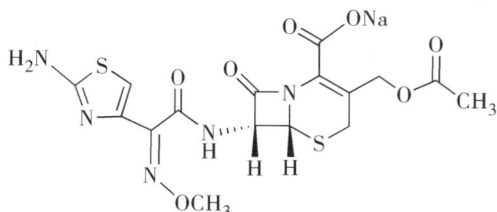

又名先锋霉素 I、氨噻肟头孢菌素、头孢泰克松。

1. 结构特点 噻唑环、甲氧肟基、酰胺键、β–内酰胺环、氢化噻嗪环、乙酰氧基。

2. 理化性质

（1）**物理性质** 本品为白色至微黄白色结晶或粉末；无臭或微有特殊臭。本品在水中易溶，在乙醇中微溶，在三氯甲烷中不溶。本品中的比旋度为 +58°～ +64°（1% 水溶液）；pH 值为 4.5～6.5（10% 水溶液）。

（2）**化学性质** 本品分子结构中侧链上连有顺式的甲氧肟基，增加了对 β–内酰胺酶的稳定性，同时连有 2–氨基噻唑基团，增强了药物与细菌青霉素结合蛋白的亲和力，这两个基团的结合使本品具有耐酶和广谱的特点。

本品分子结构中的甲氧肟基一般都是顺式构型，因为顺式异构体的抗菌活性是反式异构体的 40～100 倍。在光照的情况下，顺式异构体会向反式异构体转化，本品水溶液在紫外线下照射 45 分钟，有 50% 的顺式异构体转化为反式异构体，照射 4 小时后转化率可达到 95%。因此，本品通常要避光保存，临用前用注射用水溶解后立即使用。

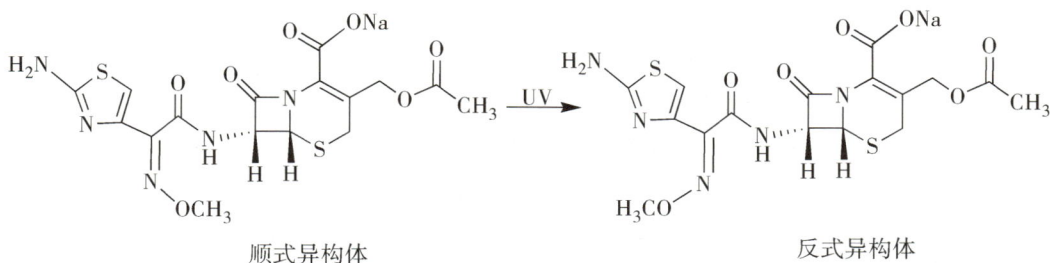

顺式异构体 → 反式异构体

本品分子结构中含有乙酰氧基，在血清中容易被水解而失活。在保持侧链相同的情况下，常用甲基、氯原子、含氮杂环取代乙酰氧基，以增强活性，如头孢唑肟、头孢曲松等。

本品呈钠盐的火焰反应。

药师提示

对头孢菌素类过敏者及有青霉素过敏性休克或即刻反应史者禁用本品；不可与氨基糖苷类同瓶滴注；肌内注射剂量超过 2g 时，应分不同部位注射。

3. 作用与用途　本品对革兰阴性菌的抗菌活性较高，尤其对肠杆菌和大多数厌氧菌有强效的抑制作用，主要用于治疗敏感细菌引起的败血症、化脓性脑膜炎，以及呼吸道、泌尿道、胆道、消化道、生殖器等部位的感染。此外，还可用于免疫功能低下、抗体细胞减少等防御功能低下的感染性疾病的治疗。

4. 贮藏与保存　严封，在凉暗干燥处保存。

三、非经典 β–内酰胺抗生素和 β–内酰胺酶抑制剂

青霉素类和头孢菌素类以外的其他 β–内酰胺类抗生素统称为非经典 β–内酰胺抗生素，主要药物有氨曲南、亚胺培南等。氨曲南为单环 β–内酰胺类抗生素，耐各种 β–内酰胺酶，能透过血脑屏障，与青霉素类和头孢菌素类抗生素不发生交叉过敏反应，对需氧的革兰阴性菌包括铜绿假单胞菌有很强的活性，临床上用于败血症、呼吸道感染、尿道感染、软组织感染等，疗效良好。亚胺培南为碳青霉烯类抗生素，对革兰阳性菌、阴性菌和厌氧菌有广泛的抗菌活性，尤其对铜绿假单胞菌、耐甲氧西林金黄色葡萄球菌、粪球菌有显著的抗菌活性，但对肾肽酶不稳定，临床上通常与肾肽酶抑制剂西司他丁联合用药，以增加疗效，减少肾毒性。

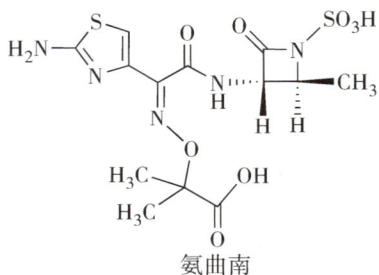

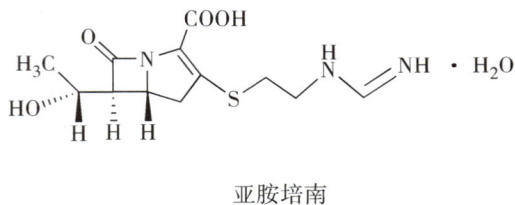

氨曲南　　　　　　　　　　　　　　　亚胺培南

β–内酰胺酶抑制剂也属于非经典 β–内酰胺抗生素。β–内酰胺酶是某些细菌产生的一种保护性酶，这种酶能使 β–内酰胺抗生素在未到达细菌作用部位之前而将其分解失活，产生耐药性。β–内酰胺酶抑制剂就是针对某些细菌对 β–内酰胺抗生素产生耐药性而研究发现的一类药物，如克拉维酸钾、舒巴坦钠等。

知识链接

β–内酰胺酶抑制剂的联合用药

大多数 β–内酰胺酶抑制剂抗菌活性较弱，常与 β–内酰胺类抗生素联合使用起到协同作用。例如，克拉维酸与阿莫西林组成的复合制剂，称为奥格门汀，用于治疗耐阿莫西林细菌所引起的感染；舒巴坦与氨苄西林形成双酯结构的前体药物，称为舒他西林，口服后可迅速吸收，在体内非特定酯酶的作用下水解，产生较高血清浓度的舒巴坦和氨苄西林，具有抑制 β–内酰胺酶和抗菌的双重作用。

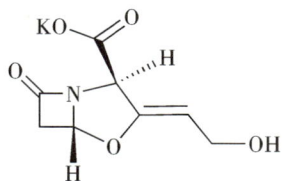

克拉维酸钾

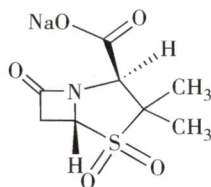

舒巴坦钠

第二节 大环内酯类抗生素

一、简介

大环内酯类抗生素是由链丝菌产生的一类弱碱性抗生素，其结构特征都是以一个大环内酯为母体，通过内酯环上的羟基与去氧氨基糖或 6 - 去氧糖缩合成碱性苷。根据内酯环的大小通常分为十四元环和十六元环两大类，也有十五元的内酯环，但较为少见。十四元环的抗生素主要包括红霉素及其衍生物。红霉素是第一个被发现的大环内酯类抗生素，由红色链丝菌产生，包括红霉素 A、B 和 C 三种，A 为抗菌的主要活性成分，C 的活性较弱，B 不仅活性弱且毒性大，通常所说的红霉素即为红霉素 A，红霉素 B 和 C 被视为杂质。由于红霉素存在抗菌谱窄、口服吸收差、胃肠反应大、对酸极不稳定的缺点，对其进行了结构修饰和改造，得到了抗菌性能更好的衍生物，如琥乙红霉素、克拉霉素、罗红霉素等。临床常用药阿奇霉素也是以红霉素为原料制得的，为含氮的十五元环类抗生素。

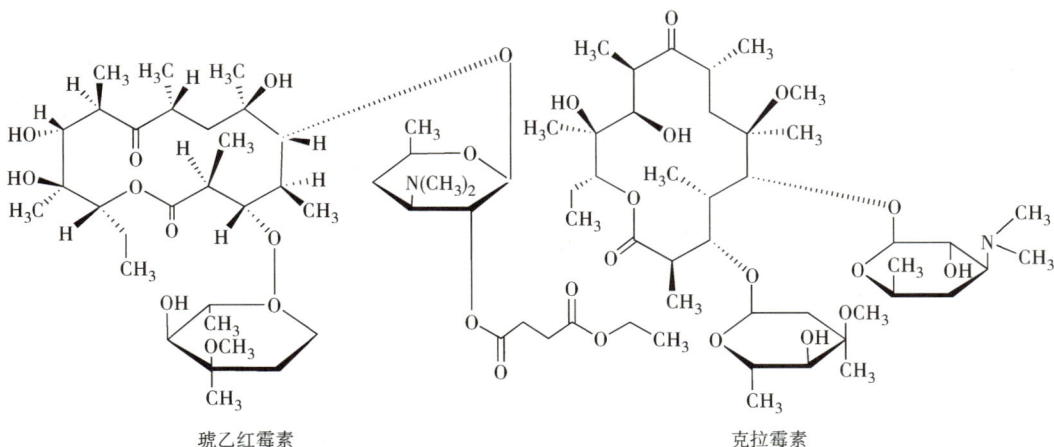

琥乙红霉素　　　　　　　　　　　克拉霉素

罗红霉素

阿奇霉素

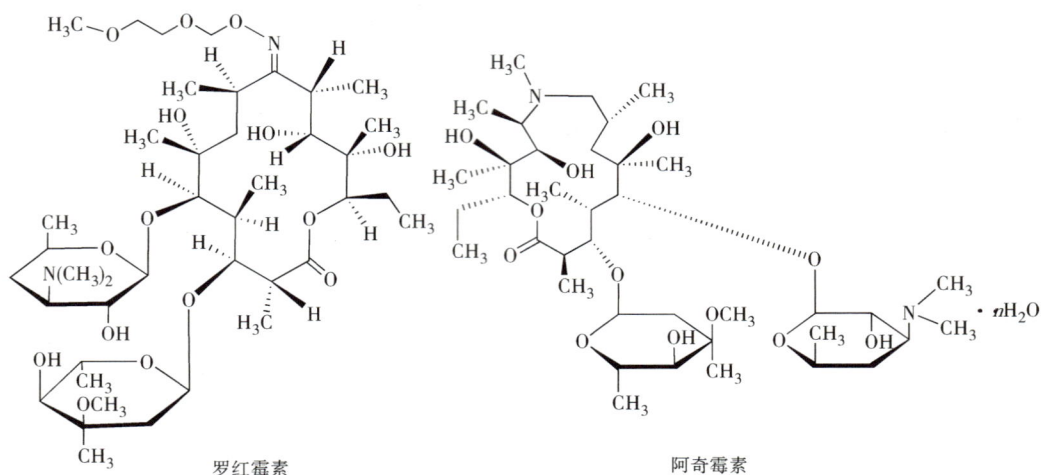

十六元环的抗生素主要有麦迪霉素、乙酰螺旋霉素等。麦迪霉素是由米加链霉菌产生的抗生素，包括麦迪霉素 A_1、A_2、A_3 和 A_4 四种成分，其中 A_1 是主要的抗菌成分，毒副作用小，对革兰阳性菌、奈瑟菌和支原体有较好的疗效。乙酰螺旋霉素是对螺旋霉素乙酰化的产物，主要包括单乙酰螺旋霉素 I、II 和双乙酰螺旋霉素 I、II，体外抗菌活性较螺旋霉素弱，但对酸稳定，口服吸收好。

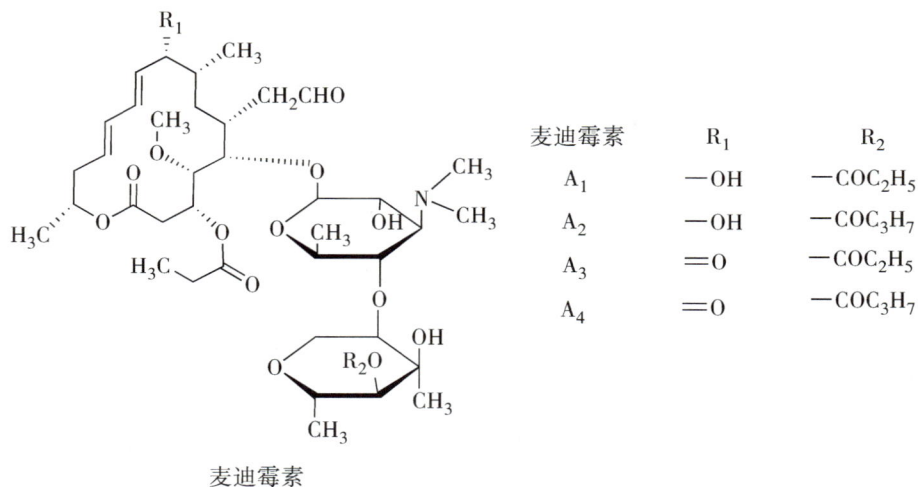

麦迪霉素	R_1	R_2
A_1	—OH	—COC_2H_5
A_2	—OH	—COC_3H_7
A_3	=O	—COC_2H_5
A_4	=O	—COC_3H_7

麦迪霉素

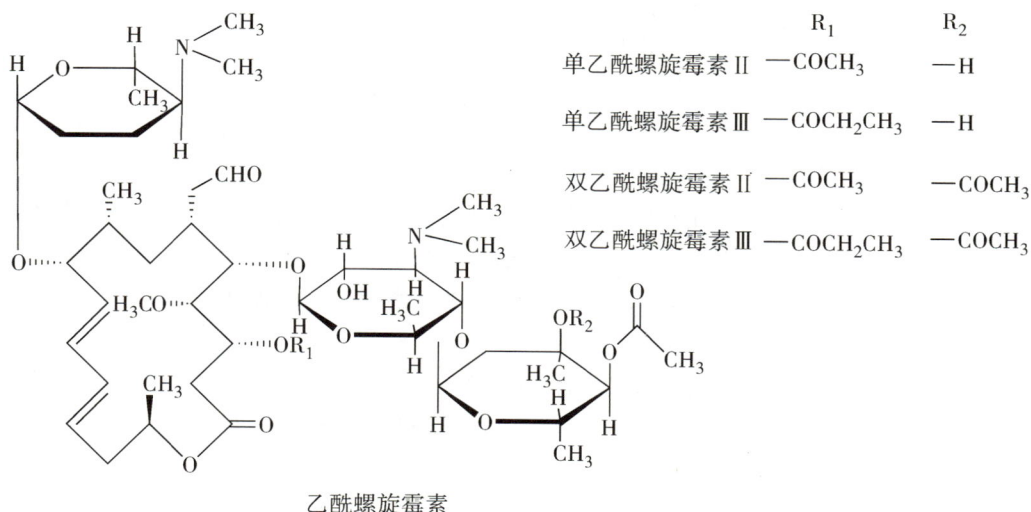

R₁ 与 R₂ 对照表：

	R_1	R_2
单乙酰螺旋霉素Ⅱ	—COCH₃	—H
单乙酰螺旋霉素Ⅲ	—COCH₂CH₃	—H
双乙酰螺旋霉素Ⅱ	—COCH₃	—COCH₃
双乙酰螺旋霉素Ⅲ	—COCH₂CH₃	—COCH₃

乙酰螺旋霉素

二、典型药物

红霉素 Erythromycin

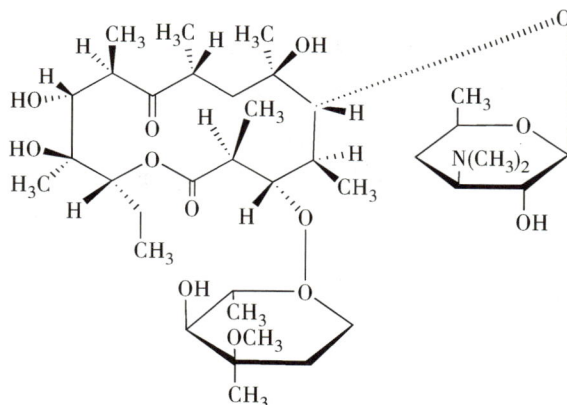

又名威霉素、福爱力、新红康。

1. 结构特点 红霉内酯、去氧氨基糖、红霉糖。

2. 理化性质

> **药师提示**
>
> 红霉素最普遍的不良反应为胃肠道反应，严重者可致胃溃疡和胃出血，最佳服药时间为饭后1~2小时，这时胃已大部分排空，但仍有少量食物，可使部分红霉素被稀释，既缓和了对胃黏膜的刺激，又能使红霉素较快进入小肠而被吸收，起到较好的疗效。

（1）物理性质 本品为白色或类白色的结晶或粉末；无臭，味苦；微有引湿性。

本品在甲醇、乙醇或丙酮中易溶，在水中极微溶解。本品的比旋度为 −71° ∼ −78°（2% 乙醇溶液）；pH 值为 8.0 ∼ 10.5（0.1g/150 ml 水溶液）。

(2) **化学性质** 本品分子结构中含有叔胺基，呈弱碱性，可与酸成盐。

本品在干燥状态时稳定，水溶液在中性时稳定，在过酸、过碱或遇热时，分子中内酯环和苷键均可水解。

本品分子结构中含有十四元的内酯环，水溶性较小，只能口服，且吸收快。但分子结构中含有多个羟基，在 C−9 位上有一个羰基，在酸性条件中不稳定，易发生分子内的脱水环合，导致进一步反应而失活，口服时易被胃酸破坏，口服生物利用度差，且胃肠道反应较大，常与酸成盐制成注射剂使用，如乳糖酸红霉素。

3. 作用与用途 本品对各种革兰阳性菌有很强的抗菌活性，为耐青霉素金黄色葡萄球菌和溶血性链球菌引起感染的首选药物，对部分革兰阴性菌，如百日咳杆菌、淋球菌、脑膜炎球菌等引起的感染也有效。本品与白喉抗毒素联合用药，治疗白喉病效果显著。

案例分析

案例：红霉素属大环内酯类抗生素，呈微弱的碱性，难溶于水，口服时易被胃酸灭活失去抗菌作用。通常将红霉素与乳糖醛酸呈盐，制成乳糖酸红霉素注射剂供静脉滴注。在用生理盐水注射液、5% 或 10% 葡萄糖注射液做溶媒时，静脉注射效果不佳，须改用注射用水作为溶媒进行稀释。

分析：乳糖酸红霉素是弱酸弱碱盐，在氯化钠溶液中发生复分解反应，容易析出红霉素沉淀，影响静脉注射；5% 和 10% 葡萄糖注射液酸性较强，容易使红霉素破坏、降效。

4. 贮藏与保存 密封，在干燥处保存。

第三节　氨基糖苷类抗生素

一、简介

氨基糖苷类抗生素是由链霉菌、小单孢菌及放线菌产生的广谱抗生素，其化学结构通常是由 1,3−二氨基肌醇为苷元与氨基糖形成的碱性苷。

氨基糖苷类抗生素多为极性化合物，水溶性较高，脂溶性较低，口服给药很难吸收，须注射给药。与血清蛋白结合率低，绝大多数在体内不代谢失活，以原形经肾小球滤过排出，对肾产生毒性。本类抗生素的另一个较大的毒性主要是损害第八对脑神经，引起不可逆耳聋，对儿童的毒性更大。现用于临床的主要药物有链霉素、庆大霉素、卡那霉素、巴龙霉素、新霉素等。

"白色瘟疫"的攻克

与青霉素的发现相比，链霉素的发现绝非偶然。为了分离出对结核杆菌有强大杀伤力的微生物，瓦克斯曼和他的助手们开发了一系列的测试方法，经过实验的细菌高达上万种。萨兹到瓦克斯曼实验室读博士期间，没日没夜工作了三个多月后，终于分离出了链霉菌菌株，链霉素就此被发现，被视为"白色瘟疫"的结核病从此被人类所攻克。

瓦克斯曼最大的贡献是制定了发现抗生素的系统方法，根据这一实验设计，链霉素的发现只是早晚的事。为此，瓦克斯曼获得了诺贝尔医学和生理学奖，并被视为"抗生素之父"。

氨基糖苷类抗生素易引起耐药性，为克服天然氨基糖苷类抗生素的耐药性，对其结构进行修饰和改造，制备了对耐药菌有效的半合成氨基糖苷类抗生素，如阿米卡星。该类抗生素都呈碱性，通常形成硫酸盐或盐酸盐结晶的形式用于临床，如硫酸链霉素、硫酸阿米卡星等。

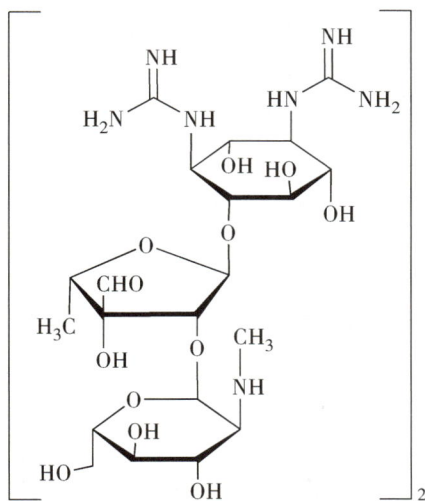

硫酸链霉素

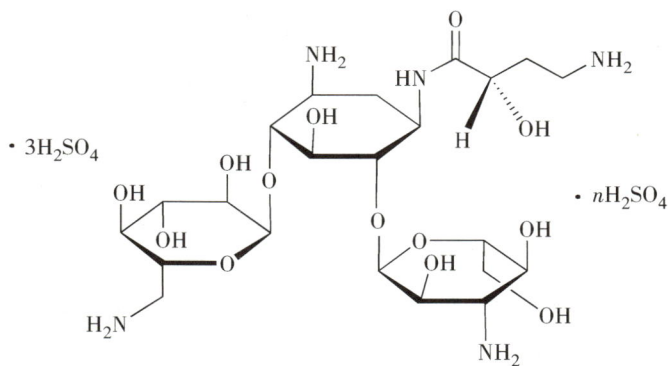

硫酸阿米卡星

二、典型药物

硫酸链霉素　Streptomycin Sulfate

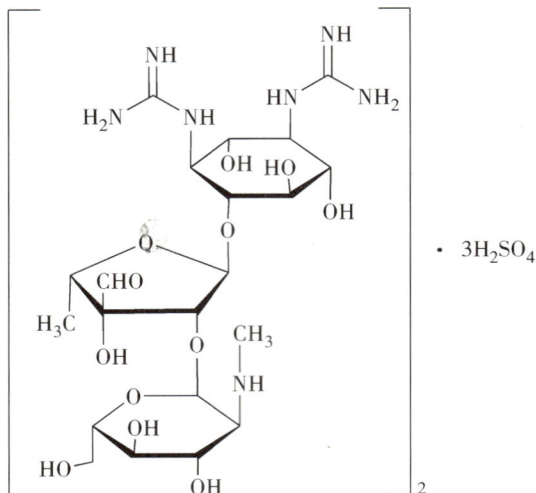

1. 结构特点　链霉胍、链霉糖、N – 甲基葡萄糖、醛基。

2. 理化性质

（1）**物理性质**　本品为白色或类白色的粉末；无臭或几乎无臭，味微苦；有引湿性。本品在水中易溶，在乙醇或三氯甲烷中不溶。pH 值为 4.0 ~ 7.0（20 万单位/ml 水溶液）。

（2）**化学性质**　本品分子结构中含有 3 个碱性中心，可以和各种酸成盐，临床上常用硫酸盐。

本品分子结构中具有醛基，可被还原剂如维生素 C、葡萄糖等还原成伯醇基，生成双氢链霉素，毒性增加；也可被氧化剂如高锰酸钾、过氧化氢等氧化成羧基，生成链霉素酸，而使链霉素失效。

本品的干燥品在室温条件下比较稳定，潮解后易变质。一般在 pH 值为 5.0 ~ 7.5 时最稳定。

本品在酸性条件下，链霉素可分步水解，首先水解生成链霉胍和链霉双糖胺，然后链霉双糖胺进一步水解为链霉糖和 N – 甲基葡萄糖胺。

本品在碱性条件下，水解生成的链霉胍与 8 – 羟基喹啉的乙醇溶液和次溴酸钠试液发生坂口反应，显橙红色；水解生成的链霉糖，经脱水重排生成麦芽酚，加硫酸铁铵的硫酸溶液，生成三价铁离子的紫红色配合物。

▦ 课堂互动

硫酸链霉素可否与维生素 C、葡萄糖等药物配伍使用？

3. 作用与用途　本品对结核杆菌的抗菌作用很强，临床上用于治疗各种结核病，尤其对结核性脑膜炎和急性浸润性肺结核疗效显著，但易产生耐药性，须与其他抗结核药联用。本品对败血症，尿道、肠道等感染也有效，与青霉素联合用药具有协同作用。

4. 贮藏与保存　严封，在干燥处保存。

第四节　四环素类抗生素

一、简介

四环素类抗生素是由放线菌属产生的一类口服广谱抗生素，其基本结构均为氢化并四苯骨架。天然四环素类抗生素主要包括金霉素、土霉素、四环素等。

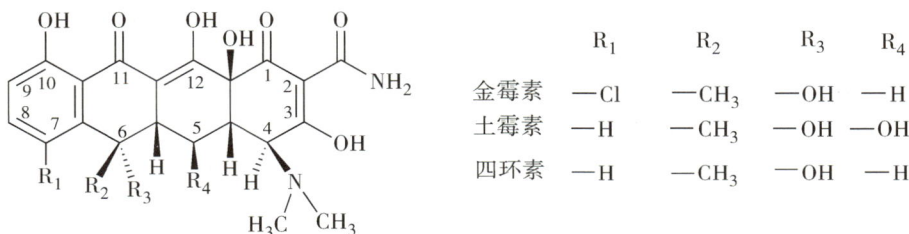

	R$_1$	R$_2$	R$_3$	R$_4$
金霉素	—Cl	—CH$_3$	—OH	—H
土霉素	—H	—CH$_3$	—OH	—OH
四环素	—H	—CH$_3$	—OH	—H

四环素类抗生素是十二氢化并四苯的衍生物，故本类化合物具有一系列的共同性质。

1. 此类抗生素绝大部分为黄色结晶性粉末，味苦，水溶性差。

2. 含有烯醇式羟基、酚羟基及二甲氨基，故该类抗生素都为两性化合物，在临床使用其盐酸盐。

3. 本类药物在干燥时性质较稳定，遇光渐变色，故须避光密闭保存。

4. 其盐在酸、碱性溶液中均不稳定，失去活性。

在强酸（pH<2）条件下，C–6 位上的羟基和 C–5a 位上的氢发生反式消除反应，生成无活性的橙黄色脱水物。

在酸性（pH 2~6）条件下，C–4 位上的二甲氨基易发生差向异构化，生成无活性的差向异构体，毒性增大。磷酸根离子、醋酸根离子等阴离子可促进差向异构化反应的速度。差向异构化的顺序为金霉素＞四环素＞土霉素。

在碱性（pH＞7.5）条件下，C–6 位上羟基向 C–11 位进行分子内亲核进攻，使 C 环破裂，生成含内酯结构的异构体。

5. 含多羟基、烯醇羟基和羧基，在近中性条件下能与多种金属离子形成不溶性螯合物。与钙或镁离子形成不溶性的钙盐和镁盐；与铁离子形成红色配合物；与铝离子形成黄色配合物。与钙离子形成的钙盐，在体内呈黄色，沉积在骨骼和牙齿上，小儿服用后会导致牙齿变黄、抑制骨骼生长；孕妇服用也可能导致产儿产生上述症状。因此，小儿和孕妇应慎用或禁用。

6. 均与浓硫酸发生显色反应。如金霉素初显蓝色，后转为橄榄绿色；土霉素显深朱红色；四环素显深紫色。

7. 本类药物的盐酸盐显较强酸性，如盐酸金霉素 pH 2.3~3.3；盐酸土霉素 pH 2.3~2.9；盐酸四环素 pH 1.8~2.8；盐酸多西环素 pH 2.0~3.0。故与碱性药物配伍时，可析出沉淀，使用时应注意。

上述共同性质中，C-6 上的羟基是引起本类药物不稳定的主要因素，故改造此部位可以得到对酸、碱较稳定的半合成四环素，如将土霉素分子中的 6-OH 去掉得到多西环素，其稳定性和口服吸收好，对多种细菌的体内抗菌活性强于四环素；将四环素分子中的 6-CH₃ 和 6-OH 去掉，并在 7 位引入二甲氨基得到米诺环素，口服吸收好，对四环素耐药的葡萄球菌有较强的抗菌作用，还可与克拉霉素和氧氟沙星联合用药治疗麻风病。

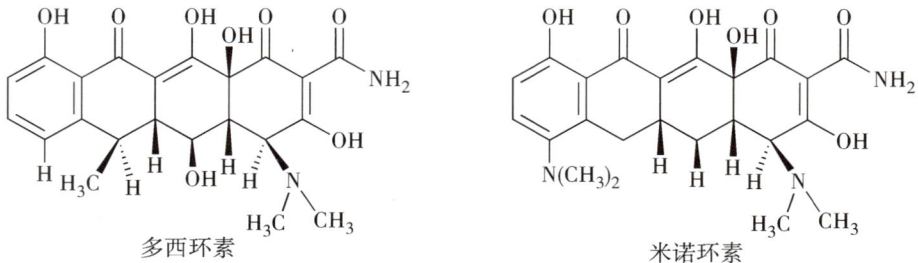

多西环素   米诺环素

二、典型药物

盐酸多西环素   **Doxycycline Hyclate**

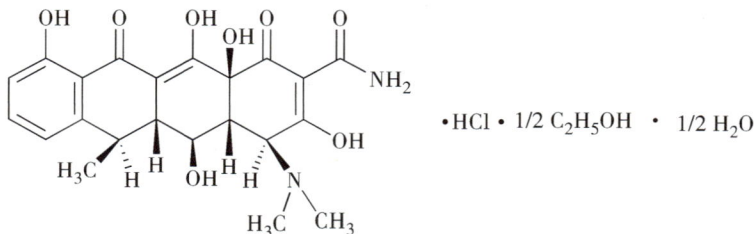

•HCl • 1/2 C₂H₅OH • 1/2 H₂O

又名强力霉素、长效土霉素、盐酸去氧土霉素。

1. 结构特点   氢化并四苯、多个羟基、羰基、4 位二甲氨基、3 位酰胺键。

2. 理化性质

（1）**物理性质**   本品为淡黄色至黄色结晶性粉末；无臭，味苦。本品在水或甲醇中易溶，在乙醇或丙酮中微溶，在三氯甲烷中几乎不溶。本品比旋度为 -105° ~ -120°（1% 的盐酸甲醇水溶液）；pH 值为 2.0~3.0（1% 水溶液）。

（2）**化学性质**   本品分子结构中含有弱酸性的酚羟基和烯醇羟基，同时含有弱碱性的二甲氨基，故为酸碱两性化合物。分子中的二甲氨基通常与盐酸结合成盐，增强水溶性，可注射给药。

多西环素分子结构中 C-6 上无羟基，不易发生脱水和开环反应，且脂溶性增强，与天然四环素类抗生素比较，更易进入组织器官，抗菌活性增强，但产生的前庭副作用使其在临床应用上受到一定限制。

本品含结晶乙醇，其水溶液加入重铬酸钾的硫酸溶液，加热，产生有刺激性气味的乙醛。

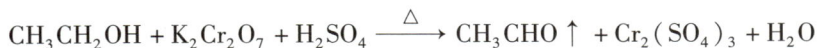

$$CH_3CH_2OH + K_2Cr_2O_7 + H_2SO_4 \xrightarrow{\triangle} CH_3CHO\uparrow + Cr_2(SO_4)_3 + H_2O$$

本品少量，加适量硫酸即呈黄色。

本品显氯化物的鉴别反应。

3. 作用与用途　本品为广谱抗菌药，具有高效、长效、剂量小的优点，可制成口服制剂，主要用于敏感的革兰阳性球菌和革兰阴性杆菌所致的呼吸道和泌尿系统感染。本品还可用于治疗霍乱，预防恶性疟疾和钩端螺旋体感染。

4. 贮藏与保存　遮光，密封保存。

第五节　其他抗生素类

临床上经常使用的抗细菌感染的抗生素，除前面介绍的四大类外，还包括有氯霉素类、利福霉素类、磷霉素类、环孢菌素类、林可酰胺类等。

氯霉素类抗生素主要包括氯霉素及其衍生物。氯霉素是人类所发现的第一个广谱抗生素，由委内瑞拉链丝菌的培养液中分离产生，现已可用化学方法合成。在治疗伤寒、副伤寒及斑疹伤寒方面优于其他抗生素，为首选药物。但若长期和多次应用，可损害骨髓的造血功能，引起再生障碍性贫血，故临床使用受到限制。为避免氯霉素的苦味，延长作用时间，增强抗菌作用，减少毒副作用，经过结构改造和修饰，得到了氯霉素的衍生物，如琥珀氯霉素、甲砜霉素等。

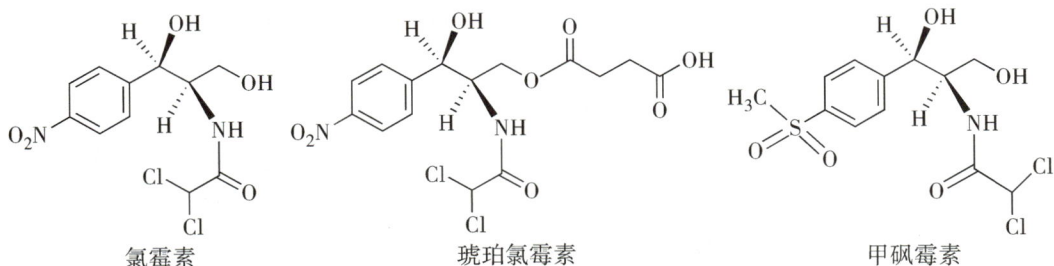

氯霉素　　　　　　　琥珀氯霉素　　　　　　　甲砜霉素

林可酰胺类抗生素主要包括林可霉素、克林霉素等。林可霉素是由链霉菌产生的抗生素，又名洁霉素，临床上用其盐酸盐，既可口服给药，也可注射给药。本品对革兰阳性菌或厌氧菌有较强的抗菌活性，主要用于葡萄球菌、肺炎球菌、链球菌等所引起的各种感染。为克服林可霉素吸收不完全及不适臭味，提高抗菌活性，合成了其衍生物克林霉素，又名氯洁霉素，临床上也用其盐酸盐。

盐酸林可霉素   盐酸克林霉素

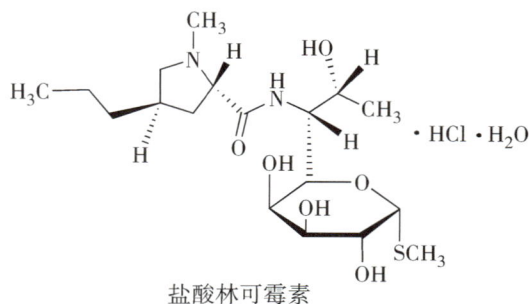

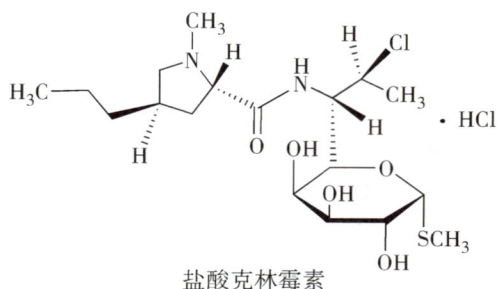

环孢菌素类抗生素主要有环孢素等，环孢素主要用于预防和治疗同种异体器官移植或骨髓移植后的排斥反应及移植物抗宿主反应。也可用于经其他免疫抑制剂治疗无效的狼疮肾炎、难治性肾病综合征等疾病的治疗。

氯霉素　Chloroamphenicol

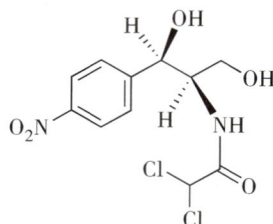

又名左旋霉素。

1. 结构特点　对硝基苯基、丙二醇基、二氯乙酰胺基。

2. 理化性质

（1）**物理性质**　本品为白色至微带黄绿色的针状、长片状结晶或结晶性粉末；味苦。本品在甲醇、乙醇、丙酮或丙二醇中易溶，在水中微溶。熔点为 149℃ ~ 153℃ 。本品的比旋度为 +18.5° ~ +21.5°（5% 无水乙醇溶液）；pH 值为 4.5 ~ 7.5（2.5% 水混悬液）。

（2）**化学性质**　本品分子结构中含有两个手性碳原子，有四种旋光异构体，其中仅 D-（-）-苏阿糖型有抗菌活性，为临床使用的氯霉素。合霉素又称为消旋氯霉素，是氯霉素的外消旋体，疗效为氯霉素的一半，用量较大，已被淘汰。

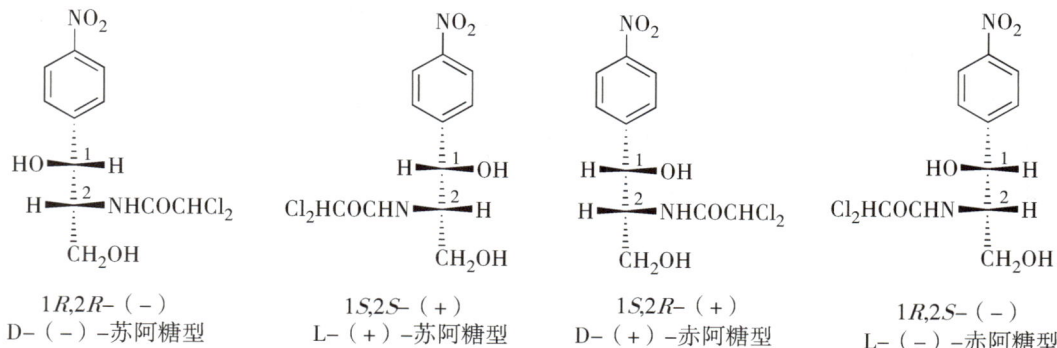

1R,2R-（-）	1S,2S-（+）	1S,2R-（+）	1R,2S-（-）
D-（-）-苏阿糖型	L-（+）-苏阿糖型	D-（+）-赤阿糖型	L-（-）-赤阿糖型

本品性质稳定，耐热，在干燥状态下可使抗菌活性保持 5 年以上，水溶液煮沸 5 小时

或冷藏几个月而对抗菌活性无影响。在中性、弱酸性（pH 值为4.5～7.5）溶液中较稳定，但在强酸（pH＜2.0）或强碱（pH＞9.0）溶液中均可引起氯霉素水解而失效。

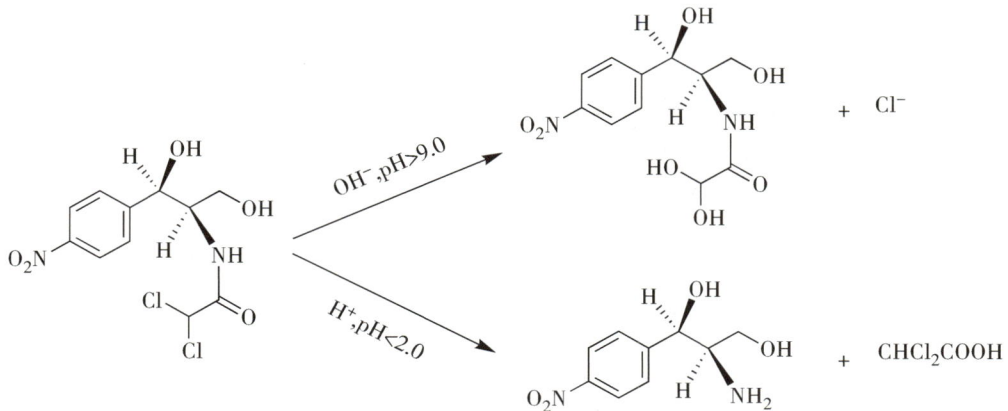

本品分子结构中的硝基经锌粉还原成羟胺化合物，在乙酸钠的作用下与苯甲酰氯反应，生成的酰化物在弱酸性溶液中与 Fe^{3+} 作用，生成紫红色的配合物。

本品在醇制氢氧化钾溶液中加热，使氯霉素中不解离的氯转化成无机氯化物，呈氯离子的反应。

药师提示

　　孕妇、哺乳期妇女及新生儿禁用氯霉素；氯霉素用药时间不宜过长，一般不超过二个月，避免重复疗程，以免损害骨髓的造血功能，引起再生障碍性贫血。

3. 作用与用途　本品既可口服，也可注射给药，还可制成膏剂和滴液，应用范围较广，主要用于伤寒、副伤寒及斑疹伤寒的治疗，对百日咳、沙眼、痢疾及尿道感染等也有疗效。本品与氨苄西林联合用药可治疗流感嗜血杆菌性脑膜炎。

4. 贮藏与保存　密封保存。

同步训练

一、选择题

（一）A 型题（单选题）

1. 青霉素钠在室温和稀酸溶液中会发生哪种变化（　　）

　　A. 分解为青霉醛和青霉胺

　　B. 6－氨基上的酰基侧链发生水解

　　C. β－内酰胺环水解开环生成青霉酸

D. 发生分子内重排生成青霉二酸

E. 发生裂解生成青霉酸和青霉醛酸

2. β-内酰胺类抗生素的作用机制是（　　）

    A. 干扰核酸的复制和转录

    B. 影响细胞膜的渗透性

    C. 抑制黏肽转肽酶的活性，阻止细菌细胞壁的合成

    D. 为二氢叶酸还原酶抑制剂

    E. 干扰细菌蛋白质的合成

3. 下列哪一个药物不是黏肽转肽酶的抑制剂（　　）

    A. 氨苄西林　　　　　　　　B. 氨曲南　　　　　　　　C. 克拉维酸钾

    D. 阿奇霉素　　　　　　　　E. 阿莫西林

4. 半合成青霉素类抗生素的原料是（　　）

    A. 6 - ACA　　　　　　　　B. 6 - APA　　　　　　　　C. 6 - ASA

    D. 7 - APA　　　　　　　　E. 7 - ACA

5. 下列哪个药物属于单环 β-内酰胺类抗生素（　　）

    A. 舒巴坦　　　　　　　　　B. 氨曲南　　　　　　　　C. 克拉维酸

    D. 甲砜霉素　　　　　　　　E. 亚胺培南

6. 下列药物具有十五元内酯环结构的是（　　）

    A. 红霉素　　　　　　　　　B. 螺旋霉素　　　　　　　C. 罗红霉素

    D. 麦迪霉素　　　　　　　　E. 阿奇霉素

7. 克拉霉素属于哪种结构类型的抗生素（　　）

    A. 大环内酯类　　　　　　　B. 氨基糖苷类　　　　　　C. β-内酰胺类

    D. 四环素类　　　　　　　　E. 氯霉素类

8. 对第八对脑神经有损害作用，可引起不可逆耳聋的药物是（　　）

    A. 大环内酯类抗生素　　　　B. 四环素类抗生素　　　　C. 氨基糖苷类抗生素

    D. β-内酰胺类抗生素　　　　E. 氯霉素类抗生素

9. 氯霉素分子中所含的手性碳原子个数为（　　）

    A. 0 个　　　　　　　　　　B. 1 个　　　　　　　　　C. 2 个

    D. 3 个　　　　　　　　　　E. 4 个

10. 能引起骨髓造血系统损伤，产生再生障碍性贫血的药物是（　　）

    A. 氨苄西林　　　　　　　　B. 氯霉素　　　　　　　　C. 红霉素

    D. 阿奇霉素　　　　　　　　E. 阿米卡星

（二）B 型题（每小组 5 个备选答案，备选答案可重复选，也可不选）

    A. 氯霉素　　　　　　　　　B. 硫酸阿米卡星　　　　　C. 米诺环素

    D. 氨苄西林　　　　　　　　E. 罗红霉素

1. β-内酰胺类抗生素（　　）

2. 大环内酯类抗生素（　　）

3. 氨基糖苷类抗生素（　　）

4. 四环素类抗生素（　　）

A. 氯霉素   B. 盐酸多西环素   D. 头孢氨苄

C. 硫酸链霉素   E. 红霉素

5. 结构中含有氨苄基的抗生素 （ ）

6. 结构中含有胍基的抗生素 （ ）

7. 结构中含有二甲氨基的抗生素 （ ）

8. 结构中含有对硝基苯基的抗生素 （ ）

二、简答题

1. 奥格门汀由哪两种药物组成？试说明两者合用起增效作用的机制。

2. 四环素类抗生素为何不能和牛奶等富含金属离子的食物一起服用？

3. 简述氯霉素的结构特点及稳定性，试写出其水解反应产物。

三、实例分析

一位感冒患者对青霉素过敏，服用阿莫西林后，出现药物热、荨麻疹等症状。作为药师的你试分析其原因？应如何治疗？

第十二章 抗肿瘤药

知识要点

本章主要介绍抗肿瘤药的作用机制、分类及典型药物盐酸氮芥、氮甲、环磷酰胺、卡莫司汀、塞替派、白消安、顺铂、氟尿嘧啶、盐酸阿糖胞苷、卡莫氟、巯嘌呤、甲氨蝶呤的名称、化学结构、结构特点、理化性质、作用与用途及贮藏与保存。简单介绍抗肿瘤天然药物及其他抗肿瘤药的种类及代表药物的结构与名称。

抗肿瘤药是指用于抗恶性肿瘤的药物，又称抗癌药。抗肿瘤药按作用机理和来源不同，可分为生物烷化剂、抗代谢物、抗肿瘤天然药物及其他抗肿瘤药。

第一节　生物烷化剂

知识链接

恶性肿瘤的发病特点

恶性肿瘤本身就是一种消耗性疾病，常会引起患者食欲不振、恶心、呕吐、消瘦、骨髓抑制等作用，造成病人免疫功能降低，抗感染能力下降，进而加快肿瘤细胞转移，减弱肿瘤治疗的作用。世界卫生组织曾有一份调查数据表明，恶性肿瘤为当代社会人类死亡的第一杀手，且恶性肿瘤的发病率逐年上升。

生物烷化剂简称烷化剂，在体内能与生物大分子（如 DNA、RNA 和酶等）中的氨基、巯基、羧基、磷酸基等发生共价结合，使细胞结构和生理功能发生变异，抑制细胞分裂，最终导致细胞死亡。

烷化剂属于细胞毒类药物，对肿瘤细胞及增殖较快的正常细胞，如毛发细胞、骨髓细胞、肠上皮细胞、生殖细胞等均有抑制作用，会产生很多严重的副作用，如恶心、呕吐、骨髓抑制、脱发等。

根据化学结构，目前临床上使用的烷化剂类药物可分为氮芥类、亚硝基脲类、乙撑亚胺类、甲磺酸酯类及多元醇类、金属配合物等。

知识链接

氮芥类药物抗肿瘤作用的发现

氮芥类药物的发现源于芥子气。一战期间芥子气作为毒气使用，该物质是一种烷化剂毒剂。后来发现芥子气对淋巴癌有治疗作用，但其对人的毒性太大，不可能作为药物使用，人们对其结构进行改造即得到氮芥类抗肿瘤药。

一、氮芥类

氮芥类是一类含有双-(β-氯乙基)氨基的化合物。一般通式为：

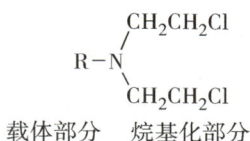

$$R-N \begin{array}{c} CH_2CH_2Cl \\ CH_2CH_2Cl \end{array}$$

载体部分　烷基化部分

结构中双-(β-氯乙基)氨基为烷化基团（氮芥基），是抗肿瘤活性的功能基；R为载体部分，其功能是改善药物在体内的吸收、分布和稳定性，以提高选择性和抗肿瘤活性，降低毒性。

根据载体的不同，可将氮芥类分为脂肪氮芥、芳香氮芥、氨基酸氮芥、杂环氮芥和甾体氮芥等。

盐酸氮芥 Chlormethine Hydrochloride

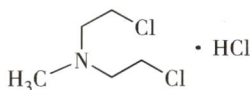

$$H_3C-N \begin{array}{c} Cl \\ Cl \end{array} \cdot HCl$$

1. 结构特点　脂肪氮芥、载体部分为甲基。

2. 理化性质

（1）物理性质　本品为白色结晶性粉末；有引湿性与腐蚀性。本品在水中极易溶解，在乙醇中易溶。熔点为108℃～111℃。

（2）化学性质　本品在碱性溶液中不稳定，易水解生成醇和氯化物而失效，其注射液应调pH 3.0～5.0，且忌与碱性药物配伍。

本品在碳酸氢钠与硫代硫酸钠溶液中共热，放冷，加稀盐酸使成酸性后，再加碘液，黄色不消失。

本品水溶液显氯化物的鉴别反应。

3. 作用与用途　本品是最早用于临床的抗癌药，主要用于治疗淋巴瘤和霍奇金病，对其他肿瘤无效。因选择性差，毒性大，且不能口服，故目前临床很少用。

4. 贮藏与保存　遮光，密封保存。

氮甲　Formylmerphalan

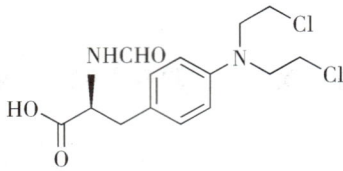

1. 结构特点　芳香氮芥、酰胺键。

2. 理化性质

（1）**物理性质**　本品为白色或类白色结晶性粉末；遇光易变色。本品在水中不溶，在乙醇或丙酮中略溶。熔点为 150℃ ~155℃。

（2）**化学性质**　本品在稀硝酸的酸性条件下，加入硝酸银不发生浑浊，加热煮沸后，溶液显黄色并析出沉淀。

本品在碱性条件下，其酰胺键水解，产生 α - 氨基酸的结构，与茚三酮盐酸溶液共热呈紫红色。

3. 作用与用途　本品临床上主要用于治疗睾丸精原细胞癌，疗效较突出。对多发性骨髓癌疗效较佳，对恶性淋巴瘤也有一定的疗效。

4. 贮藏与保存　避光，密封保存。

环磷酰胺　Cyclophosphamide

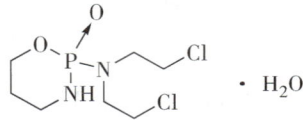

1. 结构特点　杂环氮芥、磷酸酯、磷酰胺杂环。

2. 理化性质

（1）**物理性质**　本品为白色结晶或结晶性粉末；失去结晶水即液化。本品在乙醇中易溶，在水或丙酮中溶解。熔点为 48.5℃ ~52℃。

（2）**化学性质**　本品水溶液不稳定，pH 4.0 ~6.0 时，磷酰胺基不稳定，遇热更易分解，失去生物烷化作用，故应在溶解后短期内使用。

课堂互动

环磷酰胺的注射剂是粉针剂还是水针剂，溶解后是否立即使用？

本品与无水碳酸钠加热熔融后，冷却，滤过，滤液加硝酸使成酸性后，显磷酸盐与氯化物的鉴别反应。

3. 作用与用途　抗肿瘤谱较广，毒性较小，可口服也可静脉给药。临床上主要用于治疗恶性淋巴瘤、急性淋巴细胞白血病、神经母细胞瘤、多发性骨髓瘤等，对乳腺癌、卵巢癌、鼻咽癌也有效。

4. 贮藏与保存　遮光，密封（供口服用）或严封（供注射用），在30℃以下保存。

二、亚硝基脲类

亚硝基脲类是一类具有 β-氯乙基亚硝基脲结构的化合物，具有广谱抗肿瘤活性。由于 N-亚硝基的存在，使得亚硝基的氮原子与相邻碳原子之间的键变得不稳定，在生理 pH 环境下易发生分解，生成亲核性试剂，与 DNA 发生烷化反应。又因 β-氯乙基具有较强的亲脂性，易通过血脑屏障进入脑脊液，因此特别适宜中枢神经系统的恶性肿瘤。目前临床上广泛应用的有卡莫司汀、洛莫司汀等。

卡莫司汀　Carmustine

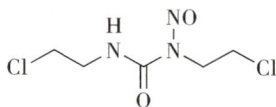

1. 结构特点　含有脲、在脲的两个 N 上各有一个氯乙基。

2. 理化性质

（1）物理性质　本品为无色至微黄色或微黄绿色的结晶或结晶性粉末；无臭。本品在甲醇或乙醇中溶解，在水中不溶。熔点为30℃~32℃，熔融时同时分解。

（2）化学性质　本品对酸、碱均不稳定，与氢氧化钠溶液加热水解，用稀硝酸酸化后，再加硝酸银试液，可生成白色的氯化银沉淀。

3. 作用与用途　抗肿瘤药，临床上用于治疗脑瘤及转移性脑瘤、淋巴肉瘤、肺癌和霍奇金病等，与其他抗肿瘤药合用可增强疗效。但有迟发性和累积性骨髓抑制的副作用。

4. 贮藏与保存　避光，严封，在冷处保存。

三、乙撑亚胺类

脂肪氮芥类药物是通过转变成乙撑亚胺离子而发挥烷基化作用的。根据这一作用机制，人们设计合成了一系列含有活性的乙撑亚胺基的烷化剂。这类药物主要有替派和塞替派，前者用于白血病的治疗，后者为膀胱癌的首选药物。

塞替派　Thiotepa

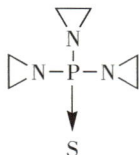

1. 结构特点　硫代磷酰胺、氮杂环丙环基。

2. 理化性质

（1）物理性质　本品为白色鳞片状结晶或结晶性粉末；无臭或几乎无臭。本品在水、乙醇或三氯甲烷中易溶，在石油醚中略溶。熔点为52℃~57℃。

（2）化学性质　本品不稳定，遇酸后乙撑亚胺环易破裂生成聚合物而失效。

本品水溶液加入稀硝酸及高锰酸钾试液，分子中的硫元素氧化为硫酸盐，再加氯化钡则产生白色硫酸钡沉淀。

本品水溶液与硝酸共热后，分解产生磷酸盐，加入钼酸铵试液，产生淡黄色沉淀，变为蓝绿色。

3. 作用与用途　抗肿瘤药，临床上主要用于治疗卵巢癌、乳腺癌、消化道癌和膀胱癌，由于可直接注射入膀胱，故为治疗膀胱癌的首选药。本品由于含有体积较大的硫代磷酰基，脂溶性大，对酸不稳定，故不能口服，须通过静脉注射给药。本品进入体内后迅速分布到全身，在肝脏中很快被肝脏 P450 酶系代谢生成替派而发挥作用，因此塞替派为前药，替派为母药。

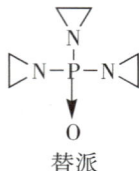
替派

4. 贮藏与保存　遮光，密封，在冷处保存。

案例分析

案例：《中国药典》2010 年版收载的塞替派制剂只有塞替派注射液一种，试分析原因及作用机制。

分析：塞替派分子结构中含有体积较大的硫代磷酰基，脂溶性大，对酸不稳定，故不能口服，须通过静脉注射给药。本品进入体内后迅速分布到全身，在肝脏中很快被肝脏 P450 酶系代谢生成替派而发挥作用，因此塞替派为前药，替派为母药。

四、甲磺酸酯及多元醇类

白消安　Busulfan

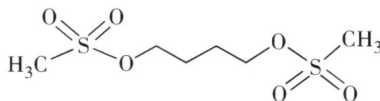

1. 结构特点　丁二醇与甲磺酸的双酯。

2. 理化性质

（1）物理性质　本品为白色结晶性粉末；几乎无臭。本品在丙酮中溶解，在水或乙醇中微溶。熔点为114℃~118℃。

（2）化学性质　本品在碱性条件下不稳定，易发生水解，遇热水解加速。其水解产物遇氯化钡溶液可产生白色沉淀。

本品在氢氧化钠中水解生成丁二醇，再脱水生成具有乙醚样特臭的四氢呋喃。

3. 作用与用途　抗肿瘤药，临床上主要用于治疗慢性粒细胞白血病，其治疗效果优于放射治疗。但主要不良反应为消化道反应和骨髓抑制。

4. 贮藏与保存　密封保存。

五、金属配合物

自1969年首次报道顺铂对动物肿瘤有强烈的抑制作用后，引起人们对金属配合物在抗肿瘤方面研究的重视，便合成了大量金属化合物，其中尤以铂的配合物引起人们的极大关注。常用的有顺铂、卡铂和奥沙利铂等。顺铂为目前已被公认治疗睾丸癌和卵巢癌的一线药物；卡铂是第二代铂配合物，在治疗小细胞肺癌、卵巢癌方面效果比顺铂好，毒性较低；奥沙利铂是第一个上市的抗肿瘤手性铂配合物，对结肠癌疗效较好，与多种抗肿瘤药物合用有较好的相加和协同作用。

顺铂　Cisplatin

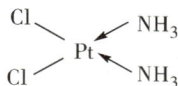

1. 结构特点　配位化合物、含金属元素铂。

2. 理化性质

（1）物理性质　本品为亮黄色至橙黄色的结晶性粉末；无臭。本品在二甲基亚砜中易溶，在二甲基甲酰胺中略溶，在水中微溶，在乙醇中不溶。

（2）化学性质　本品加硫酸即显灰绿色。

本品的水溶液加硫脲后，加热显黄色。

3. 作用与用途　抗肿瘤药，临床上用于治疗膀胱癌、前列腺癌、肺癌、头颈部癌、乳腺癌、恶性淋巴癌和白血病等。

4. 贮藏与保存　避光，密封保存。

第二节　抗代谢抗肿瘤药

抗代谢抗肿瘤药是通过抑制肿瘤细胞生存和复制所必需的代谢途径，导致肿瘤细胞死亡。由于肿瘤组织与正常组织之间，核酸合成代谢的拮抗作用并无明显的差异，故该类药物的选择性差，对人体增殖较快的正常组织如骨髓、消化道黏膜等带来明显的毒性。抗代谢药的抗肿瘤谱比较窄，临床上多数用于治疗白血病，但对某些实体瘤也有一定的疗效。

常用抗代谢抗肿瘤药可分为三类：嘧啶类、嘌呤类和叶酸类。

一、嘧啶类

尿嘧啶渗入肿瘤组织的速度比其他嘧啶快，利用生物电子等排原理，用卤素原子代替氢原子合成了一系列卤代尿嘧啶的衍生物，其中以氟尿嘧啶的抗肿瘤活性最好，可作为治疗实体肿瘤的首选药物，但毒性较大。采用前药原理合成了大量 5 - 氟尿嘧啶的衍生物，其中效果较好的有替加氟、卡莫氟等。后又在深入研究尿嘧啶的结构改造时发现了胞嘧啶类的盐酸阿糖胞苷，在治疗急性白血病，特别是对急性粒细胞白血病效果较佳。

氟尿嘧啶　**Fluorouracil**

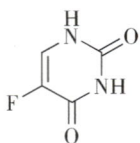

1. 结构特点　嘧啶二酮、5 位 F。

2. 理化性质

（1）物理性质　本品为白色或类白色结晶或结晶性粉末。本品在水中略溶，在乙醇中微溶，在三氯甲烷中几乎不溶；在稀盐酸或氢氧化钠溶液中溶解。

（2）化学性质　本品结构中有双键，遇溴试液可发生加成反应，使溴液的颜色消失；加氢氧化钡试液，生成紫色沉淀。

本品遇强氧化剂重铬酸钾的硫酸溶液，微热后生成氢氟酸，使玻璃表面受到腐蚀，造成溶液流动不滑畅而类似油垢存在于试管壁上。

3. 作用与用途　本品抗肿瘤谱广，对绒毛膜上皮癌、恶性葡萄胎有显著疗效，对结肠癌、直肠癌、胃癌、乳腺癌及头颈部癌也有效，是治疗实体肿瘤的首选药物。

4. 贮藏与保存　遮光，密封保存。

盐酸阿糖胞苷　**Cytarabine Hydrochloride**

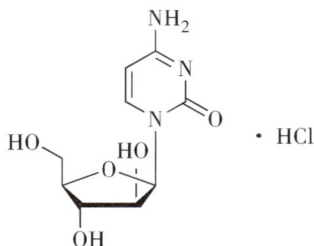

1. 结构特点　胞嘧啶。

2. 理化性质

（1）物理性质　本品为白色至类白色细小针状结晶或结晶性粉末。本品在水中极易溶解，在乙醇中略溶，在乙醚中几乎不溶。熔点为 189℃ ~ 195℃，熔融时同时分解。

（2）**化学性质** 本品的水溶液显氯化物的鉴别反应。

3. 作用与用途 本品在血及组织中很容易被胞嘧啶脱氨酶迅速脱氨形成阿糖尿苷而失去活性。临床上主要用于治疗急性粒细胞白血病，与其他抗肿瘤药合用可提高疗效。

4. 贮藏与保存 密封，避光，在冷处保存。

卡莫氟 Carmofur

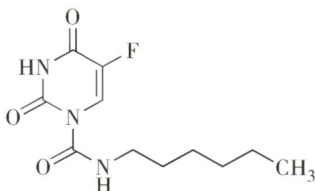

1. 结构特点 尿嘧啶、有机氟、酰胺键。

2. 理化性质

（1）**物理性质** 本品为白色结晶性粉末；无臭，无味。本品在二甲基甲酰胺中极易溶解，在三氯甲烷中易溶，在甲醇或乙醇中微溶，在水中几乎不溶。熔点为 110℃ ~ 114℃，熔融时同时分解。

（2）**化学性质** 取三氧化铬的饱和硫酸溶液于小试管中，转动试管使溶液均匀涂于管壁。再取本品少许微热，转动试管，溶液不能再均匀涂于管壁而出现类似油垢存在于管壁。这是有机氟转变为无机氟化物，氢氟酸腐蚀玻璃所致。

3. 作用与用途 本品为氟尿嘧啶的前体药物，其抗肿瘤谱较广，治疗指数高，临床上主要用于治疗胃癌、结肠癌、直肠癌、乳腺癌，对结肠癌和直肠癌的效果较好。

4. 贮藏与保存 避光，密封保存。

二、嘌呤类

腺嘌呤和鸟嘌呤是脱氧核糖核酸（DNA）和核糖核酸（RNA）的主要组分，次黄嘌呤是腺嘌呤和鸟嘌呤合成的重要中间体。嘌呤类抗代谢物主要是次黄嘌呤和鸟嘌呤的衍生物，最早应用于抗肿瘤的次黄嘌呤衍生物是巯嘌呤。因其不溶于水和起效慢，且有耐药性，后又合成了它的前体药物磺巯嘌呤钠。

巯嘌呤 Mercaptopurine

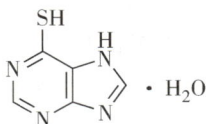

1. 结构特点 嘌呤核、6 位巯基。

2. 理化性质

（1）**物理性质** 本品为黄色结晶性粉末；无臭，味微甜。本品在水或乙醇中极微溶解，在乙醚中几乎不溶。

（2）化学性质　本品的乙醇溶液与醋酸铅作用，生成黄色的巯嘌呤铅盐沉淀。

本品分子中的巯基可与氨反应生成铵盐而溶解，遇硝酸银试液生成不溶于热硝酸的巯嘌呤银的白色沉淀。

本品分子中的巯基，可被硝酸氧化生成6-嘌呤亚磺酸，进一步氧化生成黄色6-嘌呤磺酸，再与氢氧化钠作用生成黄棕色的6-嘌呤磺酸钠。

3. 作用与用途　抗肿瘤药，临床上用于治疗各种急性白血病，对绒毛膜上皮癌、恶性葡萄胎也有一定疗效。

4. 贮藏与保存　遮光，密封保存。

三、叶酸类

叶酸是核酸生物合成的代谢物，也是红细胞生长发育的重要因子，临床上用于抗贫血。但叶酸缺乏时白细胞减少，因此叶酸的拮抗剂可用于缓解急性白血病。目前临床使用的叶酸拮抗剂主要是二氢叶酸还原酶抑制剂，如甲氨蝶呤、氨基蝶呤和三甲曲沙。甲氨蝶呤主要用于治疗绒毛膜上皮癌和恶性葡萄胎；氨基蝶呤主要用于治疗银屑病；三甲曲沙主要用于治疗非小细胞性支气管癌、乳腺癌、急性白血病和头颈部肿瘤。

甲氨蝶呤　Methotrexate

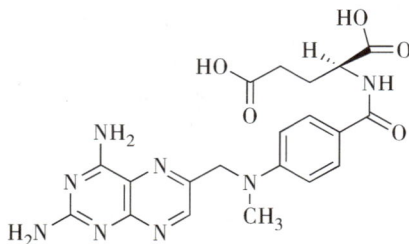

1. 结构特点　蝶呤酸和谷氨酸形成的酰胺。

2. 理化性质

（1）物理性质　本品为橙黄色结晶性粉末。本品在水、乙醇、三氯甲烷或乙醚中几乎不溶；在稀碱溶液中易溶，在稀盐酸中溶解。

（2）化学性质　本品结构中的酰胺基在强酸性溶液中不稳定，易水解生成蝶呤酸和谷氨酸而失去活性。

3. 作用与用途　本品临床上主要用于治疗急性白血病、绒毛膜上皮癌和恶性葡萄胎，对乳腺癌、宫颈癌、消化道癌、恶性淋巴癌和头颈部肿瘤也有一定的疗效。

4. 贮藏与保存　避光，密封，在阴凉处保存。

第三节 抗肿瘤天然药物及其他抗肿瘤药物

一、抗肿瘤天然药物

天然抗肿瘤药物主要有植物有效成分和抗生素两类。

（一）抗肿瘤植物有效成分

从植物中寻找抗肿瘤药物，已成为国内外抗癌药物研究的重要组成部分，虽说它们表现出良好的抗肿瘤活性，但因毒性大、来源有限，于是，人们对这些植物有效成分进行结构改造，以期得到更好的药物。

这类药物主要是一些从植物中提取得到的抗肿瘤成分，或在其有效成分基础上进行结构修饰而得到的一些半合成药物，主要有喜树碱类、长春碱类、鬼臼毒素类、紫杉烷类等。

1. 喜树碱类 从喜树中分离得到喜树碱和羟基喜树碱，对消化系统肿瘤如胃癌、结肠癌、直肠癌等有效，对白血病、葡萄胎和绒毛膜上皮癌也有作用，但毒性大、水溶性差。于是对喜树碱进行结构修饰，合成了水溶性更大的拓扑替康和伊立替康。

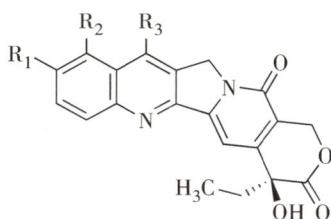

	R_1	R_2	R_3
喜树碱	—H	—H	—H
羟基喜树碱	—OH	—H	—H
伊立替康	—O—C(O)—N(哌啶)N(哌啶)	—H	—C_2H_5
拓扑替康	—OH	—$CH_2N(CH_3)_2$	—H

2. 长春碱类 从长春花中分离得到长春碱和长春新碱，对淋巴白细胞有较好的疗效，临床上常用其硫酸盐。对长春碱进行结构改造，合成了长春地辛和长春瑞滨。其中酒石酸长春瑞滨对肺癌，尤其是非小细胞肺癌疗效显著，对乳腺癌、卵巢癌和食道癌也有一定的疗效，对神经系统的毒性比长春碱和长春新碱低。

3. 鬼臼毒素类 从喜马拉雅鬼臼和美鬼臼的根茎中分离得到鬼臼毒素，是一种有效的抗肿瘤成分，但毒性较大，不能用于临床。经结构改造获得依托泊苷和替尼泊苷。

依托泊苷和替尼泊苷临床上都用于治疗小细胞肺癌、淋巴瘤、睾丸癌和急性粒细胞白血病等，但是二者略有区别，依托泊苷对小细胞肺癌疗效显著，为小细胞肺癌化疗首选药物；替尼泊苷脂溶性高，易通过血脑屏障，为脑瘤首选药物。

4. 紫杉烷类　从美国西海岸的短叶红豆杉树皮中提取得到的紫杉醇，为广谱抗肿瘤药，临床主要用于治疗卵巢癌、乳腺癌和非小细胞肺癌，为治疗难治性卵巢癌和乳腺癌的有效药物之一。对其进行结构改造，合成了多西他赛，其水溶性比紫杉醇好，抗肿瘤谱更广，对除肾癌、结肠癌和直肠癌以外的其他实体肿瘤都有效。

（二）抗肿瘤抗生素

抗肿瘤抗生素是由微生物产生的具有抗肿瘤作用的化学物质。按化学结构可分为多肽类和醌类，它们大多是直接作用于 DNA 或嵌入 DND 干扰模板的功能，为细胞周期非特异性药物。

1. 多肽类抗生素　主要有放线菌素 D、博来霉素、平阳霉素等。放线菌素 D 是由放线菌产生的一类多肽抗肿瘤药物，临床上主要用于治疗恶性葡萄胎、绒毛膜上皮癌、淋巴瘤和肾母细胞瘤等；博来霉素和平阳霉素都是从放线菌培养物中分离得到的，两者仅各组分间比例不同，作用机制相同，临床主要用于治疗鳞状上皮细胞癌、宫颈癌和脑癌，若与放射治疗合并应用，效果更好。

2. 醌类抗生素　主要包括蒽醌类的多柔比星、柔红霉素、表柔比星和米托蒽醌；醌类的丝裂霉素 C。多柔比星为广谱抗肿瘤药，临床上主要用于治疗乳腺癌、甲状腺癌、肺癌、卵巢癌等实体肿瘤；柔红霉素的作用与多柔比星相同，临床上主要用于治疗急性粒细胞白血病及急性淋巴细胞白血病；米托蒽醌是人工合成品，其抗癌活性为多柔比星的 5倍，心脏毒性小，临床上主要用于治疗晚期乳腺癌和成人急性非淋巴细胞白血病复发；丝裂霉素 C 对各种腺癌（胃、胰腺、乳腺等）均有效，对某些头颈癌和骨髓性白血病也有效，由于能引起骨髓抑制的毒性反应，故较少单独使用，常与其他抗癌药合用治疗胃癌。

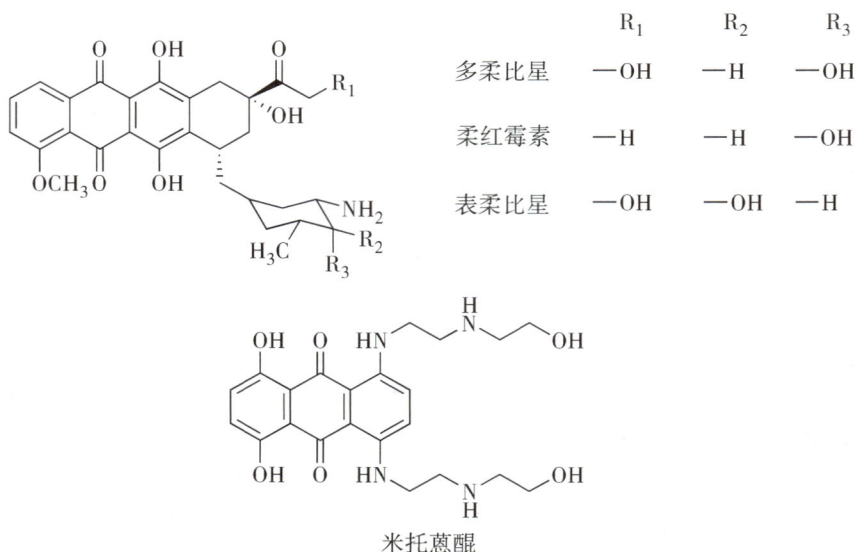

	R$_1$	R$_2$	R$_3$
多柔比星	—OH	—H	—OH
柔红霉素	—H	—H	—OH
表柔比星	—OH	—OH	—H

米托蒽醌

二、其他抗肿瘤药物

现代研究发现，某些肿瘤的生长依赖于体内激素水平，如乳腺癌、前列腺癌、宫颈癌、卵巢癌、睾丸癌和甲状腺癌等的发生都与相应激素失调有关。因此，用激素或其拮抗剂调节体内激素水平，可抑制这些肿瘤生长，而且无骨髓抑制等毒副作用，但激素作用广泛，不良反应较多，应用时需特别注意。

目前，治疗肿瘤的激素类药物主要有他莫昔芬、氟他米特、肾上腺皮质激素、雄激素、雌激素及促性腺激素释放激素同类物如亮丙瑞林、戈舍瑞林、布舍瑞林等。他莫昔芬主要用于雌激素受体阳性的晚期乳癌，是停经后晚期乳腺癌的首选药物；氟他米特在临床上与促性腺激素释放激素的同类物如亮丙瑞林合用用于转移性前列腺癌；肾上腺皮质激素主要用于儿童急性白血病和儿童、成人恶性淋巴瘤；雄激素主要用于晚期乳腺癌，有骨转移者疗效更好；雌激素主要用于前列腺癌和前列腺肥大；促性腺激素释放激素同类物如亮丙瑞林、戈舍瑞林、布舍瑞林等主要用于晚期前列腺癌和乳腺癌。

同步训练

一、选择题

（一）A 型题（单选题）

1. 环磷酰胺为下列哪类抗肿瘤药（　　　）
   A. 氮芥类　　　　　　　　　　B. 乙撑亚胺类　　　　　　　C. 亚硝酸脲类
   D. 嘧啶类　　　　　　　　　　E. 叶酸类

2. 氮甲属于氮芥中的（　　　）
   A. 脂肪氮芥　　　　　　　　　B. 芳香氮芥　　　　　　　　C. 氨基酸氮芥
   D. 杂环氮芥　　　　　　　　　E. 甾体氮芥

3. 下列药物属于抗代谢抗肿瘤药物的是（　　　）
   A. 环磷酰胺　　　　　　　　　B. 塞替派　　　　　　　　　C. 卡莫司汀
   D. 氮甲　　　　　　　　　　　E. 巯嘌呤

4. 下列药物中不属于烷化剂类抗肿瘤药物的是（　　　）
   A. 氮甲　　　　　　　　　　　B. 氟尿嘧啶　　　　　　　　C. 塞替派
   D. 卡莫司汀　　　　　　　　　E. 环磷酰胺

5. 关于氟尿嘧啶叙述错误的是（　　　）
   A. 结构中有烯键，可使溴试液的红色消退
   B. 抗代谢物类抗肿瘤药物
   C. 稀盐酸或氢氧化钠溶液中不溶解
   D. 水中略溶
   E. 白色或类白色结晶或结晶性粉末

6. 下列在氨试液中与硝酸银作用可生成白色沉淀的药物是（　　　）

A. 环磷酰胺　　　　　　　　B. 尼莫司汀　　　　　　　　C. 顺铂
D. 氟尿嘧啶　　　　　　　　E. 巯嘌呤

7. 治疗膀胱癌的首选药物是（　　　）
    A. 塞替派　　　　　　　　　B. 巯嘌呤　　　　　　　　C. 硫酸长春新碱
    D. 环磷酰胺　　　　　　　　E. 紫杉醇

8. 下列白色结晶药物失去结晶水后会发生液化的是（　　　）
    A. 氮甲　　　　　　　　　　B. 氟尿嘧啶　　　　　　　C. 塞替派
    D. 环磷酰胺　　　　　　　　E. 卡莫司汀

9. 下列药物结构中含有磷元素的是（　　　）
    A. 氟尿嘧啶　　　　　　　　B. 氮甲　　　　　　　　　C. 塞替派
    D. 顺铂　　　　　　　　　　E. 巯嘌呤

10. 硫酸长春新碱是（　　　）
    A. 生物烷化剂　　　　　　　B. 金属抗肿瘤药　　　　　C. 抗肿瘤药植物有效成分
    D. 抗代谢抗肿瘤药　　　　　E. 抗生素类抗肿瘤药

（二）B 型题（每小组 5 个备选答案，备选答案可重复选，也可不选）

A. 生物烷化剂抗肿瘤药　　　B. 嘧啶类抗代谢抗肿瘤药　　C. 嘌呤类抗代谢抗肿瘤药
D. 抗肿瘤植物有效成分　　　E. 抗生素类抗肿瘤药

1. 巯嘌呤属于（　　　）
2. 白消安属于（　　　）
3. 氟尿嘧啶属于（　　　）
4. 放线菌素 D 属于（　　　）
5. 长春新碱属于（　　　）

A. 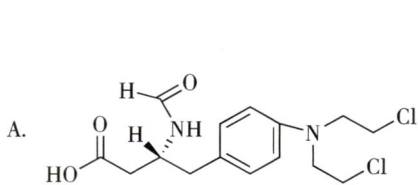　　　　　　B.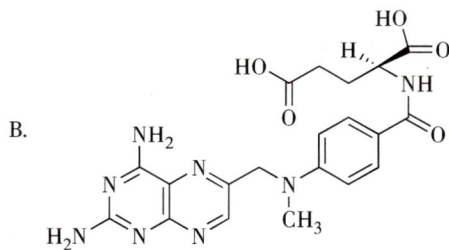

C. 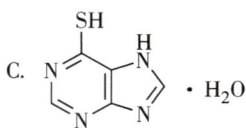　　　　　　D.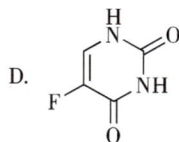

E.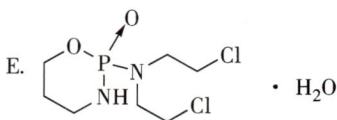

6. 氮甲的化学结构为（　　　）
7. 环磷酰胺的化学结构为（　　　）

8. 氟尿嘧啶的化学结构为 （   ）

9. 巯嘌呤的化学结构为 （   ）

10. 甲氨蝶呤的化学结构为 （   ）

二、简答题

1. 写出氮芥类药物的结构通式，并说明其结构中载体部分的作用及类型。

2. 简述抗代谢抗肿瘤药的结构分类及其代表药物的名称。

三、实例分析

环磷酰胺以对人体毒性小，对肿瘤选择性高为特点，已成为氮芥类药物中应用最广的药物之一，试从药物结构分析其原因。

第十三章 激素及降血糖药

知识要点

本章重点介绍甾体激素的结构特点和分类；学习典型药物雌二醇、炔雌醇、己烯雌酚、甲睾酮、苯丙酸诺龙、黄体酮、炔诺酮、米非司酮、醋酸氢化可的松、醋酸地塞米松、胰岛素、甲苯磺丁脲、格列本脲、盐酸二甲双胍、罗格列酮的结构、结构特点、理化性质、作用与用途及贮藏与保存。还将介绍阿卡波糖、伏格列波糖的结构、临床用途。

激素（荷尔蒙）是由内分泌腺上皮细胞或内分泌细胞分泌的一类高效生物活性物质。它直接进入血液或淋巴液被带到特定的靶器官或靶组织中，通过与受体结合而产生生理作用。目前有治疗价值的激素类药物有前列腺素、肾上腺素、甾体激素、肽类激素等。本章介绍的激素类药物包括甾体激素和胰岛素，胰岛素属于肽类激素，临床中主要用于治疗糖尿病，本章还要介绍非激素类口服降糖药。

第一节 甾体激素

甾体激素是指含有甾体母核结构的激素，具有极重要的医药价值，在维持生命，调节性功能，对机体发育、免疫调节、皮肤疾病治疗及生育控制方面有重要作用，已经成为临床常用药物。

一、简介

甾体激素又称类固醇激素，按照药理作用分类可分为性激素和肾上腺皮质激素，性激素又包括雌激素、雄激素和孕激素；按照化学结构可分为雌甾烷、雄甾烷及孕甾烷类化合物。

（一）基本结构

甾类的化学结构均具有由 A、B、C、D 四个环稠合而成的环戊烷并多氢菲母核。A、B、C 环构成部分氢化的菲环，D 环为五元环戊烷。通常在 A/B 环稠合处（C-10）及 C/D 环稠合处（C-13）各有一个角甲基（编号分别为 C-19；C-18），角甲基通常用实线表示。多数甾类在 D 环 17 位有侧链。甾核四个环中 C-5、C-8、C-9、C-10、C-13、C-14 为手性 C 原子，

三种甾烷结构的特征见表 13-1。

13-1　三种甾烷的结构特征

基本母核			
母核名	雌甾烷	雄甾烷	孕甾烷
化学结构			
C-13 角甲基（18 位）	有	有	有
C-10 角甲基（19 位）	无	有	有
C-17 乙基（20、21 位）	无	无	有

（二）一般性质

甾体激素一般为白色结晶性粉末，在水、石油醚中难溶，在乙醚、丙酮、三氯甲烷等极性有机溶剂中溶解；有光学活性，常将测定比旋度作为该类药物鉴定的依据之一。甾体激素的化学性质与其所含的官能团有密切关系，常见的官能团有羰基、α-醇酮基、甲基酮、羟基、炔基等。

1. 甾环与强酸的呈色反应　甾体激素与硫酸、磷酸、高氯酸等作用可呈色，特别是与硫酸的呈色反应应用较广，一些甾类药物与硫酸的呈色及荧光见表 13-2。

表 13-2　甾体药物与硫酸的呈色反应

药物名称	浓硫酸		加水稀释
	颜色	荧光颜色	
雌二醇	绿	黄绿	红色
炔雌醇	橙红	黄绿（反射光）	玫瑰红色絮状沉淀
甲睾酮	黄	黄绿	暗黄、淡绿色荧光
炔诺酮	红褐	黄绿	黄褐色沉淀
氢化可的松	棕黄→红	绿	黄→橙黄，微带绿色荧光
醋酸氢化可的松	黄→棕黄	绿	-
地塞米松	淡红棕	-	颜色消失

2. 羰基的反应　含有羰基的甾类药物可与 2,4-二硝基苯肼、硫酸苯肼或异烟肼等

生成有色的腙衍生物；还可与羟胺或氨基脲生成具一定熔点的肟或缩氨脲，测定这些生成物的熔点，用于本类药物的鉴别。

3. α‑醇酮基的反应　C‑17 位 α‑醇酮基具有还原性，可与多种氧化剂发生反应，如与碱性酒石酸铜试液反应生成砖红色的氧化亚铜沉淀。

4. 甲基酮的反应　甾体药物含有甲基酮和亚甲基酮，在碱性条件下与亚硝基铁氰化钠作用，生成蓝紫色复合物，可用于定性鉴别，如黄体酮。

5. 羟基反应　甾体药物分子中的 C‑3、C‑17、C‑21 位等常有羟基，可与醋酸等有机酸生成具有一定熔点的酯；生成的酯在碱性条件下与羟胺作用，生成异羟肟酸，再在酸性条件下与高铁离子配合，呈紫红色。

二、雌激素及抗雌激素类药物

雌激素是由雌性动物卵巢分泌的性激素，能促进雌性动物第二性征的发育和性器官成熟，还与孕激素一起完成性周期、妊娠、哺乳等，临床上用于治疗女性性功能疾病、更年期综合征、骨质疏松症。雌激素可分为甾体雌激素及非甾体雌激素。

天然甾体雌激素的结构特点为：属于雌甾烷类结构，A 环为苯环，C‑3 位有酚羟基（或羟基与酸形成的酯），C‑17 位有羟基（或羟基与酸形成的酯）或酮基。

（一）雌激素类药物

雌酮是在孕妇尿中分离得到的第一个雌激素，不久又从妊娠哺乳动物尿中发现雌三醇，最后才把活性更高的雌二醇分离出来。三种天然雌激素中雌二醇的生物活性最高，其次是雌酮，最低的是雌三醇，三者在体内可相互转化。雌二醇不稳定，在肝及胃肠道中受微生物降解迅速失活，因而不能口服，作用时间短。

1. 炔化和醚化　在雌二醇 17α 位引入乙炔基，使空间位阻增加，在肝脏中阻碍了酶对药物的氧化代谢，使之能口服，得到炔雌醇。将炔雌醇 3 位羟基进一步醚化，得到炔雌醚，不但可以口服，还增加了脂溶性，贮存在人体脂肪中缓慢释放，作用时间延长。

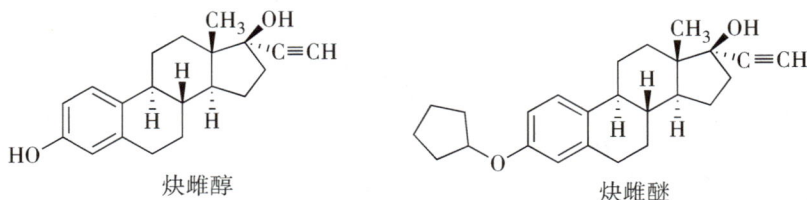

炔雌醇　　　　　　　　　　　炔雌醚

2. 酯化（成为前药）　将雌二醇 C‑3 位酚羟基或 C‑17 位羟基进行酯化，虽然活性有所减弱，但其在体内被酯酶缓慢水解释放出雌二醇，达到延长作用时间的目的，如苯甲酸雌二醇、戊酸雌二醇。

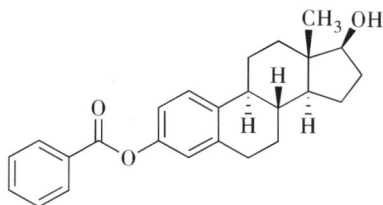

苯甲酸雌二醇　　　　　　　　　　　　　戊酸雌二醇

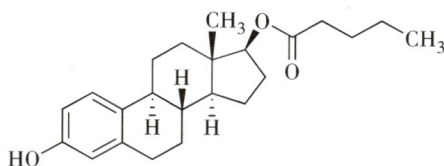

3. 雌激素合成代用品　鉴于天然雌激素的来源有限，人们寻找到非天然雌激素的合成代用品己烯雌酚，其反式立体结构的两个官能团的空间距离与雌二醇相同，都是0.855nm，药理作用与雌二醇相近，顺式己烯雌酚的活性仅为反式的1/10。

（二）抗雌激素类药物

在研究己烯雌酚类雌激素的过程中，发现了三苯乙烯类化合物如他莫昔芬，与雌激素受体有强而持久的结合力，但不能产生雌激素效应，因而有拮抗雌激素的作用，这类药物被广泛应用于乳腺癌、骨质疏松等的治疗。

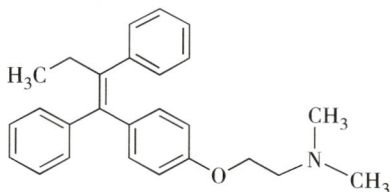

他莫昔芬

（三）典型药物

表 13 – 3　雌二醇（天然）和炔雌醇（半合成）在结构、性质等方面的比较

药物名称	雌二醇　Estradiol	炔雌醇　Ethinylestradiol
结构式		
结构特点	雌甾烷母核、C – 3 – 酚羟基、C – 17 – β – OH	
		C – 17 – α – 乙炔基
物理性质	本品为白色或乳白色结晶性粉末；无臭。本品在二氧六环或丙酮中溶解，在乙醇中略溶，在水中不溶。熔点为175℃～180℃	本品为白色或类白色结晶性粉末；无臭。本品在乙醇、丙醇、乙醚中易溶，在三氯甲烷中溶解，在水中不溶。熔点为180℃～186℃
	具有右旋光性	具有左旋光性

续表

药物名称	雌二醇　Estradiol	炔雌醇　Ethinylestradiol
化学性质	本品与硫酸作用显黄绿色荧光，加三氯化铁呈草绿色，加水稀释，变为红色	本品在硫酸中显橙红色，于反射光下呈黄绿色荧光，加水稀释后成玫瑰红色絮状沉淀
	本品的氢氧化钠溶液与苯甲酰氯反应生成雌二醇苯甲酸酯，熔点为190℃～196℃	本品在碱性条件下与苯甲酰氯反应，生成炔雌醇苯甲酸酯，熔点为201℃
	 雌二醇苯甲酸酯	 炔雌醇苯甲酸酯
		本品的乙醇溶液遇硝酸银试液产生白色的炔雌醇银沉淀。
作用与用途	本品用于治疗卵巢功能不全所引起的病症，如更年期障碍，月经不调及子宫发育不全等	本品为口服、高效、长效的雌激素，活性为雌二醇的10～20倍。临床用于补充雌激素不足，月经紊乱、更年期综合征，还用于前列腺癌等。与孕激素配伍制成口服避孕药
贮藏和保管	遮光，密封保存	

案例分析

　　案例：雌二醇口服无效，炔雌醇不仅口服有效，且活性是雌二醇的10～20倍，试根据所学分析原因。

　　分析：在雌二醇17α位引入乙炔基后，使仲醇变成了叔醇，增加了空间位阻，使17β-羟基在肝脏中不易发生氧化代谢和17β-羟基的硫酸酯化代谢反应，稳定性增强，并且在胃肠道中可抵御微生物的降解作用，可口服。

己烯雌酚　Diethylstilbestrol

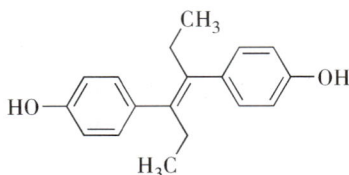

1. 结构特点　两个酚羟基、烯键、反式结构。

2. 理化性质

(1) 物理性质　本品为无色结晶或白色结晶性粉末；几乎无臭。本品在甲醇中易溶，在乙醇、乙醚或脂肪油中溶解，在三氯甲烷中微溶，在水中几乎不溶，在稀氢氧化钠溶液中溶解。

（2）**化学性质**　本品分子中具有酚羟基，本品的稀乙醇溶液，加三氯化铁溶液，生成绿色配合物，缓缓变成黄色。

本品与硫酸显橙黄色，加水稀释后颜色消失。

本品与醋酐、无水吡啶加热生成二乙酰己烯雌酚，干燥后，熔点为 121℃～124℃。

3. 作用与用途　本品口服吸收良好，其作用为雌二醇的 2～3 倍，临床用途与雌二醇相同。主要用于卵巢功能不全或垂体功能异常引起的月经紊乱，也可作为应急事后避孕药。大剂量可用于治疗前列腺癌。

4. 贮藏与保存　遮光，密封保存。

📘 课堂互动

请分析雌二醇、炔雌醇和炔雌醚，哪个药物在体内代谢更加缓慢、药效更持久？

三、雄激素和蛋白同化激素类药物

雄激素主要由睾丸产生，具有雄性活性和蛋白同化活性。雄性活性可维持雄性生殖器官的发育及促进第二性征的发育，临床上用于内源性激素分泌不足的补充治疗；蛋白同化活性，能抑制蛋白质的分解代谢，促进蛋白质的合成和骨质形成，从而使肌肉增长，体重增加，临床上用于治疗病后虚弱、营养不良、消耗性疾病等。

雄激素的结构特点为：属于雄甾烷类结构，含有 4－烯－3－酮的结构（C－3 位有酮基，C－4 位上有双键），17β 位有羟基或羟基与羧酸形成的酯。

（一）雄激素类药物

1931 年，Butenandt 从男性尿液中提取分离到雄酮。1935 年，David 从公牛睾丸中提取得到睾酮的纯品。这是两个最早获得的天然雄激素。

睾酮作用时间短，易在消化道被破坏，因此口服无效。针对这些缺点，对睾酮进行一系列的改造。将睾酮的 17β 位羟基酯化，使脂溶性增加，吸收缓慢而作用时间延长，如丙酸睾酮。在 17α 位引入甲基，使空间位阻增加，仲醇基变成叔醇基，不易被氧化代谢，稳定性增加，口服有效，如甲睾酮。

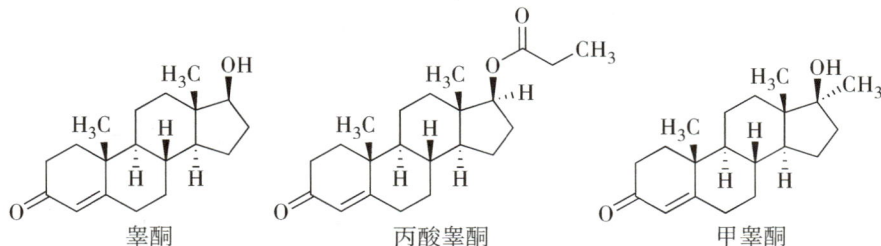

睾酮　　　丙酸睾酮　　　甲睾酮

案例分析

案例：睾酮每日给药 1~2 次，制成前药睾酮 17 - 丙酸酯即丙酸睾酮，每周注射 2~3 次，减少了使用次数。试分析原因。

分析：将药物酯化或酰化成酯或成酰胺，被机体吸收后，在血液中酯酶或酰胺酶的作用下，缓慢水解放出原药，延长了原药在体内存留时间，从而使药物作用时间延长，这也是前药修饰的目的之一。

（二）蛋白同化激素类药物

雄性激素的结构专一性很强，对睾酮的结构稍做改变，如 C - 10 位角甲基去掉、对 A 环进行改造、C - 2 位引入取代基、A 环 2,3 位并入五元杂环、C - 4 位引入卤素等就可使雄性激素活性降低，蛋白同化活性增加，从而得到蛋白同化激素，如苯丙酸诺龙、羟甲稀龙、司坦唑醇等。

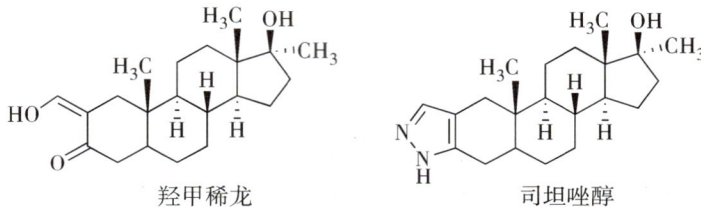

羟甲稀龙　　　　　　　　　司坦唑醇

（三）典型药物

甲睾酮　Methyltestosterone

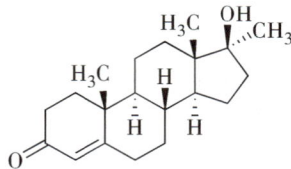

1. 结构特点　雄甾烷母核、17α 位引入甲基、4 - 烯 -3 - 酮结构、C - 17 位 β - OH。

2. 理化性质

（1）物理性质　本品为白色或类白色结晶性粉末；无臭，无味；微有引湿性；本品在乙醇、丙酮、三氯甲烷中易溶，在乙醚中略溶，在植物油中微溶，在水中不溶。熔点为 163℃ ~167℃。具有右旋光性。

（2）化学性质　本品含有 4 - 烯 -3 - 酮，为共轭体系，具有紫外吸收。也是遇光易变质的原因之一。

本品溶于硫酸 - 乙醇液（2∶1）中显黄色并带有黄绿色荧光，加水稀释后为暗黄，发出淡绿色荧光。本品遇硫酸铁铵溶液，显橙红色，然后变为樱红色。

本品与醋酐吡啶反应得乙酰化物，熔点为 176℃。

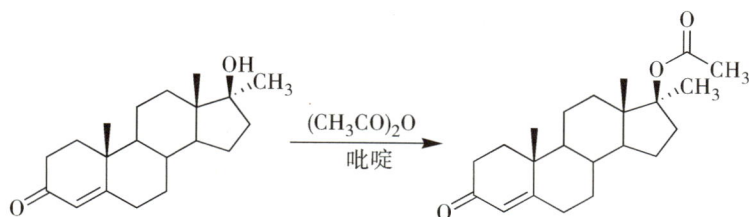

3. 作用与用途 本品兼具雄激素作用与蛋白同化作用，主要用于男性缺乏睾丸素所引起的疾病，也可用于女性功能性子宫出血和迁移性乳腺癌等。

4. 贮藏与保存 遮光，密封保存。

苯丙酸诺龙 Nandrolone Phenylpropionate

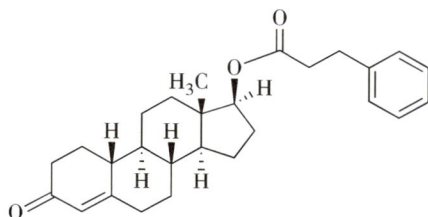

1. 结构特点 雌甾烷母核、4－烯－3－酮结构、酯键。

2. 理化性质

（1）**物理性质** 本品为白色或类白色结晶性粉末；有特殊臭味。本品在甲醇或乙醇中溶解，在植物油中略溶，在水中几乎不溶。熔点为93℃～99℃。具有右旋光性。

（2）**化学性质** 本品具有3－酮基结构，故本品的甲醇溶液与盐酸氨基脲缩合，生成缩氨脲衍生物，熔点为182℃，熔融时同时分解。

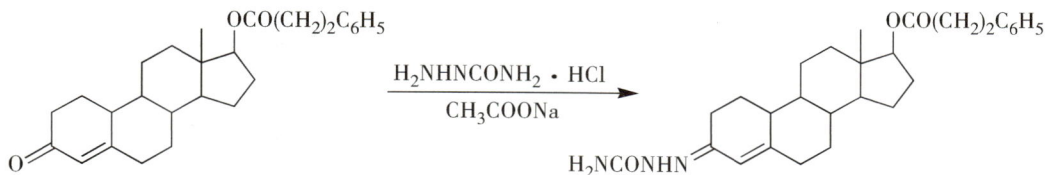

3. 作用与用途 本品为最早使用的蛋白同化激素，临床用于治疗伴有蛋白分解的消耗性疾病如严重烧伤、慢性腹泻及大手术、骨折不易愈合和发育不良等，还用于女性晚期乳腺癌姑息性治疗等。长期使用有男性化倾向及肝脏毒性副作用。

4. 贮藏与保存 遮光，密封保存。

课堂互动

甲睾酮与睾酮的化学结构有何不同，改进了睾酮的什么缺点？

四、孕激素及抗孕激素类药物

孕激素是由卵巢的黄体分泌的一类甾体激素，能促进女性附性器官成熟及第二性征出现，并维持正常性欲及生殖功能。临床主要用于预防先兆流产、子宫内膜异位症、功能性出血、子宫内膜癌等，与雌激素配伍作口服避孕药。抗孕激素是指与孕激素竞争受体并拮抗其活性的化合物，是终止早孕的重要药物。

孕激素的结构特点：属于孕甾烷类结构；4 – 烯 – 3 – 酮；17 – 甲基酮或 17β – 羟基、17α – 炔基、17α – 羟基。孕激素包括孕酮类和睾酮类。

（一）孕激素类药物

1934 年从孕妇尿中分离得到黄体酮（又称孕酮），并发现其具有维持妊娠的作用。黄体酮口服易代谢失活，只能肌内注射给药。为了获得可口服并长效的孕激素，对黄体酮进行了大量的结构改造，得到了一系列的孕激素类药物。在黄体酮的 17α 位引入羟基并酯化后，得到的化合物作用增强持久，口服有效。在黄体酮的 6 位引入甲基、双键或氯原子，阻碍药物代谢，提高脂溶性，使活性增加，得到可口服、长效、强效的常用孕激素，如醋酸甲羟孕酮、醋酸甲地孕酮和醋酸氯地孕酮。

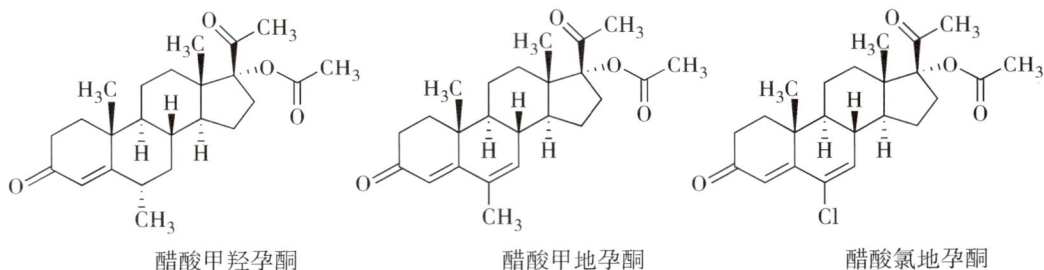

醋酸甲羟孕酮　　　　　　醋酸甲地孕酮　　　　　　醋酸氯地孕酮

在寻找口服雄激素过程中，在睾酮 17α – 位引入乙炔基得到的炔孕酮，雄性激素活性减弱，而口服后孕激素活性比黄体酮强 15 倍。将炔孕酮 C – 19 甲基去掉得到炔诺酮，活性比炔孕酮更高。后来又合成了一系列 C – 19 甲基去掉的睾酮类孕激素，如左炔诺孕酮等。

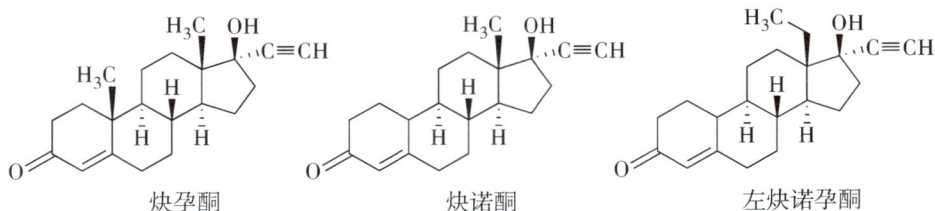

炔孕酮　　　　　　　　　炔诺酮　　　　　　　　左炔诺孕酮

■ 课堂互动

黄体酮口服从胃肠道吸收，在肝脏被迅速破坏，所以只能用油剂注射。如何解决不能口服的问题？

（二）抗孕激素类药物

抗孕激素也叫孕激素受体拮抗剂，1982年报道了第一个抗孕激素米非司酮，它能干扰早孕并终止妊娠，还有抗糖皮质激素活性。目前米非司酮与前列腺素合用主要用于抗早孕，对早孕妇女可获得90%～95%的完全流产率。有些抗孕激素药物也可用于乳腺癌的治疗。

（三）典型药物

黄体酮 Progesterone

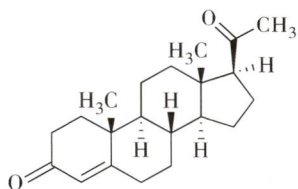

1. 结构特点 孕甾烷母核、4-烯-3,20-二酮、甲基酮。

2. 理化性质

（1）物理性质 本品为白色或类白色的结晶性粉末；无臭，无味。本品在三氯甲烷中极易溶解，在乙醇、乙醚或植物油中溶解，在水中不溶。熔点为128℃～131℃。具有右旋光性。

（2）化学性质 本品结构中有3,20-二酮基，可与羰基试剂发生呈色反应，如在HCl存在下可与异烟肼反应，生成黄色腙物质。3-酮基没有空间位阻，一般多在此位上发生成腙反应。

本品含有3,20-二酮基，可与盐酸羟胺反应生成黄体酮二肟，熔点为238℃～240℃。

本品结构中具有甲酮基，加甲醇溶解，再加亚硝基铁氰化钠、碳酸钠及醋酸铵，生成蓝紫色复合物，其他甾体呈淡橙色或不显色。亚硝基铁氰化钠是黄体酮专属而灵敏的反应试剂。

3. 作用与用途 本品具有保胎作用，常用于先兆流产、习惯性流产、子宫功能性出血、月经失调及痛经，与雌激素类药物合用可作避孕药。

4. 贮藏与保存 遮光，密封保存。

炔诺酮　Norethisterone

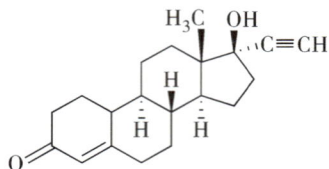

1. 结构特点　孕甾烷母核、C－17 位乙炔基、C－3 位酮基。

2. 理化性质

（1）物理性质　本品为白色或类白色结晶性粉末；无臭，味微苦。本品在三氯甲烷中溶解，在乙醇中微溶，在丙酮中略溶，在水中不溶。熔点为 202℃～208℃。具有左旋光性。

（2）化学性质　本品具有 C－17 乙炔基，故本品的乙醇溶液遇硝酸银试液，产生白色炔诺酮银盐沉淀。

本品具有 C－3 酮基，故本品与盐酸羟胺及醋酸钠共热，生成炔诺酮肟，熔点约为 115℃。

本品加硫酸溶解后，即显红褐色，并发出黄绿色荧光，加水稀释后出现黄褐色沉淀。

3. 作用与用途　本品临床用于治疗痛经、功能性子宫出血、妇女不育症、子宫内膜异位等，并与炔雌醇合用作为短效口服避孕药。

4. 贮藏与保存　遮光，密封保存。

米非司酮　Mifepristone

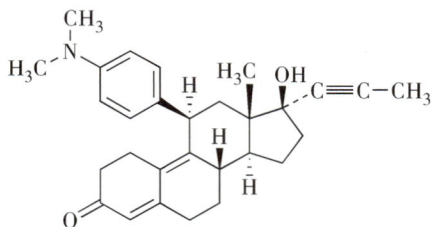

又名息隐。

1. 结构特点　孕甾烷母核、C－17 位丙炔基、C－11β 位二甲氨基苯基、$\Delta^{9,10}$。

2. 理化性质　本品为淡黄色结晶性粉末；无臭，无味。本品在二氯甲烷或甲醇中易溶，在乙醇或乙酸乙酯中溶解，在水中几乎不溶。具有右旋光性。

3. 作用与用途　本品具有抗孕激素作用，能干扰早孕并终止妊娠。临床主要为非手术性抗早孕药，用于终止停经 49 天内的妊娠。还可用于引产和妇科手术及紧急避孕。

4. 贮藏与保存　遮光，密封保存。

五、肾上腺皮质激素类药物

(一) 简介

肾上腺皮质激素是肾上腺皮质所产生的甾体激素的总称，按其生理作用可分为盐皮质激素和糖皮质激素两大类。本节重点介绍糖皮质激素，糖皮质激素主要与糖、脂肪、蛋白质的代谢及生长发育有关，大剂量应用时，可产生抗炎、抗毒、抗休克和抗过敏等作用，故又称为甾体抗炎激素。

肾上腺皮质激素的结构特点：属于孕甾烷类结构，含有 4 - 烯 - 3,20 - 二酮，17α - 羟基，17β 位有 α - 醇酮基，同时在 11 位有含氧功能基（羟基或羰基氧）。

由于天然的糖皮质激素可的松、氢化可的松稳定性差、具有不良反应，人们对其进行了化学结构修饰，得到了一系列专一性好、副作用小的药物，见表 13 - 4。

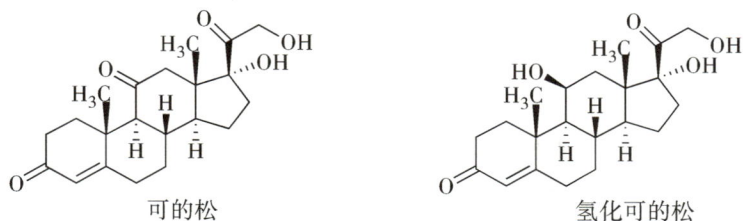

可的松　　　　　　　　　氢化可的松

表 13 - 4　天然糖皮质激素结构修饰的衍生物（糖皮质激素的构效关系）

结构修饰部位及作用	药物名称及结构式
(1) 1 位 将氢化可的松的 1,2 位脱氢，如泼尼松龙，抗炎活性增大，钠潴留作用不变	 泼尼松龙
(2) 6 位和 9 位 6α 位或 9α 引入氟原子后，使抗炎增强，钠潴留作用增加幅度大，只能外用，如醋酸氟轻松	 醋酸氟轻松
(3) 16 位 16α 位上引入羟基，得曲安西龙，消除钠潴留作用 16α 或 16β 位引入甲基，可显著增强抗炎活性，如地塞米松、倍他米松	 曲安西龙

续表

结构修饰部位及作用	药物名称及结构式
（4）21 位 21 位的羟基修饰成酯，使稳定性增加，作用时间延长，如醋酸氢化可的松	地塞米松　倍他米松 醋酸氢化可的松

（二）典型药物

表 13 – 5　典型糖皮质激素药物的结构、性质等方面的比较

药物名称	醋酸氢化可的松　Hydrocortisone Acetate	醋酸地塞米松　Dexamethasone Acetate
结构式		
结构特点	孕甾烷母核、Δ^4 – 3 – 酮基、11 – OH、17 – OH、20 – 酮基、21 – 酯键、甲基酮	孕甾烷母核、Δ^4 – 3 – 酮基、C – 1 位和 C – 2 位有双键、11 – OH、17 – OH、21 – 酯键、甲基酮、9α – F
物理性质	本品为白色或类白色结晶或结晶性粉末；无臭。本品在甲醇、乙醇或三氯甲烷中微溶，在水中不溶。熔点为 216℃ ~ 224℃，熔融时同时分解。具有右旋光性	本品为白色或类白色结晶或结晶性粉末；无臭，味微苦。本品在丙酮中易溶，在甲醇或无水乙醇中溶解，在乙醇或三氯甲烷中略溶，在乙醚中极微溶，在水中不溶。熔点为 223℃ ~ 233℃，熔融时同时分解。具有右旋光性
化学性质相同点	（1）水解反应。结构中都含有酯键，故药物加乙醇制氢氧化钾试液，水浴加热，冷却，加硫酸煮沸，即生成有香味的乙酸乙酯 （2）甲酮基的呈色反应、α – 醇酮基的反应、羰基的反应（具有羰基，药物的乙醇溶液加硫酸苯肼试液，加热后显黄色）。（见甾类药物的一般性质）	
化学性质不同点	本品加硫酸溶解后，显黄色至棕黄色，并带有绿色荧光	本品显有机氟化物的特征鉴别反应

续表

药物名称	醋酸氢化可的松 Hydrocortisone Acetate	醋酸地塞米松 Dexamethasone Acetate
作用与用途	本品用于治疗风湿病、类风湿性关节炎、红斑狼疮等结缔组织病，还可用于免疫抑制、抗休克等	本品是临床上目前使用的活性最强的糖皮质激素之一，主要用于风湿性关节炎、皮炎、湿疹、红斑狼疮、支气管哮喘和某些感染性疾病的治疗
贮藏与保存	遮光，密封保存	

课堂互动

请运用有机化学知识，解释醋酸氢化可的松与乙醇制氢氧化钾及硫酸苯肼的反应。

第二节 降血糖药

糖尿病是一种由胰岛功能减退、胰岛素抵抗等而引发的糖、蛋白质、脂肪、水和电解质等一系列代谢紊乱的内分泌疾病，患者主要表现为高血糖和尿糖。症状期可出现"三多一少"症状，即多尿、多饮、多食、消瘦等。目前常用的降血糖药物主要包括胰岛素和口服降血糖药物。

知识链接

糖尿病类型

糖尿病分为原发性糖尿病即 1 型糖尿病（胰岛素依赖型糖尿病）和 2 型糖尿病（非胰岛素依赖型糖尿病）和继发性糖尿病。1 型糖尿病是胰岛 β 细胞受损，胰岛素分泌水平降低，造成胰岛素分泌绝对缺乏，需用外源性胰岛素补充治疗。2 型糖尿病是胰岛素抵抗或分泌相对不足，需口服降血糖药治疗，肥胖病人多发。约 90% 以上的糖尿病人属非胰岛素依赖型糖尿病。

一、胰岛素

胰岛素是由胰岛 β 细胞受内源性或外源性物质如葡萄糖、乳糖、核糖、精氨酸、胰高血糖素等的刺激而分泌的一种蛋白质激素，在机体内起调节糖、脂肪及蛋白质代谢作用，是机体内唯一降低血糖的激素，是治疗糖尿病的有效药物。各种胰岛素制剂根据作用时间长短分为短效胰岛素、中效胰岛素、长效胰岛素，见表 13-6。

表 13 – 6　常用胰岛素

类型	药物名称	作用特点
短效	胰岛素、中性胰岛素等	皮下注射持续 5 ~ 10 小时
中效	低精蛋白胰岛素、珠蛋白锌胰岛素等	皮下注射持续 18 ~ 24 小时
长效	精蛋白锌胰岛素	皮下注射持续 24 ~ 36 小时

胰岛素　Insulin

1. 结构特点　人胰岛素由 A、B 两个肽链组成，A 链有 11 种 21 个氨基酸，B 链有 15 种 30 个氨基酸，共 16 种 51 个氨基酸组成。其中 A7（Cys）– B7（Cys）、A20（Cys） – B19（Cys）四个半胱氨酸中的巯基形成两个二硫键，使 A、B 两链连接起来。

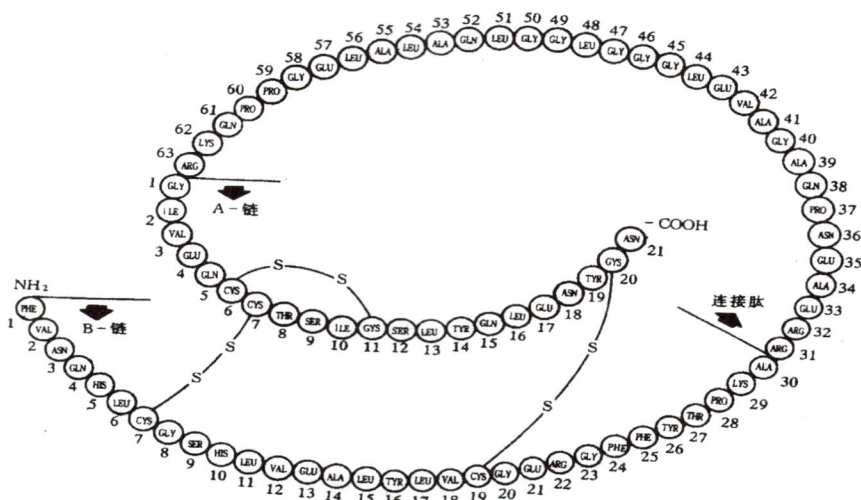

图 13 – 1　胰岛素原的一级结构（A 链和 B 链为胰岛素，氨基酸 31 ~ 62 为连接肽）

2. 理化性质

（1）物理性质　本品为白色或类白色的结晶粉末。本品在水、乙醇中几乎不溶，在无机酸或氢氧化钠溶液中易溶。熔点为 233℃。与氧化锌可形成金属复合物，随 pH 的变化形成不同的晶型，在水溶液中又解离成单体而起作用。

（2）化学性质　本品显两性，存在等电点（用 pI 表示）pI = 5.35 ~ 5.45，当胰岛素溶液 pH = pI 时有晶体析出。

本品结构中的两个多肽链是通过酰胺键连接的，不稳定，可被胰岛素酶、胃蛋白酶、糜蛋白酶等水解，故胰岛素不能口服，只能注射给药。

本品在微酸性（pH2.5 ~ 3.5）溶液中比较稳定，在碱性溶液中易破坏。

本品对热不稳定，通常要保存在冰箱中（5℃），但要防止冻结。

本品在强碱性溶液中（如 100g/L NaOH）能与稀硫酸铜（5g/L ~ 10g/L $CuSO_4$）溶液作用，显紫色或紫红色。（缩二脲反应可用于鉴别）

3. 作用与用途 本品主要用于治疗胰岛素依赖型糖尿病、糖尿病妇女妊娠期与分娩期、糖尿病合并重度感染，有严重并发症以及非胰岛素依赖型糖尿病经口服降糖药足够剂量治疗一段时间后，血糖仍很高者。

案例分析

案例：患者，女，22 岁，17 岁时被诊断为糖尿病，长期服用胰岛素治疗，一周前因自行更换口服甲苯磺丁脲，出现口渴，尿量大增，疲倦无力，食欲减退。今起床四肢厥冷，不时恶心、呕吐，呼吸加速，神志模糊，来院急诊。检查体温 36.9 度，心率 100 次/分钟，测血糖 27mmol/L，尿糖 + + +，尿酮体 + + +，CO_2 结合力 11mmol/L，血钾 3.4mmol/L。诊断：1 型糖尿病；糖尿病酮症酸中毒。

患者经补液、胰岛素治疗和补钾等综合治疗后病情好转。

分析：本例患者为 1 型糖尿病，需终生服用胰岛素治疗，但因换磺酰脲类药物，导致糖尿病酮症酸中毒的发生。胰岛素可使血糖降低和酮体生成减少。补液可纠正高渗性利尿造成的机体脱水。胰岛素治疗促进钾离子向细胞内转移易致低血钾，因此治疗过程中注意补钾。

4. 贮藏与保存 未开启的胰岛素通常在 2℃ ~ 8℃ 的恒定温度下，可保存 2 年，但要防止冻结。已经打开的胰岛素可在 25℃ 以下的室温内保存 1 个月。

二、口服降血糖药

目前口服降血糖药是治疗 2 型糖尿病的主要药物。临床常用的口服降血糖药根据化学结构和作用机制可分为磺酰脲类、非磺脲类、双胍类、噻唑烷二酮类、α - 葡萄苷酶抑制剂等。

（一）磺酰脲类胰岛素分泌促进剂

如甲苯磺丁脲、格列本脲、格列美脲等，主要作用是刺激胰岛素释放，使身体产生足够的胰岛素以利于血糖的下降。所以，磺酰脲类降血糖药适用对象是血糖比较高，但还有潜在胰岛素分泌能力的 2 型糖尿病病人。格列美脲为第三代磺酰脲类口服降血糖药，降血糖效果与格列本脲相似，但用量小，更安全，特别适用于对其他磺酰脲类失效的患者。

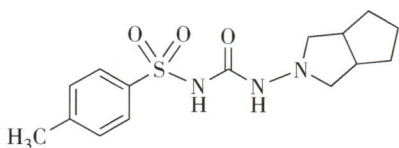

格列齐特

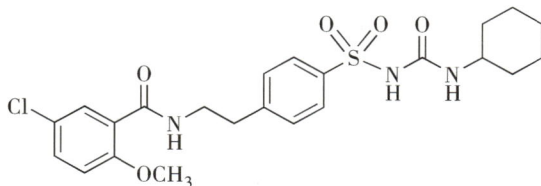

格列本脲

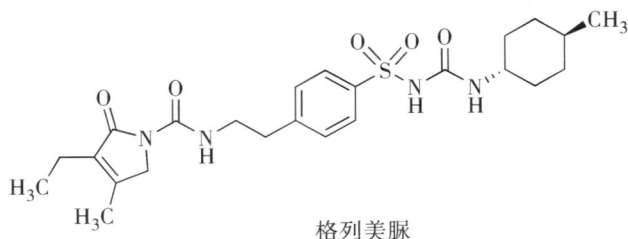
格列美脲

知识链接

磺酰脲类口服降血糖药的两次发现

历史上磺胺类抗菌药的降血糖潜能曾两次被发现：1942 年法国人 Jambon 发现伤寒患者在接受磺胺类药物治疗时发生严重的低血糖反应，但由于第二次世界大战的原因及当时较低的糖尿病发病率，其在 2 型糖尿病治疗上的意义被忽略；1955 年，Fanke 和 Fuchs 在试验一新型改良磺胺时，发现该类药能导致震颤、出汗等低血糖反应。在此后的 11 年间，第一代磺酰脲类降血糖药经研制被用于临床，包括甲苯磺丁脲、氯磺丙脲等。

甲苯磺丁脲　Tolbutamide

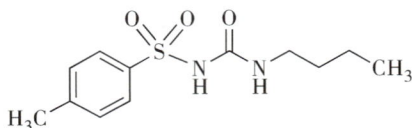

1. 结构特点　磺酰胺脲结构（ $-SO_2NHCONH-$ ）、丁基。

2. 理化性质

（1）物理性质　本品为白色结晶或结晶性粉末；无臭，无味。本品在丙酮或三氯甲烷中易溶，在乙醇中溶解，在水中几乎不溶。熔点为 126℃ ~130℃。

（2）化学性质　本品分子中含有磺酰脲结构，具有酸性，可溶于氢氧化钠溶液，因此可用酸碱滴定法进行含量测定。

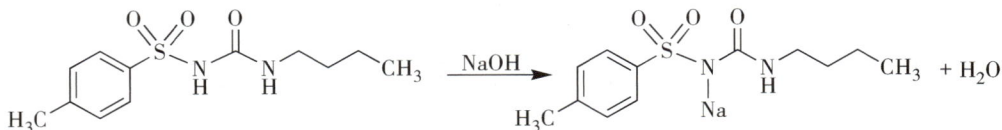

本品结构中的脲部分不稳定，在酸性溶液中受热水解析出甲苯磺酰胺沉淀，水解液加氢氧化钠中和，即产生正丁胺的臭味，可用于鉴别。

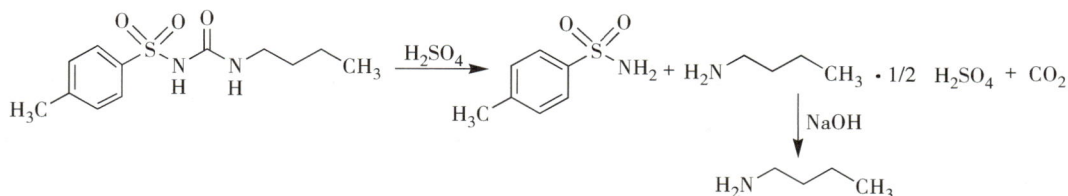

3. 作用与用途 本品为第一代磺酰脲类口服降血糖药，降血糖作用较弱，用于治疗轻度、中度Ⅱ型糖尿病，尤其是老年糖尿病人。

4. 贮藏与保存 遮光，密封保存。

格列本脲 Glibenclamide

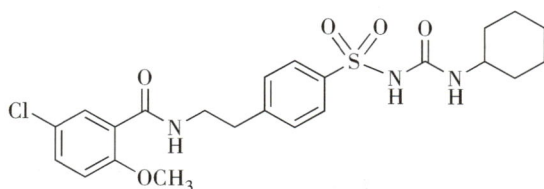

又名优降糖。

1. 结构特点 磺酰脲结构（—SO₂NHCONH—）、酰胺键（—CONH—）、苯环上磺酰基对位引入较大结构、脲基末端带有环己烷脂环。

2. 理化性质

（1）**物理性质** 本品为白色结晶性粉末；几乎无臭，无味。本品在三氯甲烷中略溶，在甲醇或乙醇中微溶，在水或乙醚中不溶。熔点为 170℃～174℃，熔融时同时分解。

（2）**化学性质** 本品在常温、干燥环境中稳定。其酰脲结构在潮湿环境中，可以发生水解反应。

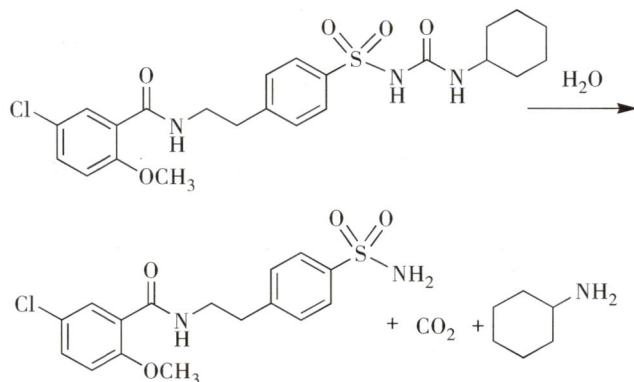

本品分子中含有磺酰脲结构，具有酸性，可溶于氢氧化钠溶液。

3. 作用与用途 本品为第二代磺酰脲类口服降血糖药，比甲苯磺丁脲强 100～250 倍，更持久，毒性更低，用量较小，是强效降血糖药，可用于中度、重度 2 型糖尿病人。

4. 贮藏与保存 密封保存。

（二） 非磺脲类胰岛素分泌促进剂

如瑞格列奈等能刺激胰腺释放胰岛素使血糖水平快速地降低，被称为"餐时血糖调节剂"，临床上主要用于饮食控制、降低体重及运动锻炼不能有效控制高血糖的 2 型糖尿病人。

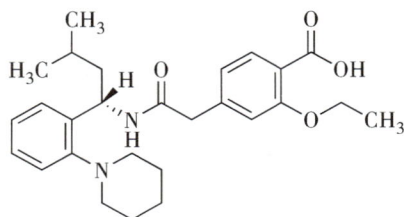

瑞格列奈

（三） 双胍类胰岛素增敏剂

如二甲双胍等，此类药物不刺激胰岛素的分泌，而是抑制食欲及身体对葡萄糖的吸收，有利于降低餐后血糖，同时抑制肝糖的产生和输出，有利于控制空腹血糖。由于这类药物不要求身体必须具有分泌胰岛素的能力，所以双胍类降糖药适用于 1 型和 2 型糖尿病病人。那些食欲较为旺盛，体重较重的肥胖患者可以首先选用。

盐酸二甲双胍　Metformin Hydrochloride

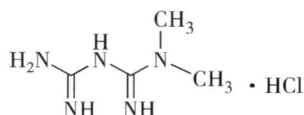

1. 结构特点　双胍母核。

2. 理化性质

（1） 物理性质　本品为白色结晶或结晶性粉末；无臭。本品在水中易溶，在甲醇中溶解，在乙醇中微溶，在三氯甲烷或乙醚中不溶。熔点为 220℃～225℃。

（2） 化学性质

本品具有双胍结构，其 pK_a 值为 12.4，为强碱性。其盐酸盐的 1% 水溶液 pH 为 6.68，呈中性。

本品水溶液加 10% 亚硝基铁氰化钠溶液 – 铁氰化钾试液 – 10% 氢氧化钠溶液，几分钟内溶液呈红色。

本品的水溶液显氯化物的鉴别反应。

3. 作用与用途　本品对正常人无降血糖作用，具有降血脂、降血压和控制体重的作用。用于单纯饮食控制不满意的 2 型糖尿病患者，是肥胖和伴高胰岛素血症者的首选。

4. 贮藏与保存　密封保存。

（四）噻唑烷二酮类胰岛素增敏剂

如罗格列酮和吡格列酮，是最新一类口服降血糖药。它们也不刺激胰岛素的分泌，但能从多种角度增强胰岛素敏感性，所以又称为"胰岛素增敏剂"。它们适用于各种类型糖尿病病人，甚至血糖增高但未达到糖尿病诊断标准者。

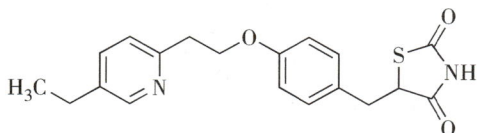

吡格列酮

罗格列酮　Rosiglitazone

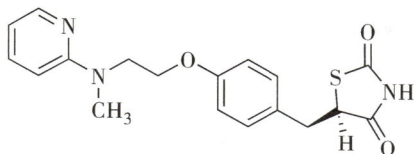

又名文迪雅。

1. 结构特点　"—CO—NH—CO—"结构、叔胺和吡啶氮杂环。

2. 理化性质

（1）物理性质　本品为白色或类白色结晶性粉末，无臭，无味。

（2）化学性质　本品分子中具有"—CO—NH—CO—"结构，能形成烯醇型，显弱酸性。分子中有叔胺和吡啶氮杂环，显碱性，所以本品具有酸碱两性。

本品具有吡啶结构，与生物碱沉淀试剂发生沉淀反应。

3. 作用与用途　本品能明显降低患者的血糖；能降低甘油三酯水平，从而减低 2 型糖尿病患者心血管病变的危险性。临床用于饮食管理和运动治疗未能满意控制血糖水平或对其他口服抗糖尿病药物或胰岛素治疗欠佳的 2 型糖尿病患者。

4. 贮藏与保存　密封保存。

（五）α-葡萄苷酶抑制剂

如阿卡波糖（拜唐苹）和伏格列波糖（倍欣），抑制 α-葡萄苷酶，减慢了食物中淀粉和蔗糖水解为葡萄糖的速度，降低餐后血糖，临床用于治疗 1 型和 2 型糖尿病。阿卡波糖分子中含有亚氨基，显碱性，故不能与酸性药物配伍。

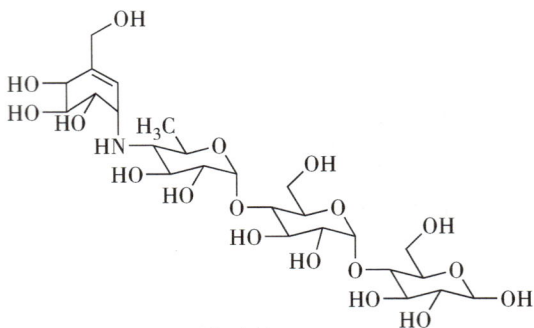
阿卡波糖

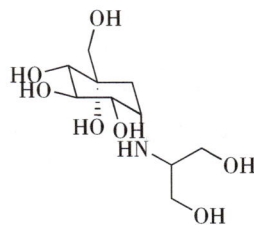
伏格列波糖

课堂互动

请分析阿卡波糖能否与抗酸药或消化酶制剂同时服用？为什么？

同步训练

一、选择题

（一）A 型题（单选题）

1. 下列哪个药物与碱性酒石酸铜作用生成氧化亚铜橙红色沉淀（　　　）
   A. 苯丙酸诺龙　　　　　　　　B. 醋酸地塞米松　　　　　　C. 黄体酮
   D. 雌二醇　　　　　　　　　　E. 甲睾酮
2. 下列药物结构中 20 位具有甲基酮结构的是（　　　）
   A. 黄体酮　　　　　　　　　　B. 炔诺酮　　　　　　　　　C. 甲睾酮
   D. 苯丙酸诺龙　　　　　　　　E. 雌二醇
3. 甾体的基本骨架（　　　）
   A. 环己烷并菲　　　　　　　　B. 环戊烷并菲　　　　　　　C. 环戊烷并多氢菲
   D. 环己烷并多氢菲　　　　　　E. 苯并蒽
4. 下列叙述哪个与黄体酮不符（　　　）
   A. 为孕激素类药物
   B. 结构中有羰基，可与盐酸羟胺反应生成肟
   C. 结构中有乙炔基，遇硝酸银生成白色沉淀
   D. 有甲基酮结构，可与高铁离子络合呈色
   E. 与异烟肼缩合生成浅黄色的异烟腙化合物
5. 异烟肼比色法测定甾体激素类药物时，药物的呈色基团是（　　　）
   A. 酮基　　　　　　　　　　　B. 酚羟基　　　　　　　　　C. 活泼次甲基
   D. 炔基　　　　　　　　　　　E. 甾体母核

6. 甾体激素类药物的结构中能和碱性下的亚硝基铁氰化钠发生显色反应的基团（　　　）

    A. 酚羟基　　　　　　　　　　　B. 活泼次甲基　　　　　　　　C. 甲酮基

    D. C－17－α－醇酮基　　　　　　E. 酮基

7. 蛋白同化激素是由哪类药物经结构改造得到的（　　　）

    A. 雌激素　　　　　　　　　　　B. 雄激素　　　　　　　　　　C. 孕激素

    D. 糖皮质激素　　　　　　　　　E. 盐皮质激素

8. 米非司酮按作用是（　　　）

    A. 前列腺素类药物　　　　　　　B. 孕激素类药物　　　　　　　C. 抗孕激素类药物

    D. 肾上腺皮质激素　　　　　　　E. 雌激素

9. 炔雌醇与下列哪条叙述不符（　　　）

    A. 在碱性溶液中与苯甲酰氯作用生成固体，熔点约为201℃

    B. 乙醇溶液遇硝酸银试液产生白色沉淀

    C. 硫酸中呈红色，水稀释后呈玫瑰红色凝聚状沉淀

    D. 与盐酸羟胺作用成肟

    E. 与炔诺酮或甲地孕酮制成口服避孕药

10. 下列激素类药物中不能口服的是（　　　）

    A. 雌二醇　　　　　　　　　　　B. 炔雌醇　　　　　　　　　　C. 己烯雌酚

    D. 炔诺酮　　　　　　　　　　　E. 左炔诺孕酮

11. 下列药物中其反式异构体有效，顺式异构体无效的是（　　　）

    A. 双炔失碳酯　　　　　　　　　B. 己烯雌酚　　　　　　　　　C. 替勃龙

    D. 米非司酮　　　　　　　　　　E. 左炔诺孕酮

12. 下列描述与雌二醇不符的是（　　　）

    A. 化学名为雌甾－1,3,5（10）－三烯－3,17β－二醇

    B. 可用于治疗卵巢功能不全引起的病症

    C. 3 位羟基与 17 位羟基距离 0.855nm，并保持同平面，是产生雌激素作用的关键

    D. 是非甾类雌激素

    E. 3 位羟基具弱酸性

13. 醋酸地塞米松中不含哪个结构（　　　）

    A. 3－羟基形成醋酸酯　　　　　B. 9α 氟　　　　　　　　　　C. 16α－甲基

    D. 11β,17α,21－三羟基　　　　E. 1,2 位及 4,5 位有双键

14. 在具有较强抗炎作用的氢化可的松的化学结构中，哪个位置上引入双键可使抗炎作用增强，副作用减少（　　　）

    A. C－5 位　　　　　　　　　　B. C－7 位　　　　　　　　　C. C－11 位

    D. C－1 位　　　　　　　　　　E. C－15 位

15. 具有噻唑烷二酮结构的药物有（　　　）

    A. 罗格列酮　　　　　　　　　　B. 格列美脲　　　　　　　　　C. 米格列醇

    D. 瑞格列奈　　　　　　　　　　E. 二甲双胍

16. 下列哪项与盐酸二甲双胍不符（　　　）

    A. 易溶于水　　　　　　　　　　B. 二甲双胍分子呈强碱性

    C. 其分子的水溶液近中性　　　　D. 属于胰岛素增敏剂类降糖药

    E. 肝功能损害者禁用

17. 下列哪条叙述与醋酸氢化可的松无关（ ）

    A. 白色结晶性粉末，具右旋光性

    B. 与亚硝酰铁氰化钠反应显深蓝色

    C. 甲醇溶液加新制的硫酸苯肼试液生成黄色

    D. 乙醇溶液遇硝酸银试液生成白色沉淀

    E. 抗炎作用强于醋酸可的松

18. 下列药物中不属于孕甾烷类的是（ ）

    A. 炔诺酮   B. 醋酸甲地孕酮   C. 甲睾酮

    D. 黄体酮   E. 醋酸甲羟孕酮

19. 睾酮口服无效，结构修饰后口服有效，其方法为（ ）

    A. 将 17β 羟基酯化   B. 将 17β 羟基氧化为羰基   C. 引入 17α – 甲基

    D. 将 17β 羟基修饰为醚   E. 引入 17α – 乙炔基

20. 下列有关甲苯磺丁脲的叙述不正确的是（ ）

    A. 结构中含磺酰脲，具酸性，可溶于氢氧化钠溶液，因此可采用酸碱滴定法进行含量测定

    B. 结构中脲部分不稳定，在酸性溶液中受热易水解

    C. 可抑制 α – 葡萄糖苷酶

    D. 可刺激胰岛素分泌

    E. 除血糖作用较弱

（二）B 型题（每小组 5 个备选答案，备选答案可重复选，也可不选）

    A. 醋酸地塞米松   B. 甲睾酮   C. 己烯雌酚

    D. 炔诺酮   E. 黄体酮

1. 与三氯化铁试液能产生颜色反应的药物是（ ）

2. 具有 α – 羟基酮结构，甲醇溶液与碱性酒石酸铜作用生成氧化亚铜橙红色沉淀的药物是（ ）

3. 与亚硝基铁氰化钠反应生成蓝紫色复合物的是（ ）

4. 醇溶液遇硝酸银试液产生白色沉淀的药物是（ ）

    A. 甲睾酮   B. 雌二醇   C. 黄体酮

    D. 醋酸地塞米松   E. 苯丙酸诺龙

5. 活性最强的内源性雌激素，临床用于雌激素缺乏引起的病症（ ）

6. 19 位失碳雄激素类，作为蛋白同化激素用于临床（ ）

7. 氢化可的松的 Δ^1，9α – F，16α – 甲基衍生物，主要用于肾上腺皮质功能减退等（ ）

8. 睾酮 17α – 甲基衍生物，为雄激素，可口服，用于男性缺乏睾酮引起的疾病（ ）

    A. 阿卡波糖   B. 利血平   C. 罗格列酮

    D. 甲苯磺丁脲   E. 胰岛素

9. 胰岛素分泌促进剂（ ）

10. α – 葡萄糖苷酶抑制剂（ ）

11. 胰岛素增敏剂（ ）

二、简答题

1. 炔雌醇的化学结构与雌二醇有何不同？对活性有何影响？

2. 黄体酮可与高铁离子络合显色。例如与亚硝基铁氰化钠反应显蓝紫色，是因为结构中含有那种基团？

3. 在氢化可的松结构中，哪些部位进行改造可使抗炎作用增强？

4. 17 位有还原性的 α – 羟基酮结构的皮质激素类药物，在甲醇溶液中与碱性酒石酸铜试液反应，有何种化学反应发生？

三、实例分析

一名 36 岁妇女怀孕期间出现先兆流产迹象，医生处方用黄体酮注射液，请分析：①该药可以口服吗？②如要口服，可以选择哪些药物？

第十四章 维 生 素

■ 知识要点

维生素按照溶解性分为脂溶性维生素（包括维生素 A、D、E、K 等）和水溶性维生素（包括维生素 B 类、维生素 C 等）两大类。本章主要介绍了典型药物维生素 A 醋酸酯、维生素 D_3、维生素 E 醋酸酯、维生素 K_3、维生素 B_1、维生素 B_2、维生素 B_6、维生素 C 的化学结构、结构特点、理化性质、作用与用途及贮藏与保存。

维生素又称维他命，是维持人类正常代谢和生理功能所必需的一类低分子有机化合物。在体内，绝大多数维生素是酶的辅基或辅酶的组成成分，在代谢过程中起着必要的催化和调节作用。维生素按溶解性分为脂溶性维生素和水溶性维生素。

第一节 脂溶性维生素

脂溶性维生素包括维生素 A、D、E、K 等，它们在食物中多与脂类共存，并随同脂类一起被吸收进入机体内。

一、维生素 A

知识链接

维生素 A 的发现

1913 年，美国台维斯等 4 位科学家发现，鱼肝油可以治愈干眼病。并从鱼肝油中提纯出一种黄色黏稠液体。1920 年英国科学家曼俄特将其正式命名为维生素 A。国际上正式将维生素 A 看作营养上的必需元素，缺乏后会导致夜盲症。

维生素 A 存在于肝、奶、肉类及蛋黄中，尤以海洋鱼肝油中含量最丰富。植物中含有维生素 A 原，如胡萝卜素、玉米黄素等，它们进入体内可转化成维生素 A。

维生素 A 主要包括维生素 A_1（又名视黄醇）和维生素 A_2 等，其中维生素 A_2 的活性

仅为维生素 A_1 的 30% ~ 40%。

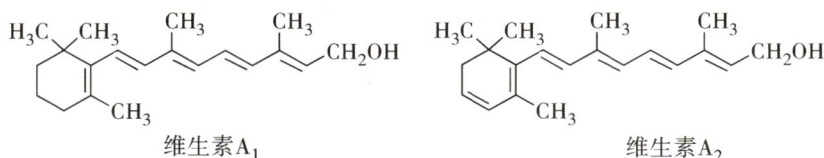

维生素 A_1 维生素 A_2

维生素 A_1 侧链上有 4 个双键，理论上应有 16 个顺反异构体，但由于受到立体障碍的影响，实际上只有 6 种异构体存在，以全反式的活性最大，故以全反式维生素 A_1 代表维生素 A。药用品为维生素 A 醋酸酯结晶加精制植物油制成的油溶液。

维生素 A 醋酸酯　VitaminA Acetate

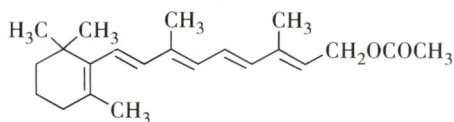

1. 结构特点　环己烯、共轭壬四烯、酯键。

2. 理化性质

（1）物理性质　本品为淡黄色的油溶液或结晶与油的混合物（加热至 60℃ 应为澄明溶液），无臭。本品在三氯甲烷、乙醚、环己烷或石油醚中能任意混合，在乙醇中微溶，在水中不溶。

（2）化学性质　本品为酯类化合物，其化学稳定性比维生素 A 好，但在酸或碱的催化下，则易水解，生成维生素 A 和醋酸。

维生素 A 具有丙烯醇型结构，酸性条件下易发生脱水反应，得脱水维生素 A，其生物活性只有维生素 A 的 0.4%。

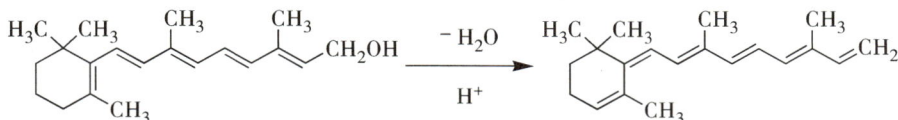

本品的三氯甲烷溶液，加入三氯化锑的三氯甲烷溶液，即显蓝色，渐变为紫红色。

3. 作用与用途　本品临床主要用于维生素 A 缺乏症的防治，如角膜软化病、干眼病、夜盲症等。

4. 贮藏与保存　装于铝制或其他适宜的容器内，充氮气，密封，在凉暗处保存。

二、维生素 D

维生素 D 存在于鱼肝油、蛋黄、奶油和乳汁中。维生素 D 是一类抗佝偻病维生素的总称，在化学结构上属于甾醇开环的衍生物，目前已知有十余种，其中最主要的是维生素 D_2（又名麦角骨化醇）和维生素 D_3。

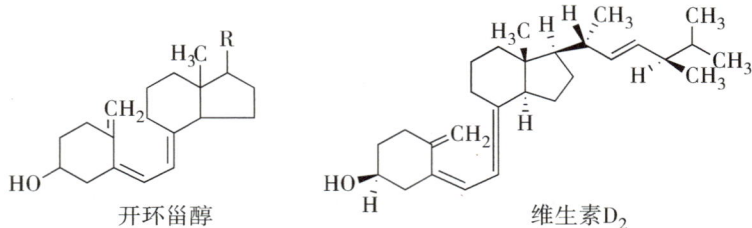

开环甾醇   维生素D₂

临床用药指导

　　维生素 D_3 需在肝脏内代谢为骨化二醇 $[25-(OH)D_3]$，再经肾脏代谢为骨化三醇 $[1,25-(OH)_2D_3]$，才产生调整钙、磷代谢的活性。老人肾中 $1\alpha-$ 羟化酶消失，故用阿法骨化醇效果较好。

　　人体皮肤内含有维生素 D_3 的前体（7-脱氢胆固醇），经日光或紫外线照射后可转化为维生素 D_3，此方式是人体获得维生素 D 的主要途径，通过人体皮肤合成的维生素 D_3，通常能够基本满足机体的需要。

维生素 D_3　　Vitamin D_3

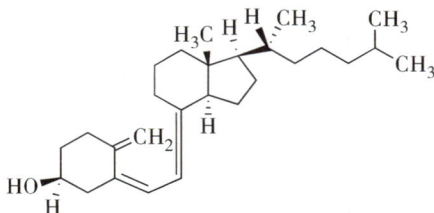

又名胆骨化醇。

1. 结构特点　　开环甾醇、侧链上无双键、C-24 上没有甲基。

2. 理化性质

（1）**物理性质**　　本品为无色针状结晶或白色结晶性粉末；无臭，无味。本品在乙醇、丙酮、三氯甲烷或乙醚中极易溶解，在植物油中略溶，在水中不溶。熔点为 84℃～88℃，熔融时同时分解。

（2）**化学性质**　　本品的三氯甲烷溶液，加入醋酐和硫酸试液并摇振，溶液初显黄色，逐渐变为红色，迅即变为紫色、蓝绿色，最后变为绿色。

　　本品结构中因侧链上无双键，故稳定性比维生素 D_2 好，但在空气中或遇光时均易变质。

3. 作用与用途　　本品主要用于调节体内钙、磷的代谢。临床用于防治佝偻病、骨软化症和老年性骨质疏松症等。

4. 贮藏与保存　　遮光，充氮气，密封，在冷处保存。

三、维生素 E

维生素 E 主要存在于绿色蔬菜和植物油中，小麦的胚芽中含量最为丰富。维生素 E 是一类具有抗不育作用的脂溶性物质，化学结构均为苯并二氢吡喃衍生物，且含有酚羟基，又称生育酚。维生素 E 类化合物目前已知的有 8 种，各种异构体具有不同的生理活性，其中 α－生育酚的活性最强。天然生育酚为右旋体，人工合成品为消旋体，后者的生物活性仅为右旋体的 40% 左右。

因 α－生育酚易被氧化，故多制备成维生素 E 的 α－生育酚醋酸酯或 α－生育酚烟酸酯。

维生素 E 醋酸酯　Vitamin E Acetate

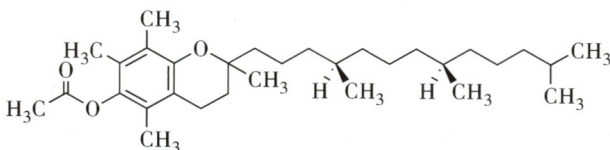

又名 dl－α－生育酚醋酸酯。

1. 结构特点　苯并二氢吡喃、C－2 上 13 碳侧链、酯键。

2. 理化性质

（1）**物理性质**　本品为微黄色至黄色或黄绿色澄清的透明黏稠液体；几乎无臭，遇光色渐变深。本品在无水乙醇、丙酮、乙醚或植物油中易溶，在水中不溶。

（2）**化学性质**　本品为 α－生育酚酯类化合物，与氢氧化钾溶液共热可发生水解反应，生成游离 α－生育酚。α－生育酚具有较强的还原性，对光线和氧化剂较敏感，遇氧化剂三氯化铁或空气中的氧，则可被氧化成黄色的生育醌，若氧化剂为三氯化铁，则反应中生成的亚铁离子可与 2,2′－联吡啶试液反应，生成稳定的血红色配合物。

案例分析

案例：根据 α－生育酚的性质说出其在药剂学中的应用。

分析：α－生育酚具有较强的还原性，易被氧化，通常作为油溶性制剂的抗氧剂使用。

本品的无水乙醇溶液，加硝酸并微热后，可生成生育红，溶液显橙红色。

3. 作用与用途　本品主要用于习惯性流产、进行性肌营养不良、不孕症等，也可用于心血管疾病、脂肪肝的防治及抗衰老等。

4. 贮藏与保存　避光，密封干燥处保存。

四、维生素 K

维生素 K 广泛存在于绿色植物中，在菠菜、萝卜、白菜、卷心菜中含量最为丰富。

在瘦肉、牛肝、猪肝、蛋中含量也较高。有研究发现，多数微生物也能合成维生素 K。维生素 K 是一类具有凝血作用的维生素的总称。目前已知的有 7 种，即维生素 $K_1 \sim K_7$。其中，维生素 K_1 和维生素 K_2 主要存在于绿色植物中，维生素 K_3、K_4 为化学合成品，维生素 K_3 的生物活性最强。

维生素 K_3 Vitamin K_3

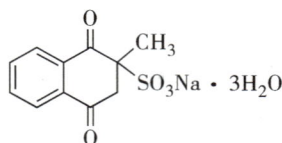

又名亚硫酸氢钠甲萘醌。

1. 结构特点 2 – 甲基 – 1,4 – 萘醌、磺酸钠盐。

2. 理化性质

（1）**物理性质** 本品为白色结晶或结晶性粉末；几乎无臭，有吸湿性。本品在水中易溶，在乙醇中微溶，在乙醚、苯等有机溶剂中几乎不溶，水溶液对石蕊试纸呈中性。

（2）**化学性质** 本品水溶液遇空气中的氧或遇酸、碱时，析出黄色甲萘醌沉淀；遇稀盐酸时还会放出二氧化硫的臭气。光和热也可促进此变化，因此本品水溶液不宜久存。

3. 作用与用途 本品主要用于凝血酶原过低症、新生儿出血症及维生素 K 缺乏症的防治。

4. 贮藏与保存 避光，密封保存。

第二节　水溶性维生素

水溶性维生素包括维生素 B 类、维生素 C 等。

知识链接

维生素 B_1 的发现

　　19 世纪，印尼和日本等国广为流行"脚气病"。得这种病的人浑身无力，小腿沉重，肌肉疼痛萎缩；严重时会神志不清，口唇苍白，呼吸急促，心力衰竭，可在几小时或几天内死亡。荷兰病理解剖学家艾克曼通过喂养一批试验小鸡，发现用糙米和米糠混成的饲料喂鸡，鸡的脚气病好了，便认为很可能在米糠中有一种重要物质，人体一旦缺乏，就会生脚气病。艾克曼把米糠当"药"，给许多人吃，医好了他们的脚气病，轰动了欧洲和日本。1912 年，三位日本化学家和一位荷兰化学家分别用不同方法从米糠中提取出了这种奇特的物质——维生素 B_1。

一、维生素 B 类

维生素 B 类主要有维生素 B_1（硫胺）、维生素 B_2（核黄素）、维生素 B_6（吡多辛）、维生素 B_{12}（氰钴胺）、烟酸及烟酰胺等。

维生素 B_1 Vitamin B_1

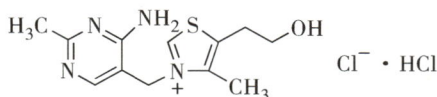

又名硫胺素。

1. 结构特点 嘧啶环、噻唑环。

2. 理化性质

（1）**物理性质** 本品为白色结晶或结晶性粉末；有微弱的特臭，味苦。干燥品在空气中迅速吸收约 4% 的水分。本品在水中易溶，在乙醇中微溶，在乙醚中不溶。其水溶液呈酸性。熔点为 248℃～250℃，熔融时同时分解。

（2）**化学性质** 本品在干燥环境中稳定，但其水溶液接触空气则易被氧化成具有荧光的硫色素而失效。遇光、金属离子（如铜、铁、锰）等均能加速其氧化。

本品的酸性水溶液较稳定，但在氢氧化钠溶液中，噻唑环被开环，生成硫醇型化合物，加入铁氰化钾试液，氧化生成硫色素，再加入正丁醇试液，振摇并静置后，醇层显蓝色荧光，若加酸使成酸性时，荧光消失，再加碱，荧光复显。

案例分析

案例：某药厂在制备维生素 B_1 注射液时为了增加其稳定性，加入了一定量的亚硫酸氢钠，结果在检测含量时总发现不符合标准，请指出原因。

分析：本品水溶液在 pH 5～6 时，若遇亚硫酸氢钠或碳酸氢钠均可发生分解，故本品不能使用亚硫酸氢钠或碳酸氢钠作稳定剂。

本品分子结构中有嘧啶环和噻唑环两个杂环，能与部分生物碱沉淀试剂反应，如与碘试液生成红色沉淀（$B \cdot HI \cdot I_2$）；与碘化汞钾试液反应生成淡黄色的沉淀（$B \cdot H_2Hg_2I_4$）；与三硝基苯酚作用生成扇形结晶。

3. 作用与用途 本品主要适用于维生素 B_1 缺乏所致的脚气病的防治，也用于神经炎、消化不良等。

4. 贮藏与保存 遮光，密封保存。

维生素 B₂   Vitamin B₂

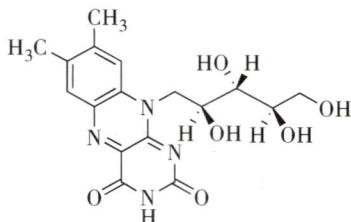

又名核黄素。

1. 结构特点   三环、核糖醇。

2. 理化性质

（1）物理性质   本品为橙黄色结晶性粉末；微臭，味微苦。在水、乙醇、三氯甲烷或乙醚中几乎不溶，在稀氢氧化钠溶液中溶解。熔点为 280℃，熔融时同时分解。

（2）化学性质   本品化学结构中有酰亚胺和叔胺结构，故为两性化合物，即能溶于稀碱，又能溶于稀酸。

本品水溶液显黄绿色荧光，当溶液保持 pH 6 ~ 7 时荧光最强，但加入酸或碱后，荧光迅速消失。

本品干燥时稳定，但其水溶液遇光极易分解。在碱性条件下分解产生感光黄素；在酸性或中性溶液中分解生成光化色素。

本品对一般的弱氧化剂比较稳定，但遇强氧化剂如高锰酸钾、铬酸等，则易被氧化而破坏。此外，本品若遇还原剂如连二亚硫酸钠、维生素 C 等，则可被还原为无荧光的二氢核黄素，并从水中析出，生成的二氢核黄素在空气中又被氧化成核黄素。

3. 作用与用途   本品主要用于维生素 B₂ 缺乏所致的结膜炎、唇炎、脂溢性皮炎等的治疗。

4. 贮藏与保存   遮光，密封保存。

维生素 B₆   Vitamin B₆

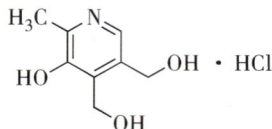

又名盐酸吡多辛。

1. 结构特点   吡啶二甲醇。

2. 理化性质

（1）物理性质   本品为白色或类白色的结晶或结晶性粉末；无臭，味酸苦。遇光逐渐变质，有升华性。本品在水中易溶，在乙醇中微溶，在三氯甲烷或乙醚中不溶。熔点为 205℃ ~ 209℃，熔融时同时分解。

（2）**化学性质** 本品干燥时对光和空气较稳定，但因分子中有三个羟基，其水溶液可被空气中的氧氧化而变色，随 pH 升高，氧化速度加快。

本品在酸性溶液中较稳定，但在中性或碱性溶液中遇光则分解。另外在中性水溶液中加热至 120℃ 左右，可发生两分子聚合而失效。

本品可与氯亚胺基 - 2,6 - 二氯醌试液作用，生成蓝色化合物，数分钟后转化为红色。

3. 作用与用途 本品主要用于妊娠呕吐、放射病及抗癌药所致的呕吐，也可用于异烟肼中毒、脂溢性皮炎等。

4. 贮藏与保存 遮光，密封保存。

二、维生素 C

维生素 C Vitamin C

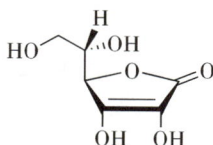

又名 L - 抗坏血酸。

1. 结构特点 连二烯醇结构、两个手性碳原子。

2. 理化性质

（1）**物理性质** 本品为白色结晶或结晶性粉末；无臭，味酸；久置色渐变微黄。本品在水中易溶，在乙醇中略溶，在三氯甲烷或乙醚中不溶。熔点为 190℃ ~ 192℃，熔融时同时分解。

（2）**化学性质** 本品分子中含有两个手性碳原子，故有四个光学异构体。其中 L - （＋）- 抗坏血酸的活性最强。

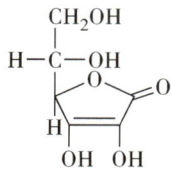 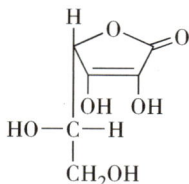 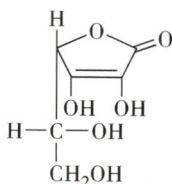 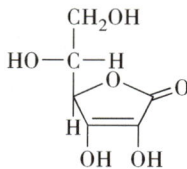

L-(+)-抗坏血酸　　　L-(+)-异抗坏血酸　　　D-(—)-抗坏血酸　　　D-(—)-异抗坏血酸

本品分子结构中有连二烯醇结构，其水溶液呈酸性，但 C - 2 羟基的酸性比 C - 3 上羟基的酸性要弱，表现为一元酸。C - 3 上羟基可与碳酸氢钠或稀氢氧化钠反应生成 C - 3 烯醇钠。但在强碱溶液（如浓氢氧化钠溶液）中，因内酯环被破坏，将生成酮酸钠盐。

本品分子中含有连二烯醇结构使其具有较强的还原性，在水溶液中易被空气中的氧氧化，生成去氢维生素 C，并可促使内酯环水解，在一定条件下发生脱羧反应而生成糠醛，聚合呈色。

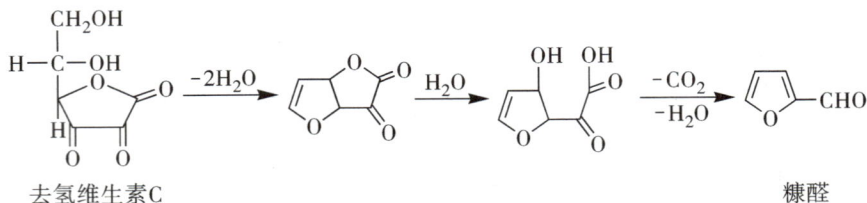

本品也可被很多化学氧化剂所氧化，如本品水溶液加入硝酸银试液，可产生黑色的金属银沉淀；还可使 2,6 – 二氯靛酚钠试液（试液本身为青色，在酸性溶液中为红色）褪色。

案例分析

案例：在制备维生素 C 片剂和注射液的过程中应注意哪些问题？

分析：为了避免本品的分解变质，在制成片剂的过程中，需采用干法制粒。当配制注射液时，则应使用二氧化碳饱和的注射用水，pH 应严格控制在 5.7～7.0 之间，并加金属离子配合剂 EDTA – 2Na 和抗氧剂焦亚硫酸钠等作为稳定剂，此外，在安瓿内还需通入二氧化碳或氮气等惰性气体置换液面上的空气以防氧化。

3. 作用与用途　　本品主要用于防治坏血病，预防冠心病，大剂量注射本品可用于治疗克山病。也可用于高铁血红蛋白质，尿的酸化和许多其他疾病。

4. 贮藏与保存　　遮光，密封保存。

同步训练

一、选择题

（一）A 型题（单选题）

1. 维生素 A 活性最强的异构体是（　　　）

A. 2 – Z 型　　　　　　　　　B. 2,6 – Z 型　　　　　　　　　C. 4 – Z 型

D. 全反型　　　　　　　　　E. 6 – E 型

2. 能够与三氯化锑的三氯甲烷溶液作用显蓝色后渐变为红色的维生素是（　　　）

A. 维生素 A　　　　　　　　　B. 维生素 B₁　　　　　　　　　C. 维生素 C

D. 维生素 D₃　　　　　　　　　E. 维生素 K₃

3. 下列属于水溶性维生素的是（　　　）

A. 维生素 A　　　　　　　　　B. 维生素 B₁　　　　　　　　　C. 维生素 E

D. 维生素 D₃　　　　　　　　　E. 维生素 K₁

4. 可用于防治骨质疏松症的维生素是（　　　）

A. 维生素 A　　　　　　　　　　B. 维生素 B_2　　　　　　　　C. 维生素 C

D. 维生素 D_3　　　　　　　　　E. 维生素 B_1

5. 本身不具有生理活性，须经体内代谢活化后才具生理活性的维生素是（　　　）

A. 维生素 A　　　　　　　　　　B. 维生素 B_2　　　　　　　　C. 维生素 C

D. 维生素 D_3　　　　　　　　　E. 维生素 E

6. 临床使用的维生素 C 是（　　　）

A. L－（＋）－抗坏血酸　　　　　B. L－（－）－异抗坏血酸

C. D－（－）－抗坏血酸　　　　　D. D－（＋）－异抗坏血酸

E. D－（－）－异抗坏血酸

7. 维生素 E 中活性最大的是（　　　）

A. α－生育酚　　　　　　　　　　B. β－生育酚　　　　　　　　C. γ－生育酚

D. δ－生育酚　　　　　　　　　　E. κ－生育酚

8. 对维生素 B_2 叙述不正确的是（　　　）

A. 尿液呈黄绿色

B. 易溶于水

C. 在碱性溶液中易分解为感光黄素

D. 在酸性溶液中分解为光化色素

E. 又名核黄素

9. 临床上用作治疗妊娠呕吐的是（　　　）

A. 维生素 A　　　　　　　　　　B. 维生素 B_1　　　　　　　　C. 维生素 E

D. 维生素 D_3　　　　　　　　　E. 维生素 B_6

10. 维生素 C 结构中含连二烯醇，具有（　　　）

A. 水解性　　　　　　　　　　　B. 碱性　　　　　　　　　　　C. 氧化性

D. 酸碱两性　　　　　　　　　　E. 还原性

（二）B 型题（每小组 5 个备选答案，备选答案可重复选，也可不选）

A. 维生素 B_1　　　　　　　　　B. 维生素 K_3　　　　　　　　C. 维生素 C

D. 维生素 D_3　　　　　　　　　E. 维生素 E

1. 又名抗坏血酸的是（　　　）

2. 又名生育酚的是（　　　）

3. 又名盐酸硫胺的是（　　　）

4. 又名亚硫酸氢钠甲萘醌的是（　　　）

5. 又名胆骨化醇的是（　　　）

A. 维生素 A　　　　　　　　　　B. 维生素 B_1　　　　　　　　C. 维生素 C

D. 维生素 D_2　　　　　　　　　E. 维生素 E

6. 加硝酸银生成黑色沉淀的是（　　　）

7. 碱性条件下氧化生成硫色素的是（　　　）

8. 与硝酸共热显橙红色的是（　　　）

二、简答题

1. 药用维生素 A 和维生素 E 为什么都制成醋酸酯?
2. 如何用化学方法区分维生素 B_1 和维生素 C?

三、实例分析

某患者患糖尿病多年,近来出现多发性神经炎并伴有酮酸中毒症。请问能否同时静脉点滴维生素 B_1 和碳酸氢钠治疗? 为什么?

第十五章　药物的变质反应和代谢反应

知识要点

　　药物的变质反应有水解反应、氧化反应、还原反应、异构化反应、脱羧反应及聚合反应等。药物代谢反应类型包括氧化反应、还原反应、水解反应和结合反应。本章主要介绍药物变质反应的影响因素和空气中二氧化碳对药物质量的影响，还介绍药物代谢反应对药物活性的影响。

　　药物的化学稳定性变化即变质反应直接影响药物的疗效，甚至危及患者的生命。药物进入体内后，在多种酶的催化下会发生生物转化反应，使药物原有的结构发生变化，药理作用发生改变，多数情况是药物的疗效降低、丧失或产生毒性。

第一节　药物的变质反应

　　药物的变质反应是指药物在生产、制剂、贮存、调配和使用等各个环节中发生的化学变化。药物的变质反应有水解反应、氧化反应、还原反应、异构化反应、脱羧反应及聚合反应等。其中药物的水解反应和氧化反应最为常见，空气中二氧化碳对药物质量也有一定的影响。

一、药物的水解反应

　　药物水解反应类型包括盐类、酯类、酰胺类、苷类、酰肼类、酰脲类、活泼卤素化合物、缩氨、多聚糖、蛋白质、多肽等水解。

（一）药物的水解反应类型

1. 盐类药物的水解　　有机弱酸强碱盐、有机强酸弱碱盐和有机弱酸弱碱盐在水溶液中常发生不同程度的水解反应。如强碱弱酸盐磺胺嘧啶钠的水溶液吸收空气中的二氧化碳发生水解后，析出磺胺嘧啶的沉淀。

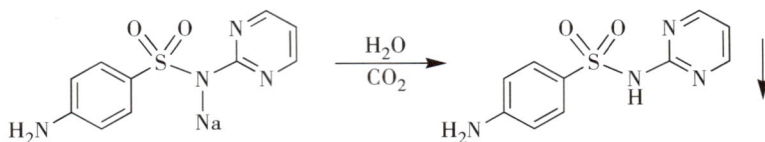

2. 酯类药物的水解　酯类药物（RCOOR′）包括无机酸酯类、有机酸酯类及内酯类药物，均有水解性，水解产物为酸和醇，如普鲁卡因的水解。

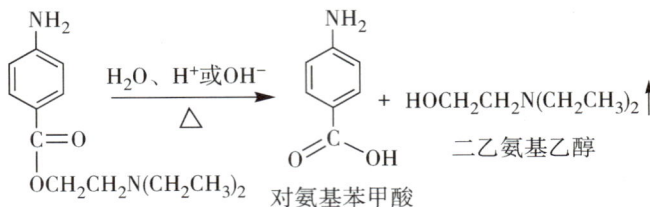

3. 酰胺类药物的水解　酰胺类药物（RCONHR′）的水解过程与酯类药物相似，但较酯类水解困难，产物为羧酸和氨基化合物。其衍生物酰肼类（RCONHNH$_2$）、酰脲类（RCONHCONHR′）也都易水解，如对乙酰氨基酚、异烟肼、苯巴比妥的水解反应。

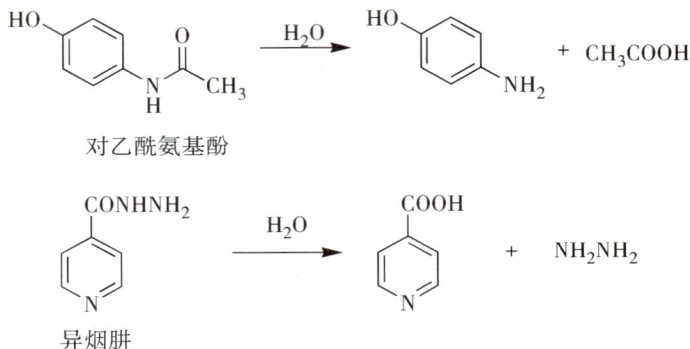

4. 苷类药物的水解　苷类药物均易水解，水解产物为苷元和糖。如链霉素水解生成链霉胍和链霉双糖胺，后者再进一步水解成链霉糖和 N - 甲基葡萄糖胺。

5. 其他类型药物的水解　有机药物除了上述几种结构类型易水解外，尚有一些其他易水解的基团，如活泼卤素结构、肟类、腙类、多糖以及多肽等，均可在一定条件下发生水解反应。

课堂互动

酯类药物比相应的酰胺类易水解，为什么？

（二）影响药物水解的结构因素

药物的水解性主要由其化学结构所决定，羧酸衍生物类药物（RCOX）水解的难易，主要取决于 R 和 X 的电性效应和空间效应。

1. 电性效应 羧酸衍生物（RCOX）的水解难易程度取决于酰基碳原子所带正电荷的大小，若 R 和 X 使酰基碳原子所带正电荷增大，则有利于亲核试剂进攻，水解速度加快；反之，则水解速度减慢。

（1）当 RCOX 的 R 相同，X 不同时，离去酸酸性越强，越易水解（C–X 键断裂，X 和质子形成 HX，称离去酸）。

离去酸酸性强弱顺序是：

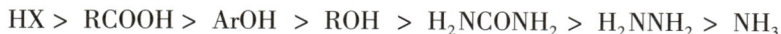

$$HX > RCOOH > ArOH > ROH > H_2NCONH_2 > H_2NNH_2 > NH_3$$

所以羧酸衍生物的水解速度的快慢是：

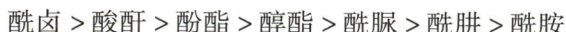

$$酰卤 > 酸酐 > 酚酯 > 醇酯 > 酰脲 > 酰肼 > 酰胺$$

（2）当 RCOX 的 R 不同，X 相同时，即不同羧酸与同一种化合物组成的羧酸衍生物，以羧酸的酸性强者易于水解。

（3）无机酸酯比羧酸酯易水解，是因为无机酸酯极性较大，易与水分子结合的缘故。

（4）环状结构的羧酸衍生物都比相应的链状结构的羧酸衍生物较易水解，即内酯和内酰胺类易水解；环数越小，环张力越大，越易水解；稠环比单环易水解。

2. 空间效应

（1）空间位阻效应减慢水解 在羧酸衍生物中，若在羰基邻位引入具有较大体积的非亲核性取代基时，产生较强的空间位阻，从而使水解反应进行缓慢或不能进行。如利多卡因、哌替啶，由于 2,6 位甲基、苯环的位阻影响，不易水解。

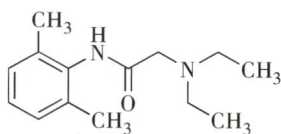

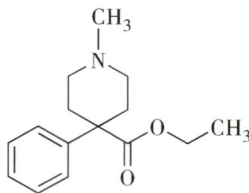

利多卡因　　　　　　　　　　哌替啶

（2）邻助作用加速水解 在酰基邻近位置有亲核基团时，能发生分子内亲核进攻，使水解加速，称为邻助作用。如阿司匹林很不稳定，在中性溶液中即发生水解。

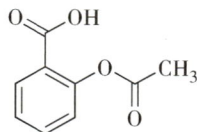

阿司匹林

（三）影响药物水解的外界因素

课堂互动

对于易水解的药物应该采取哪些措施防止其水解？

影响药物水解的外界因素很多，主要有水分、溶液的酸碱性、温度、重金属离子等。

1. 水分的影响　水分是药物水解的必要条件，易水解的药物在生产、贮存和应用中应防潮防水；尽量考虑制成固体制剂使用；制成粉针剂临用前稀释等方法以避免药物的水解。

2. 溶液酸碱性的影响　药物溶液的酸碱性对药物的水解影响很大，常见的酯类、酰胺类和苷类药物的水解均受溶液 pH 的影响，酸和碱均可以催化水解反应。为了防止或延缓药物的水解，通常将药物溶液的酸碱度调节至水解反应速度最小的 pH，通常将此 pH 称为稳定 pH。

3. 温度的影响　温度升高，药物的水解反应速度加快。所以在药物的生产和贮存时要注意控制温度，防止温度升高使水解加快。

4. 金属离子的影响　一些金属离子（如 Cu^{2+}、Fe^{3+}、Zn^{2+} 等）可以促使药物（如青霉素钠、维生素 C 等）发生水解，为了避免金属离子对水解反应的催化作用，常加入金属离子配合剂乙二胺四乙酸二钠（EDTA－2Na）。

二、药物的自动氧化反应

有机药物的氧化，一般可分为化学氧化和自动氧化。化学氧化是化学氧化剂作用引起的离子型反应，主要应用于药物的制备和质量控制方面；而自动氧化多是药物在贮存过程中接触空气中的氧气所引起的反应，它是导致药物变质的主要原因之一。

（一）自动氧化的结构类型

发生自动氧化的药物结构类型包括酚类、芳香第一胺类、巯基类、碳碳双键类、杂环类及其他类型。

1. 酚类与烯醇类　酚类（Ar—OH，包括一元酚和二元酚）结构的药物均易发生自动氧化生成有色的醌类化合物。烯醇类（RCH ＝CH—OH）的自动氧化与酚类相似。如肾上腺素含邻苯二酚，在空气中易氧化为红色的肾上腺素红，进一步聚合为棕色的多聚物。

2. 芳香第一胺类　具芳香第一胺（Ar—NH$_2$）结构的药物易自动氧化为有色的醌类、偶氮或氧化偶氮类化合物，如普鲁卡因、磺胺类药物等。

3. 巯基类　脂肪或芳香巯基（R—SH）都具有还原性，巯基比酚羟基或醇羟基易于氧化生成二硫化物。常见的含巯基结构的药物有卡托普利、巯嘌呤等。

4. 碳碳双键类　具有碳碳不饱和双键（RHC ＝CHR′）类型的药物易被氧化为环氧化物，而且双键越多越易被氧化，如维生素 A。

5. 杂环类　含呋喃环、吲哚环、噻吩环、噻唑环以及吩噻嗪环等杂环结构的药物都能不同程度地被氧化，反应比较复杂，可生成开环化合物或醌型化合物，或在杂原子上生成氧化物。

6. 其他类　醛类（R—CHO）药物能被氧化生成相应的羧酸，如硫酸链霉素含有醛基易被氧化。醇羟基（R—OH）一般情况下还原性较弱，但连烯二醇结构或 α－羟基－β－氨基结构的还原性增强，如维生素 C 和盐酸麻黄碱因分别含有连烯二醇结构或 α－羟基－β－氨基结构，所以均易被氧化。

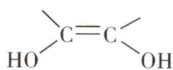

$$\underset{HO}{\overset{}{>}}C=C\underset{OH}{\overset{}{<}} \qquad -\overset{|}{\underset{OH}{C}}-\overset{|}{\underset{NH_2}{C}}-$$

连烯二醇结构　　　　　　α－羟基－β－氨基结构

（二）影响自动氧化的结构因素

从自动氧化机制来看，如果药物结构有利于形成 C—H 键的均裂或 O—H、N—H 和 S—H 键的异裂，则自动氧化反应就容易发生。

1. C—H 键的自动氧化　醛基的 C—H 键、苯环侧链烷基 C—H 键以及醚、醇、胺、烯烃的 α 位 C—H 键，因受邻位极性基团的吸电子诱导效应影响，C—H 键电子云密度减少，致使键合能力减弱，离解能较小，故较易均裂氧化。几种 C—H 键发生均裂自动氧化的活性顺序为：

醛基 C—H 键 ≥ α 位 C—H 键 > 叔 C—H 键 > 仲 C—H 键 > 伯 C—H 键

2. O—H 键的自动氧化　①酚类易被氧化，这是由于苯环和氧原子间存在 p－π 共轭，是电子云偏向苯环，O—H 键易断裂，有利于形成苯氧负离子，故易发生异裂自动氧化。苯环上若引入氨基、羟基、烷氧基及烷基等供电子基时，易发生自动氧化，如吗啡、维生素 E 等。若引入羧基、硝基、磺酸基及卤素原子等吸电子基则较难发生自动氧化。②烯醇与酚类相似，易发生 O—H 键的异裂自动氧化，如维生素 C 有连二烯醇结构，易氧化变色。③醇的氧化不是 O—H 键的异裂或均裂，而是先发生 α 位 C—H 键的均裂。叔醇无 α 位 C—H 键，难以氧化；仲醇比伯醇易氧化。

3. N—H 键的自动氧化　芳香族胺比脂肪族胺还原性强，常温下脂肪族胺不被空气氧化，而芳香族胺可被空气氧化成有色化合物。芳香族胺中又以芳香第一胺和肼基的还原性较强，易发生自动氧化。

4. S—H 键的自动氧化　巯基的 S—H 键比酚类或醇类的 O—H 键更易自动氧化，是由于硫原子半径比氧原子大，其原子核对核外电子约束力较弱，易给出电子。如半胱氨酸极易被氧化，常用作油溶性抗氧剂。

（三）影响自动氧化的外界因素及防止氧化的措施

常见影响自动氧化的外因主要有氧气、光线、重金属离子、溶液的酸碱性及温度等。

1. 氧气的影响　氧气是发生自动氧化的必要条件，应尽量避免具有还原性的药物与氧接触。可采取将药物密封；安瓿充惰性气体；注射用水预先煮沸排氧；加适当的抗氧剂等措施防止氧化。

2. 光线的影响　日光中的紫外线能催化自由基的形成，从而加速药物的自动氧化；且光的热辐射导致药物温度升高也可加速氧化。采取黑纸包裹或棕色容器盛放药品，是避光抑制氧化的有效措施。

3. 溶液酸碱性的影响 自动氧化一般在碱性条件下易发生，在酸性下较稳定。故应将药液调至最稳定的 pH，是延缓氧化的有效方法。

4. 温度的影响 氧化因升温而加速，在药物的生产、制剂及贮存中应注意控制温度条件。

5. 金属离子的影响 微量金属离子如铁、铜、锌等可催化药物的自动氧化。可以在药液中加入 EDTA-2Na 等配合剂来去除金属离子，以消除或减弱其催化作用。

三、药物的其他变质反应

（一）异构化反应

🔵 **课堂互动**

能发生差向异构化的药物有哪些？

一些药物在光照、受热及溶液 pH 改变时会发生顺反异构、旋光异构和差向异构等异构化反应，导致药物变质，使疗效降低，甚至产生不良反应。如维生素 A 长期贮存，即可部分发生顺反异构化，生成 4-顺式异构体和 6-顺式异构体，改变了维生素 A 的全反式构型，使其药理活性下降。

（二）脱羧、脱水反应

某些药物受酸、碱等因素影响会发生脱羧或脱水反应而变质。如维生素 C 在一定条件下可促使内酯环水解，并进一步发生脱羧反应生成糠醛，再聚合呈色。

（三）聚合反应

聚合反应也是引起药物变质的常见反应。如葡萄糖、维生素 C 等易发生聚合变色；氨苄西林易产生大分子聚合物，能引发机体过敏反应。

四、二氧化碳对药物质量的影响

药物的水溶液吸收了空气中的二氧化碳后，部分二氧化碳与水反应生成碳酸，碳酸又会电离成 H^+ 和 CO_3^{2-}，与药物发生反应，引起药物酸碱度的改变、产生沉淀、浑浊或变质，从而影响药物质量。

1. 改变药物的酸碱度 二氧化碳溶于水产生的 H^+，可以使水溶液的酸性增强，pH 降低，如氢氧化钠溶液吸收二氧化碳，则转变为碳酸盐使其碱性减弱。

2. 促使药物分解变质 某些药物吸收二氧化碳后可引起药物的分解，如硫代硫酸钠注射液吸收二氧化碳后分解而析出硫的沉淀。

3. 导致药物产生沉淀 二氧化碳使药物水溶液发生沉淀的主要原因是：①二氧化

碳可以降低溶液的 pH 值,使一些酸性低于碳酸的弱酸强碱盐析出游离的难溶弱酸,如苯妥英钠水溶液吸收空气中的二氧化碳析出苯妥英沉淀;②二氧化碳使溶液含有 CO_3^{2-},可与某些金属离子结合成难溶的碳酸盐,如氢氧化钙溶液吸收二氧化碳会生成碳酸钙沉淀。

4. 引起固体药物变质 二氧化碳使固体药物变质的主要原因是固体药物在吸收二氧化碳的同时也吸收水分,在药物的表层发生化学反应,使一些碱性金属氧化物生成碱式碳酸盐,如氧化锌可吸收二氧化碳及水分转变成碱式碳酸锌。

第二节 药物的代谢反应

药物代谢又称生物转化,是指药物被机体吸收后,在体内各种酶的作用下,发生化学结构的改变,使药物的极性和水溶性增加,再通过人体排泄系统排出体外的过程。

一、药物的代谢反应类型

药物代谢类型包括氧化反应、还原反应、水解反应和结合反应,其中氧化反应、还原反应、水解反应对药物活性影响较大。

(一)氧化反应

很多脂溶性药物通过细胞色素 P450 酶系的作用,经过氧化反应增加水溶性后利于排泄。有些药物还可通过生物氧化使药物活性增强,发挥更好的疗效。

1. 芳环的氧化 含有芳环的药物在酶系的作用下,在芳环上加入一个氧原子形成环氧化合物中间体,由于环氧化合物中间体不稳定,可以发生分子重排形成酚,这一过程称为羟化反应,羟化反应一般在苯环的对位和邻位。环氧化合物中间体可致癌或引起肝坏死。

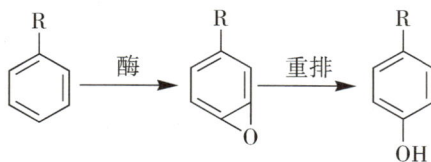

2. 烯烃和炔烃的氧化 烯烃类药物的氧化是在烯烃位置形成环氧化物,如抗癫痫药卡马西平在体内的代谢。

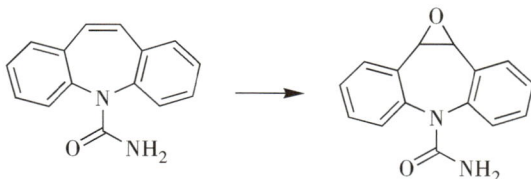

3. 饱和碳原子的氧化 长链烷基的氧化发生在空间位阻较小的侧链末端,被氧化

生成 ω – 羟基或 ω – 1 羟基化合物，如丙戊酸钠的代谢。

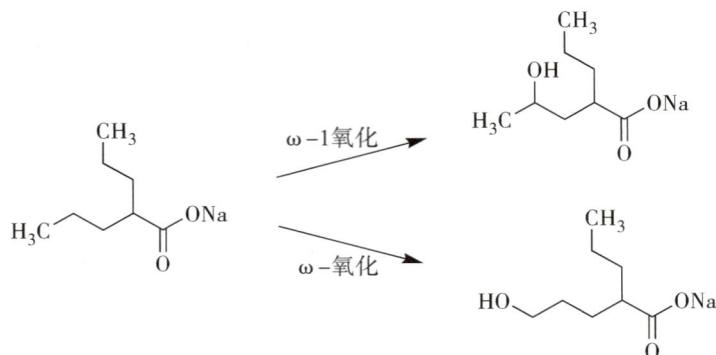

4. 碳 – 杂原子的氧化　氧、氮和硫等杂原子上的烷基在体内代谢过程中可以脱去，称为去烷基氧化反应。如哌替啶氧化去烷基后，镇痛作用下降一半，致惊厥作用增加了 2 倍。

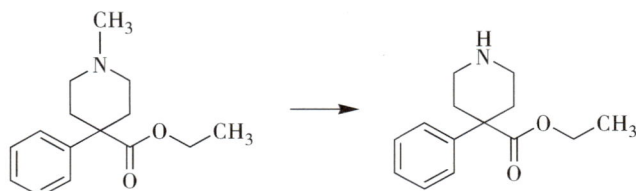

5. 胺类的氧化　胺类的氧化代谢主要发生在两个部位：一个是在和氮原子相连接的碳原子上，发生 *N* – 脱烷基化和氧化脱胺反应；另一个是发生 *N* – 氧化反应。如 β 受体拮抗剂普萘洛尔和氯丙嗪的代谢。氯丙嗪的叔胺易发生 *N* – 氧化反应，形成 *N* – 氧化物。

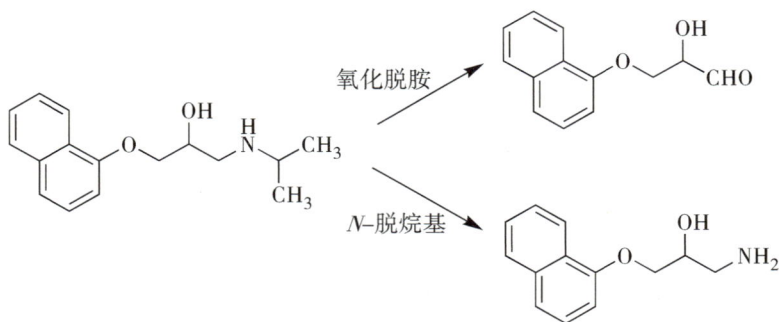

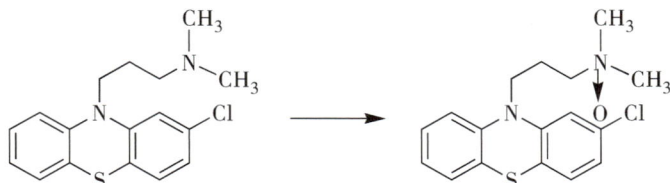

6. 醇、醛的氧化　醇和醛类药物的氧化反应是在酶的作用下，氧化成相应的醛和羧酸。大部分伯醇在体内很容易被氧化生成醛，但醛不稳定，在体内醛脱氢酶等酶的催

化下进一步氧化生成羧酸，如维生素 A 的代谢。

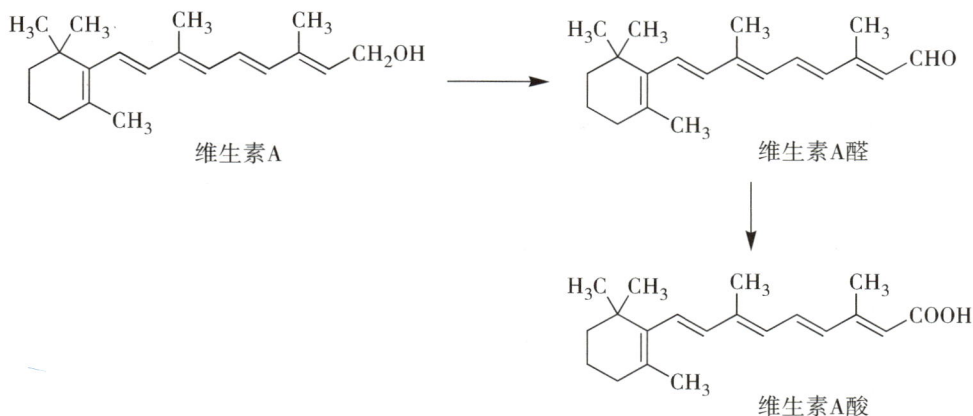

维生素A

维生素A醛

维生素A酸

（二）还原反应

虽然氧化反应是药物代谢的主要途径，但是还原反应对于药物代谢也非常重要。含羰基、硝基、偶氮基的药物经还原代谢反应生成相应的羟基和氨基化合物；卤化物被还原脱卤。还原产物有利于进一步的体内代谢，有的还具有药理作用或产生了一定的毒性。

1. 卤化物的脱卤还原 卤化物的脱卤还原，一般是指还原脱氯或脱溴，碳—氟键则较牢固，不易脱落。如氟烷可脱去溴和氯而保留氟。

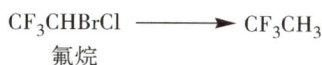

$$CF_3CHBrCl \longrightarrow CF_3CH_3$$
氟烷

2. 羰基化合物的还原 具有醛基或酮基的药物在还原酶的作用下被还原成相应的醇，进而氧化成醛或酸。如非甾体抗炎药物芬布芬，在体内经还原后生成仲醇类代谢物。

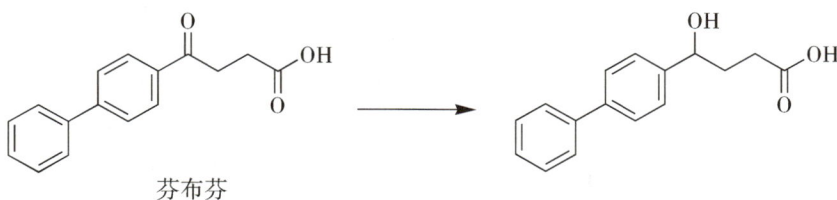

芬布芬

3. 硝基及偶氮化合物的还原 含有硝基及偶氮基的药物在酶的作用下，分子中的硝基和偶氮基均生成相应的芳伯胺类及芳胺类衍生物，如硝西泮的代谢。

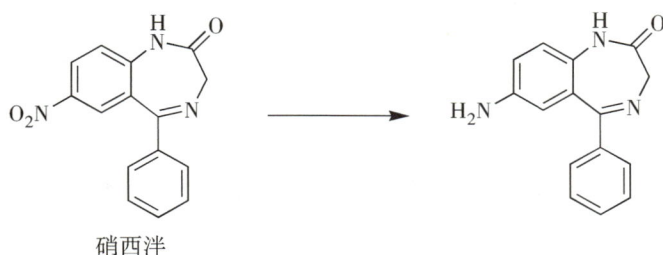

硝西泮

（三）水解反应

水解反应是药物代谢的常见反应，在酶的作用下发生，反应过程与体外药物水解反应相似。如局部麻醉药普鲁卡因在体内代谢时绝大部分迅速被水解生成对氨基苯甲酸和二乙氨基乙醇，很快失去局部麻醉作用。

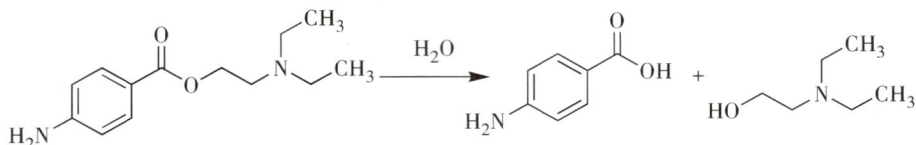

（四）结合反应

1. 与葡萄糖糖醛酸的结合 具有羟基、羧基、氨基和巯基等官能团的药物与体内的葡萄糖醛酸（UDPGA）在 UDPGA 转移酶作用下结合形成葡萄糖苷酸而排出体外。如对乙酰氨基酚的酚羟基与葡萄糖醛酸结合形成醚型 O – 葡萄糖苷酸。

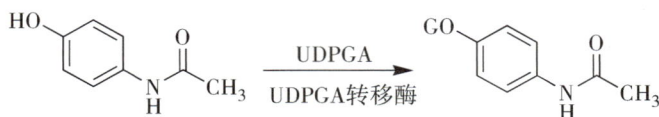

2. 与硫酸基结合 具有羟基、氨基、羟氨基的药物或代谢物，在磺基转移酶的催化下，由体内活化型的硫酸化剂 3′– 磷酸腺苷 – 5′– 磷酰硫酸（PAPS）提供硫酸基，结合生成硫酸酯，产物水溶性增大，毒性降低，易排出体外。如水杨酸结合成硫酸酯。

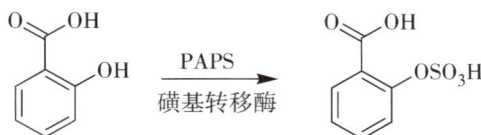

3. 与氨基酸的结合 含有脂肪酸、芳基烷酸、芳香羧酸和杂环羧酸的药物能与氨基酸（以甘氨酸常见）在辅酶 A 作用下结合，结合物水溶性增加。如异烟肼与甘氨酸结合生成酰胺。

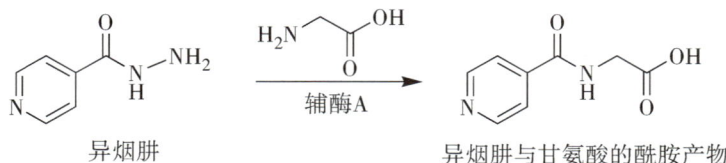

异烟肼　　　　　　　　　　异烟肼与甘氨酸的酰胺产物

4. 与谷胱甘肽的结合 谷胱甘肽含有氨基和巯基等活性基团。亲电性药物的分子与谷胱甘肽结合后，在酶的作用下降解并酰化，形成硫醚氨酸类代谢物。如硝酸甘油形成硫醚氨酸。

5. 乙酰化反应 含有氨基、磺酰基、肼基及酰肼基等官能团的药物，在辅酶 A

的参与下，进行乙酰化反应，形成乙酰化物，如异烟肼可经乙酰化反应生成异烟酰肼。

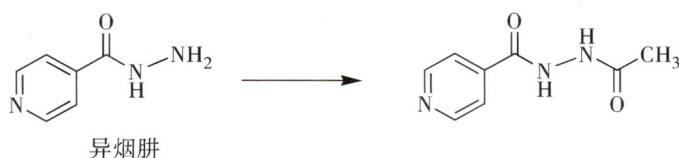

异烟肼

6. 甲基化反应　甲基化反应在药物的生物转化中是次要的结合途径，但在许多内源性物质的生物合成、生物胺的代谢、灭活等方面起着重要的作用。能发生甲基化反应的药物有儿茶酚胺类、苯酚类及胺类等。

二、药物的代谢反应对药物活性的影响

药物经生物转化后，其理化性质和生物活性多会发生改变，归纳起来主要有以下几种情况。

（一）由活性药物转化成无活性代谢物

这是机体对药物灭活的主要方式，也是机体为了减弱或消除外来异物对其可能产生的损害和不利影响所采取的自我保护措施。如苯巴比妥经生物氧化后成无催眠镇静作用的对羟基苯巴比妥而排出体外。

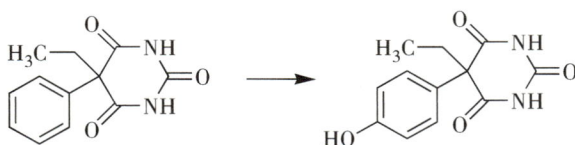

（二）由无活性药物转化成活性代谢物

这种转化称为代谢活化。前体药物多是按此原理设计而成的，如无生物活性的贝诺酯，在体内经水解代谢成乙酰水杨酸和对乙酰氨基酚后，才具有解热镇痛作用。

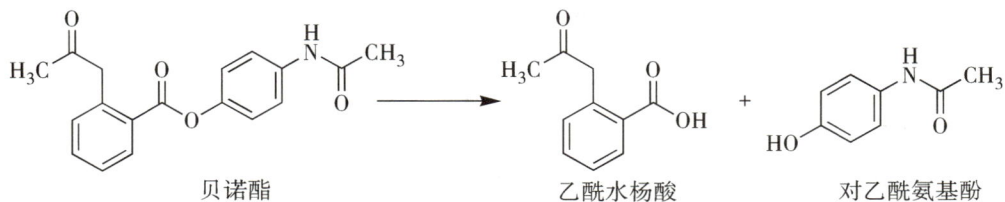

贝诺酯　　　　　　　　　　乙酰水杨酸　　　　对乙酰氨基酚

（三）由活性药物转化成仍有活性的代谢物

如地西泮在体内代谢成奥沙西泮，两者均有很强的镇静催眠作用。

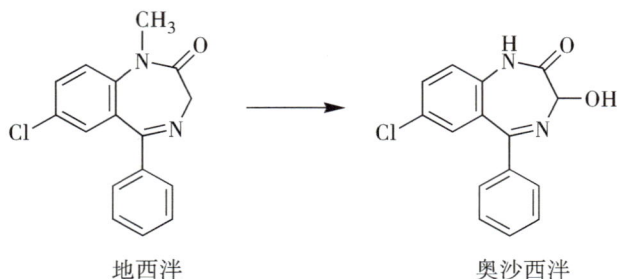

地西泮 → 奥沙西泮

（四）由无毒性或毒性小的药物转化成毒性代谢物

此转化过程为有害代谢，可导致对机体的损伤。如对乙酰氨基酚在机体内代谢后，代谢产物与肝脏蛋白质结合，结果可导致肝坏死。

（五）经生物转化改变药物的药理作用

某些药物经生物转化后，其代谢产物的药理作用发生改变。如抗抑郁药异烟酰异丙肼经体内代谢脱去异丙基成为异烟肼，而后者具有抗结核作用。

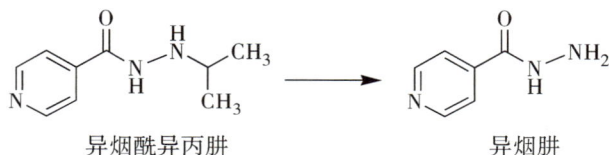

异烟酰异丙肼 → 异烟肼

同步训练

一、选择题

（一）A 型题（单选题）

1. 药物易发生氧化变质的结构是（　　）
   A. 酚羟基　　　　　　　　　B. 苯环　　　　　　　　　C. 酯
   D. 羧基　　　　　　　　　　E. 内酯
2. 药物易发生水解变质的结构是（　　）
   A. 芳香第一胺　　　　　　　B. 苯环　　　　　　　　　C. 内酯
   D. 羧基　　　　　　　　　　E. 酚羟基
3. 阿司匹林能在中性水溶液中易自动水解，除了酚酯较易水解外，还有邻位羧基的（　　）
   A. 邻助作用　　　　　　　　B. 给电子共轭　　　　　　C. 空间位阻
   D. 给电子诱导　　　　　　　E. 不确定
4. 利多卡因酰胺键不易水解是因为酰胺键的邻位两个甲基可产生（　　）
   A. 邻助作用　　　　　　　　B. 给电子共轭　　　　　　C. 空间位阻

D. 给电子诱导 E. 不确定

5. 能发生差向异构化的药物是 （　　　）

A. 利血平 B. 利福平 C. 硝苯地平

D. 尼群地平 E. 尼莫地平

6. 在卤代烃脱卤素代谢中，哪种卤素不易脱去 （　　　）

A. —Br B. —F C. —Cl

D. —I E. —At

7. 药物的自动氧化反应是指药物与 （　　　）

A. 高锰酸钾的氧化 B. 过氧化氢的氧化 C. 空气中氧气的氧化

D. 硝酸的氧化 E. 硝酸银的氧化

8. 易发生自动氧化的药物，可采用下列哪种方法去除金属离子 （　　　）

A. 增加氧的浓度 B. 加入氧化剂

C. 长时间露置在空气中 D. 加入抗氧剂

E. 加入 EDTA － 2Na

9. 含硝基的药物主要发生以下哪种代谢 （　　　）

A. 水解代谢 B. 开环代谢 C. 脱烷基代谢

D. 氧化代谢 E. 还原代谢

10. 下列哪些药物经代谢后产生有毒性的代谢产物 （　　　）

A. 卡马西平 B. 对乙酰氨基酚 C. 苯巴比妥

D. 地西泮 E. 普鲁卡因

（二）B 型题（每小组 5 个备选答案，备选答案可重复选，也可不选）

A. 硝西泮的代谢 B. 苯巴比妥的代谢 C. 贝诺酯的代谢

D. 卡马西平的代谢 E. 普萘洛尔的代谢

1. 发生羟基化反应 （　　　）

2. 发生脱烷基反应 （　　　）

3. 发生水解反应 （　　　）

4. 发生烯烃氧化反应 （　　　）

5. 发生还原反应 （　　　）

二、简答题

1. 药物发生变质反应的类型有哪些，简述其影响因素。

2. 药物代谢的类型有哪些？举例说明。

三、实例分析

以你学习的药物为例，说明药物的代谢反应对药物活性的影响。

实训指导

项目一　阿司匹林的制备

【实训目的】

1. 了解制备阿司匹林的原理和方法。
2. 了解水杨酸类药物的杂质来源及检查方法。
3. 学会重结晶精制固体产品的操作技术。
4. 能完成阿司匹林的制备。

【实训材料】

1. 仪器　125ml 锥形瓶、100℃温度计、150ml 烧杯、循环水真空泵、布氏漏斗、抽滤瓶、抽滤垫、滴管、表面皿、100ml 量筒、10ml 量筒、托盘天平、玻璃棒、水浴锅。

2. 药品　水杨酸。

3. 试剂　乙酸酐、浓硫酸、三氯化铁、无水乙醇。

【实训步骤】

1. 阿司匹林的制备　取 3g 水杨酸放入 125ml 锥形瓶中，加入 4.5g 乙酸酐，随后滴加 5 滴浓硫酸，振摇锥形瓶使水杨酸全部溶解。然后在水浴上加热至 50℃～60℃，振摇，保温 5～10 分钟，放置冷却至室温，即有阿司匹林晶体析出。否则可用玻璃棒摩擦锥形瓶壁（或在冰水中冷却），促其析出晶体。晶体析出后，加 90ml 水继续在冰水中冷却，直至晶体析出完全。抽滤，用少量冰水洗涤晶体。尽量抽干。把晶体摊在表面皿上晾干。

2. 粗品的重结晶　将粗品放入 150ml 烧杯中，在搅拌下，加入无水乙醇 9ml，继续搅拌，于水浴上微热溶解；另在 125ml 锥形瓶中加入纯化水 24ml，加热至 60℃；将粗品乙醇液倒入热水中，如有颜色，加少量活性炭脱色，趁热抽滤；滤液如有固体析出，则加热至溶解。放置，自然冷却至室温，即慢慢析出白色针状结晶，滤过，用 50%乙醇 3～4ml 洗涤 2 次，抽滤。晶体用干净玻璃塞压紧，尽量抽去滤液。再用少量冰水洗涤 2～3 次，抽去水分，在表面皿上晾干。

3. 计算产率　根据投料量，计算产率。

4. 检查水杨酸杂质　取晶体少许置试管中，加水约 2ml，滴加三氯化铁试液 3 滴，振摇，观察应无颜色出现。

【实训提示】

1. 实训原理

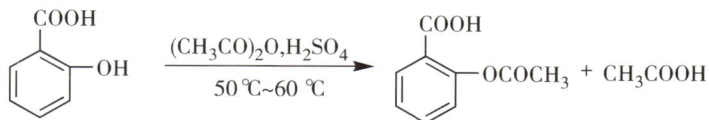

$$\underset{\text{OH}}{\overset{\text{COOH}}{\bigcirc}} \xrightarrow[\text{50℃~60℃}]{\text{(CH}_3\text{CO)}_2\text{O,H}_2\text{SO}_4} \underset{\text{OCOCH}_3}{\overset{\text{COOH}}{\bigcirc}} + \text{CH}_3\text{COOH}$$

2. 产品产率的计算

水杨酸的分子量：阿司匹林的分子量 = 138.07 : 180.09

阿司匹林的理论产量 = 水杨酸的投料量 × 180.09/138.07

产率 = （实际产量/理论产量）× 100%

3. 注意事项

（1）反应过程中应尽量避免接触水分，因为水的存在可使阿司匹林水解并使乙酸酐变为酰化能力低得多的乙酸，不利反应进行。在必须用到水的步骤动作要稍快些，以提高产量。

（2）阿司匹林易水解，尽量避免加热干燥，必要时宜在 80℃ 以下烘干，产品密封保存于干燥处。

（3）反应过程中温度不宜过高，否则易发生副反应，使产率降低。浓 H_2SO_4 要在水杨酸溶解在乙酸酐的阶段中加入，太早加入会使反应短时内剧烈进行，可能使未反应的水杨酸被迅速生成的阿司匹林包围，使反应不易进行及成品中游离水杨酸超过限度。

（4）本实训所用的浓硫酸具有强腐蚀性，乙酸酐有毒且有较强的刺激性，所以取用试剂时应在通风橱内进行，且避免接触皮肤。

【实训讨论】

1. 制备阿司匹林时为何要用干燥的仪器？

2. 最可能出现在产物中的杂质是什么？此杂质是如何引入的？用什么方法检出？

3. 在阿司匹林制备过程中应严格控制哪些条件？为什么？

项目二　药物的化学鉴别实训（一）

【实训目的】

1. 学会典型药物的鉴别方法。

2. 能熟练运用典型药物的化学性质进行药物鉴别。

【实训材料】

1. 仪器　乳钵、试管、天平、酒精灯、漏斗、水浴锅、量筒、小烧杯。

2. 药品　盐酸利多卡因、阿司匹林、对乙酰氨基酚、吡罗昔康。

3. 试剂　三硝基苯酚试液、硫酸铜试液、碳酸钠试液、稀硫酸、三氯化铁试液、稀盐酸、亚硝酸钠试液、碱性 β-萘酚试液、无水乙醇、三氯甲烷。

【实训步骤】

1. 盐酸利多卡因 取本品 0.2g，加水 20ml 溶解后，照下述方法试验。

（1）取上述溶液 10ml，加三硝基苯酚试液 10ml，即生成沉淀。

（2）取上述溶液 2ml，加硫酸铜试液 0.2ml 与碳酸钠试液 1ml，即显蓝紫色；加三氯甲烷 2ml，振摇后放置，三氯甲烷层显黄色。

若供试品为注射剂，则可直接取注射液进行实验。

2. 阿司匹林

（1）取阿司匹林约 0.1g（若供试品为片剂，则用乳钵研成粉末，取片粉适量，约相当于阿司匹林 0.1g），加水 10ml，煮沸，放冷，加三氯化铁试液 1 滴，即显紫堇色。

（2）取阿司匹林约 0.5g，加碳酸钠试液 10ml，煮沸 2 分钟后，放冷，加过量的稀硫酸，即析出白色沉淀，并发生醋酸的臭气。

若供试品为阿司匹林片，则用乳钵研成粉末，取片粉适量（约相当于阿司匹林 0.5g），加碳酸钠试液 10ml，振摇后，放置 5 分钟，滤过，滤液煮沸 2 分钟，放冷，加过量的稀硫酸，即析出白色沉淀，并发生醋酸的臭气。

3. 对乙酰氨基酚

（1）取对乙酰氨基酚约 0.1g，加稀盐酸 5ml，置水浴中（约 60℃）加热 40 分钟，放冷；取 0.5ml，滴加亚硝酸钠试液 5 滴，摇匀，用水 3ml 稀释后，加碱性 β-萘酚试液 2ml，振摇，即显红色。

（2）取对乙酰氨基酚适量，加纯化水 2~3ml，滴加三氯化铁试液 1~2 滴，溶液立即显蓝紫色。

若供试品为对乙酰氨基酚片，则用乳钵研成粉末，取片粉适量（约相当于对乙酰氨基酚 0.5g），用乙醇 20ml 分次研磨使对乙酰氨基酚溶解，滤过，合并滤液，蒸干，将残渣按照上述两种方法进行试验。

4. 吡罗昔康 取吡罗昔康约 30mg，加三氯甲烷 1ml 溶解后，加三氯化铁试液 1 滴，即显玫瑰红色。

若供试品为片剂（糖衣片应除去包衣），则乳钵研磨后取片粉适量（约相当于吡罗昔康 40mg），加三氯甲烷 10ml 振摇使吡罗昔康溶解，滤过，取滤液进行上述试验。

【实训提示】

1. 实训原理

（1）盐酸利多卡因

①生物碱反应：盐酸利多卡因具有叔胺结构，水溶液能与三硝基苯酚试液作用，生成复盐沉淀。

②配合反应：盐酸利多卡因结构中具有酰胺键，其碱性水溶液能与硫酸铜作用生成蓝紫色配位化合物。

（2）阿司匹林

①水解反应：阿司匹林分子结构中含有酯键，在氢氧化钠或碳酸钠试液中水解生成水杨酸和醋酸，加热时水解更快。酸化后产生醋酸的酸臭，并析出水杨酸白色沉淀。

②三氯化铁显色反应：阿司匹林分子结构中本身无游离酚羟基，其水溶液在常温下不与三氯化铁试液显色，但其水溶液加热或长时间放置后，会水解产生具有酚羟基的水杨酸，与三氯化铁试液作用，溶液立即显紫堇色。

（3）对乙酰氨基酚

①重氮化－偶合反应：对乙酰氨基酚分子结构中含有酰胺键，在酸性条件下水解，生成对氨基酚和醋酸。对氨基酚具有芳香第一胺结构，可与亚硝酸钠在盐酸酸性条件下生成重氮盐，再与碱性 β－萘酚试液作用生成红色的偶氮化合物沉淀。

②三氯化铁显色反应：对乙酰氨基酚分子结构中含有游离的酚羟基，与三氯化铁试液作用，溶液显蓝紫色。

（4）吡罗昔康　三氯化铁反应：吡罗昔康分子结构中含有烯醇羟基，在三氯甲烷溶液中与三氯化铁作用，溶液显玫瑰红色。

2. 注意事项

（1）在重氮化－偶合反应中，为了避免亚硝酸钠及重氮盐分解，整个实验过程须在低温下进行。实验过程中必须保持酸性，盐酸的量要多于药物的 3 倍，主要目的是促使亚硝酸钠转为亚硝酸以进行重氮化反应；还可加快重氮化反应速度，增加重氮盐稳定性并防止副反应的发生。

（2）对乙酰氨基酚见光、遇铁器等易发生颜色变化，所以，在实验过程中应注意药物须避光密封保存，并同时避免接触铁器。

（3）取用浓酸、浓碱时要小心，防止溅到皮肤、衣服上。

（4）盐酸利多卡因若为注射剂，取药品时避免玻璃划伤手。

【实训讨论】

1. 利多卡因含有酰胺键，能水解吗？为什么？

2. 在阿司匹林水溶液中直接加三氯化铁试液会出现紫堇色吗？加热以后呢？请说明原因。

3. 对乙酰氨基酚为什么要加稀盐酸后置水浴中加热 40 分钟？

4. 阿司匹林、对乙酰氨基酚和吡罗昔康在一定条件下均可与三氯化铁反应，请说明各自的反应条件以及分别是由什么官能团引起的？

项目三　药物的化学鉴别实训（二）

【实训目的】

1. 学会典型药物的鉴别方法。

2. 能熟练运用典型药物的化学性质进行药物鉴别。

【实训材料】

1. 仪器 电热恒温水浴锅、试管、钥匙、量杯、烧杯、研钵、漏斗、电热套、试管夹、蒸发皿、白瓷板、紫外光灯。

2. 药品 苯巴比妥、硫酸阿托品、肾上腺素、硝酸异山梨酯。

3. 试剂 10%氢氧化钠溶液、红色石蕊试纸、甲醛试液、盐酸、硫酸、亚硝酸钠、碳酸钠试液、硝酸银试液、氨试液、吡啶溶液（1→10）、铜吡啶试液、发烟硝酸、乙醇、固体氢氧化钾、氯化汞试液、氯化钡试液、盐酸溶液（9→1000）、三氯化铁试液、过氧化氢试液、硫酸亚铁试液、10%儿茶酚溶液、铜丝（或铜屑）。

【实训步骤】

1. 苯巴比妥

（1）取本品约50mg，加10%氢氧化钠溶液2ml，加热煮沸，即产生氨气，可使润湿的红色石蕊试纸变蓝。

（2）取本品约50mg，置试管中，加甲醛试液1ml，加热煮沸，放冷，沿管壁缓缓加入硫酸0.5ml，使成两液层（切勿振摇），置水浴中加热，接界面即显玫瑰红色。

（3）取本品约10mg，置白瓷板或干燥试管中，加硫酸2滴，加亚硝酸钠约5mg，混合，即显橙黄色，继为橙红色。

（4）取本品约50mg，加碳酸钠试液约10滴，加蒸馏水2ml，振摇片刻，滤过。取滤液（或上清液）滴加硝酸银试液，即发生白色沉淀，振摇，沉淀溶解；继续滴加硝酸银试液，边加边振摇，至沉淀不再溶解，再滴加氨水数滴，沉淀又溶解。

（5）取本品约50mg，加吡啶溶液（1→10）5ml，溶解后，加铜吡啶试液1ml，即生成紫色沉淀。

供试品若为苯巴比妥片，研钵研磨后取片粉适量（约相当于苯巴比妥0.2g），加无水乙醇15ml充分振摇，滤过，将滤液置水浴上蒸干后，取残渣进行上述试验。

2. 硫酸阿托品

（1）取本品约10mg，加发烟硝酸5滴，置水浴上蒸干，得黄色残渣，放冷，加乙醇2~3滴湿润，加固体氢氧化钾1小粒，即显深紫色。

（2）取本品约10mg，加氯化汞试液，可析出黄色氧化汞沉淀。

（3）取本品约0.5g，加水10ml溶解，取该溶液2ml，滴加氯化钡试液，即生成白色沉淀；分离，沉淀在盐酸或硝酸中均不溶解。

3. 肾上腺素

（1）取本品约2mg，加盐酸溶液（9→1000）2~3滴溶解后，加水2ml与三氯化铁试液1滴，即显翠绿色；再加氨试液1滴，即变紫色，最后变为紫红色。

（2）取本品约10mg，加盐酸溶液（9→1000）2ml溶解后，加过氧化氢试液10滴，煮沸，即显血红色。

4. 硝酸异山梨酯

（1）取本品约10mg，置试管中，加水1ml与硫酸2ml，注意摇匀，溶解后放冷，沿管壁缓缓加硫酸亚铁试液 3ml，不能振摇，使成两液层，接界面处出现棕色环。

（2）取本品约 2mg，置试管中，加新鲜配制的 10% 儿茶酚溶液 3ml，混合摇匀后，注意慢慢滴加硫酸 6ml，溶液即显暗绿色。

（3）取本品 10mg，置试管中，加水 1ml 溶解后，加硫酸与铜丝（或铜屑），加热，即发生红棕色的蒸气。

【实训提示】

1. 实训原理

（1）苯巴比妥　本品为巴比妥类药物，具有丙二酰脲和苯环结构。

①在氢氧化钠溶液中加热水解，即产生氨气。

②可与亚硝酸钠－硫酸试液作用，即显橙黄色，继为橙红色；能与甲醛－硫酸试液作用，接界面即显玫瑰红色。

③能与金属离子络合，在碳酸钠溶液中与硝酸银试液作用，生成可溶性的一银盐，加入过量的硝酸银试液可生成不溶性的二银盐；在吡啶溶液中与铜吡啶试液作用，生成紫色沉淀。

（2）硫酸阿托品

①本品具有酯的结构，水解生成莨菪酸，可发生维他立（Vitali）反应，即与发烟硝酸共热水解生成的莨菪酸发生硝基化反应，生成三硝基衍生物，遇固体氢氧化钾的乙醇溶液，分子内双键重排，生成醌型物，即显深紫色。

②本品游离体因碱性较强，与氯化汞试液作用，可析出黄色氧化汞沉淀。

（3）肾上腺素　本品具有邻苯二酚的结构，具有较强的还原性。

①本品的稀盐酸溶液遇三氯化铁试液即显翠绿色，加氨试液，即变紫色，最后变为紫红色。

②本品的稀盐酸溶液，加过氧化氢试液，煮沸，即显血红色。

（4）硝酸异山梨酯

①本品被硫酸破坏生成硝酸，加硫酸亚铁后，生成硫酸氧氮合亚铁，使两液层界面处出现棕色环。

②本品经硫酸水解后，生成亚硝酸，可使儿茶酚生成对亚硝基儿茶酚，在硫酸溶液中生成醌肟，又与过量的儿茶酚缩合成暗绿色靛酚类化合物。

③本品经硫酸水解后，生成的硝酸，与金属铜作用，则有二氧化氮的红棕色蒸气产生。

2. 注意事项

（1）若供试品为片剂，需将片剂研细，取片粉适量，提取滤过，用滤液或残渣进行实验；若供试品为注射剂，则可直接取注射液进行实验，实验现象应与原料药相同。

（2）苯巴比妥与 10% 氢氧化钠溶液共热时易发生暴沸，操作时应特别注意加热部位及振摇，并不得将试管口对着自己及别人。

（3）硫酸阿托品加发烟硝酸蒸干，不可直火加热蒸干，否则易炭化影响结果，其水浴蒸干操作应在通风橱中进行。

（4）硝酸异山梨酯在室温及干燥状态下较稳定，但遇强热或撞击下会发生爆炸，实验中须加注意。

【实训讨论】

1. 如何用化学方法区别苯巴比妥与苯妥英钠？
2. 能发生维他立（Vitali）反应的药物具有怎样的结构特点？举例说明。
3. 比较肾上腺素与麻黄碱结构的不同点，如何用化学方法区别两者？

项目四　药物的化学鉴别实训（三）

【实训目的】

1. 学会鉴别已知范围内的未知药物的方法。
2. 能熟练运用典型药物的理化性质进行药物鉴别。

【实训材料】

1. 仪器　电热恒温水浴锅、试管、药匙、量筒、烧杯、研钵、漏斗、酒精灯、试管夹。

2. 药品　磺胺嘧啶、磺胺甲噁唑、异烟肼、黄体酮。

3. 试剂　10%香草醛的乙醇溶液、氨制硝酸银试液、稀盐酸、0.1mol/L亚硝酸钠溶液、碱性β－萘酚试液、甲醇、亚硝基铁氰化钠、碳酸钠、醋酸铵、0.4%氢氧化钠溶液、硫酸铜试液。

【实训步骤】

1. 对4个未知药品进行编号，将每个药品分成三份，一份初步试验，一份作确证试验，另一份供复核使用。先进行溶解性试验等初步试验，然后再进行确证试验。

2. 取4支试管，分别加入少量4个未知药品，加入1ml水，观察药物的溶解性；溶于水的药品有1个，不溶于水的药品有3个。

3. 取1支试管，加入溶于水的药品约0.1g，加5ml水溶解。加10%香草醛的乙醇溶液1ml，摇匀，微热，放冷，即析出黄色结晶；或加氨制硝酸银试液1ml，即发生气泡与黑色浑浊，并在试管壁上生成银镜。此药品是异烟肼。

4. 取3支试管，分别加入不溶于水的药品微量，各加稀盐酸1ml，缓缓煮沸，放冷，各加0.1mol/L亚硝酸钠溶液数滴，再分别滴加碱性β－萘酚试液数滴，其中1支试管无现象，2支试管中有红色沉淀生成。

5. 取1支试管，加入4中无现象的药品约5mg，加甲醇0.2ml溶解后，加亚硝基铁氰化钠的细粉约3mg、碳酸钠及醋酸铵各约50mg，摇匀，放置30分钟，显蓝紫色。此药品是黄体酮。

6. 取2支试管，分别加入4中能生成红色沉淀的药品（SD和SMZ）约0.1g，分别加水和0.4%氢氧化钠溶液各3ml，振摇使溶解，滤过，分取滤液于2个试管中，再分别加入硫酸铜试液1滴，即生成不同颜色的铜盐沉淀。生成黄绿色沉淀且放置后变为紫色的药物是磺胺嘧啶；生成草绿色沉淀的药物是磺胺甲噁唑。

【实训提示】

1. 实训原理 磺胺嘧啶、磺胺甲噁唑具有芳香第一胺类的鉴别反应，磺酰胺基与碱成盐后可被铜离子取代，生成难溶性的铜盐沉淀。

异烟肼的肼基可与香草醛发生缩合反应，生成黄色结晶；也可被弱氧化剂氧化，如可被氨制硝酸银氧化并有银镜生成。

黄体酮具有 17 - 甲酮基的结构，可与亚硝基铁氰化钠发生显色反应。

2. 注意事项

（1）若供试品为注射剂可直接使用，若为片剂，应先进行处理，然后称取适量的样品，照上述方法进行，实验现象应与原料药相同。

（2）SD、SMZ 与硫酸铜试液反应，严格按要求加入碱量，使药品部分溶解，然后倾取上清液进行鉴别试验，可避免氢氧化铜沉淀的干扰。

【实训讨论】

这 4 种药品可通过外观观察来进行初步鉴别吗？

项目五　药物的化学鉴别实训（四）

【实训目的】

1. 学会典型药物的鉴别方法。

2. 能熟练运用典型药物的化学性质进行药物鉴别。

【实训材料】

1. 仪器 试管、烧杯、酒精灯。

2. 药品 青霉素钠（钾）、硫酸链霉素、红霉素、维生素 B_1、维生素 B_2、维生素 C。

3. 试剂 稀盐酸、三氯甲烷、乙酸乙酯、氢氧化钠试液、0.1％8 - 羟基喹啉试液、次溴酸钠试液、硫酸铁铵试液、氯化钡试液、丙酮、铁氰化钾试液、硫酸、正丁醇、盐酸、10％氢氧化钠试液、连二亚硫酸钠、二氯靛酚钠试液。

【实训步骤】

1. 青霉素钠（钾）

（1）取青霉素钠（钾）0.1g，加纯化水 5ml 使溶解，加稀盐酸溶液，即生成白色沉淀，滤过（或弃去上清液），将沉淀分为两份，分别加入三氯甲烷和乙酸乙酯各 6ml，沉淀溶解。

（2）用铂丝蘸取少量青霉素钠（钾），在火焰上燃烧，钠盐显黄色火焰，钾盐显紫色火焰。

2. 硫酸链霉素

（1）取硫酸链霉素约 0.5mg，加纯化水 4ml 使溶解，加氢氧化钠试液 2.5ml 与 0.1%8-羟基喹啉的乙醇溶液 1ml，放冷至约 15℃，加次溴酸钠 3 滴，即显橙红色。

（2）取硫酸链霉素 20mg，加纯化水 5ml 溶解后，加氢氧化钠试液 5~6 滴，置水浴加热 5 分钟，加硫酸铁铵溶液 0.5ml，即显紫红色。

（3）取硫酸链霉素 0.2mg，加纯化水 2ml 溶解后，加氯化钡试液 1ml，即生成白色沉淀，分离，沉淀在盐酸或硝酸中不溶解。

3. 红霉素

（1）取红霉素 5mg，置于白瓷滴板上，加入硫酸 2ml，缓缓搅拌均匀，即显红棕色。

（2）取红霉素 3mg，加入丙酮 2ml，振摇溶解后，加盐酸 2ml，即显橙黄色，渐变紫红色，再加入三氯甲烷 2ml，振摇，三氯甲烷层显紫色。

4. 维生素 B_1　取维生素 B_1 约 5mg，加入氢氧化钠试液 2.5ml 使溶解，再加铁氰化钾试液 0.5ml 与正丁醇 5ml，强力振摇 2 分钟，放置使分层，上层（醇层）即显强烈的蓝色荧光；若加硫酸使成酸性，荧光迅速消失；再加碱使成碱性，荧光复显。

注：若供试品为维生素 B_1 片，则应取维生素 B_1 片粉适量，加蒸馏水适量，搅拌使维生素 B_1 溶解，滤过，蒸干溶剂，取残渣照上述方法试验。

5. 维生素 B_2　取维生素 B_2 约 1mg，加水 100ml 使溶解，溶液在透射光下显淡黄绿色，并有较强的黄绿色荧光；将溶液平均分成三份，第一份加盐酸 3 滴，荧光迅速消失；第二份加入 10% 的氢氧化钠试液，荧光即消失；第三份加入少许连二亚硫酸钠固体，摇匀，黄色即消褪，荧光亦消失。

6. 维生素 C　取维生素 C 约 0.2g，加水 10ml 使溶解，平均分成二份，在第一份中加硝酸银试液 0.5ml，即生成黑色的单质银沉淀；在另一份中加入二氯靛酚钠试液 1~2 滴，试液颜色立即消失。

若供试品为片剂，则需取维生素 C 片粉适量（相当于维生素 C 约 0.2g），加水 10ml 振摇使溶解，滤过，取滤液按上述方法试验。

【实训提示】

1. 实训原理

（1）**青霉素钠（钾）**　本品分子结构中具有 β-内酰胺环不稳定，在酸性条件下易发生水解和分子重排，生成青霉二酸白色沉淀，该沉淀能溶于乙醇、乙酸乙酯、三氯甲烷、乙醚及过量盐酸中。

（2）**硫酸链霉素**　本品分子结构中具有苷键和胍基，在酸性条件下水解生成链霉糖，链霉糖发生部分分子重排为麦芽酚，酸化后能与三价铁离子显紫红色；在碱性条件下胍基被次溴酸钠氧化，再与 8-羟基喹啉反应显橙红色。

（3）**红霉素**　本品含有大环内酯结构和苷键，遇酸水解，得到有色物质。

（4）**维生素 B_1**　本品含有噻唑环，易被氧化剂氧化成为硫色素，硫色素可溶于正丁醇中呈较强的蓝色荧光。

（5）**维生素 B₂** 本品水溶液显黄绿色荧光，可被连二亚硫酸钠还原，生成水溶性较小的无荧光化合物，该化合物还可被空气中的氧氧化，生成维生素 B₂，复显黄绿色荧光。

（6）**维生素 C** 本品分子结构中具有连二烯醇结构，有较强的还原性，在碱性溶液中能与硝酸银试剂发生银镜反应；此外，还能使二氯靛酚钠试液褪色。

2. 注意事项

（1）所用试剂若为片剂，用乳钵研细后取适量细粉，若为注射剂（液）可直接使用。

（2）在酸性条件下，青霉素钠（钾）实验中，加入的稀盐酸的量切勿过多，否则产生的青霉二酸沉淀会进一步分解为青霉醛和青霉胺，而溶解在过量的盐酸中。

【实训讨论】

青霉素钠（钾）和硫酸链霉素为什么制成粉针？

项目六　药物的化学稳定性实训

【实训目的】

1. 了解影响药物稳定性的外界因素。
2. 能熟练运用分析滴定操作技术。

【实训材料】

1. 仪器 恒温水浴锅、酸式滴定管、移液管、锥形瓶。

2. 药品 维生素 C。

3. 试剂 碳酸氢钠、3% 过氧化氢、0.1mol/L 氢氧化钠溶液、0.05mol/L 乙二胺四乙酸二钠（EDTA-2Na）溶液、硫酸铜试液、稀醋酸、淀粉指示液、0.1mol/L 碘液。

【实训步骤】

用 10ml 移液管量取 1% 维生素 C 溶液五份，分置于五个锥形瓶中。

第一瓶加入 3% 过氧化氢溶液 10 滴；

第二瓶加入 0.1mol/L 氢氧化钠溶液 2ml（pH 约在 8.9 以上）；

第三瓶加入硫酸铜试液 1 滴；

第四瓶加入 0.05mol/L EDTA-2Na 溶液 5 滴及硫酸铜试液 1 滴；

第五瓶不加任何试剂，留作对照。

将一、二、三、四瓶同时放入水浴，加热 20 分钟，放冷。将第二瓶滴加稀醋酸调 pH 5~6，分别在五个瓶中加入稀醋酸 2ml，淀粉指示液 1ml，用 0.1mol/L 碘液滴定，至溶液显浅蓝色（30 秒内不褪色）。记录各瓶消耗的碘液滴定的体积。

【实训提示】

1. 实训原理 维生素 C 结构中的连二烯醇结构，具很强的还原性，遇光、受热及空气中的氧均能使其氧化而变质，碱、氧化剂、微量重金属离子的存在可加速氧化反应进行。维生素 C 溶液在 pH5～6 时最稳定。

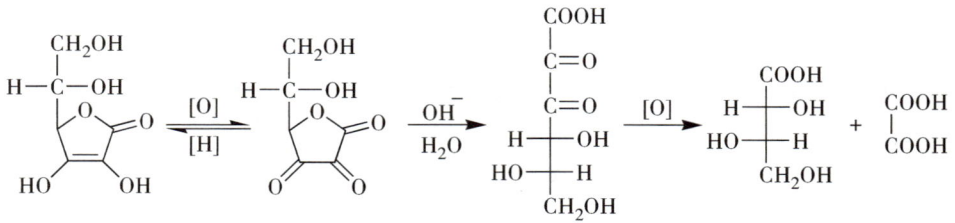

2. 注意事项　1% 维生素 C 溶液的配制：取维生素 C 1g，加 0.4g 碳酸氢钠，加水使溶解成 100ml，pH 约为 5～6。

【实训讨论】

根据实验结果说明维生素 C 的稳定性受哪些因素影响？

同步训练选择题参考答案

绪论

一、选择题

（一）A 型题

1. D　2. E　3. A　4. E　5. C　6. A　7. C

（二）B 型题

1. D　2. C　3. E　4. A　5. D　6. B　7. C

第一章

一、选择题

（一）A 型题

1. B　2. D　3. C　4. D　5. A　6. C　7. D　8. A　9. C　10. C

（二）B 型题

1. A　2. C　3. D　4. C　5. D　6. E

第二章

一、选择题

（一）A 型题

1. D　2. D　3. E　4. B　5. C　6. B　7. D　8. C　9. B　10. B

（二）B 型题

1. E　2. B　3. C　4. D　5. D　6. B　7. E　8. A

第三章

一、选择题

（一）A 型题

1. E　2. C　3. C　4. B　5. E　6. D　7. E　8. B　9. E　10. C　11. C　12. B　13. B

14. B　15. A

（二）B 型题

1. A　2. D　3. E　4. B　5. C

第四章

一、选择题

（一）A 型题

1. A　2. B　3. C　4. C　5. D　6. E　7. C　8. A　9. B　10. C

（二）B 型题

1. B　2. C　3. A　4. E　5. D　6. C　7. A　8. B

第五章

一、选择题

（一）A 型题

1. C　2. A　3. D　4. A　5. A　6. C　7. D　8. B　9. D　10. A

（二）B 型题

1. D　2. C　3. B　4. A　5. B　6. E　7. D　8. A

第六章

一、选择题

（一）A 型题

1. D　2. E　3. B　4. E　5. A　6. C　7. D　8. B　9. A　10. A

（二）B 型题

1. D　2. E　3. D　4. A　5. B　6. C　7. D　8. B　9. A　10. A

第七章

一、选择题

（一）A 型题

1. D　2. C　3. D　4. B　5. E　6. B　7. C　8. A　9. A　10. B

（二）B 型题

1. D　2. B　3. C　4. A　5. E　6. A　7. D　8. E

第八章

一、选择题

（一）A 型题

1. A　2. B　3. C　4. B　5. C　6. E　7. E　8. E　9. D　10. A

（二）B 型题

1. B　2. C　3. E　4. D　5. A　6. A　7. D　8. C　9. E　10. B

第九章

一、选择题

（一）A 型题

1. A　2. A　3. A　4. E　5. A　6. B　7. C　8. B　9. A　10. A

（二）B 型题

1. A   2. B   3. C   4. D   5. E   6. A   7. B   8. C   9. D   10. E

第十章

一、选择题

（一）A 型题

1. A   2. B   3. A   4. A   5. B   6. E   7. D   8. E   9. B   10. D   11. B   12. B   13. A
14. B   15. D

（二）B 型题

1. B   2. E   3. D   4. C   5. A   6. B   7. D   8. A   9. C   10. E

第十一章

一、选择题

（一）A 型题

1. D   2. C   3. D   4. B   5. B   6. E   7. A   8. C   9. C   10. B

（二）B 型题

1. D   2. E   3. B   4. C   5. D   6. C   7. B   8. A

第十二章

一、选择题

（一）A 型题

1. A   2. B   3. E   4. B   5. C   6. E   7. A   8. D   9. C   10. C

（二）B 型题

1. C   2. A   3. B   4. E   5. D   6. A   7. E   8. D   9. C   10. B

第十三章

一、选择题

（一）A 型题

1. B   2. A   3. C   4. C   5. A   6. C   7. B   8. C   9. D   10. A   11. B   12. D   13. A
14. D   15. A   16. E   17. D   18. C   19. C   20. C

（二）B 型题

1. C   2. A   3. E   4. D   5. B   6. E   7. D   8. A   9. D   10. A   11. C

第十四章

一、选择题

（一）A 型题

1. D   2. A   3. B   4. D   5. D   6. A   7. A   8. B   9. E   10. E

（二）B 型题

1. C   2. E   3. A   4. B   5. D   6. C   7. B   8. E

第十五章

一、选择题

（一）A 型题

1. A　2. C　3. A　4. C　5. A　6. B　7. C　8. E　9. E　10. B

（二）B 型题

1. B　2. E　3. C　4. D　5. A

附录一　药物结构中常见的杂环

类别	名称	结构	名称	结构
五元环含一个杂原子	吡咯		四氢吡咯	
	呋喃		四氢呋喃	
	噻吩		四氢噻吩	
五元环含两个或多个杂原子	咪唑		吡唑	
	噁唑		异噁唑	
	噻唑		噻二唑	
	三氮唑		四氮唑	
六元环含一个或两个杂原子	吡啶		哌啶	
	吡喃		四氢吡喃	
	嘧啶		哒嗪	
	吡嗪		哌嗪	

续表

类别	名称	结构	名称	结构
稠杂环	吲哚		嘌呤	
	喹啉		异喹啉	
	萘啶		蝶啶	
	吩噻嗪		异咯嗪	
	苯并咪唑		苯并呋喃	
	苯并噻嗪		苯并噻二嗪	
	二苯并氮杂䓬		二苯并二氮杂䓬	

附录二　药物结构中常见官能团及其性质

功能基/母核名称	结构	性质	典型药物
醛基		①还原性 ②氧化性 ③银镜、斐林反应	硫酸链霉素
巯基	—SH	①还原性 ②与硝酸银试液反应 ③与亚硝酸钠反应	卡托普利、巯嘌呤等
羧基		①弱酸性 ②酯化反应 ③成盐反应	阿司匹林、青霉素等
肼基		①还原性 ②与羰基缩合反应生成腙	异烟肼
乙炔基	—C≡CH	与硝酸银反应	炔雌醇、炔诺酮、炔诺孕酮等
苷键	R—O—糖—R	水解性	红霉素、硫酸链霉素、硫酸阿米卡星等
酯		①水解性 ②异羟肟酸铁反应	盐酸普鲁卡因、阿司匹林、氯贝丁酯、利血平、苯丙酸诺龙、醋酸地塞米松、醋酸氢化可的松、维生素 A 醋酸酯、维生素 E 醋酸酯等
芳香第一胺		①弱碱性 ②还原性 ③重氮化偶合反应 ④与芳醛的缩合反应 ⑤乙酰化反应	盐酸普鲁卡因、盐酸克仑特罗、盐酸普鲁卡因胺、SD、SMZ、对氨基水杨酸钠、水解后的艾司唑仑、奥沙西泮、利多卡因、对乙酰氨基酚、氢氯噻嗪等
酚羟基		①弱酸性 ②还原性 ③与 $FeCl_3$ 试液反应	对乙酰氨基酚、羟布宗、盐酸吗啡、肾上腺素、去甲肾上腺素、对氨基水杨酸钠、阿莫西林、雌二醇、己烯雌酚、水解后的阿司匹林、维生素 E 醋酸酯等

功能基/母核名称	结构	性质	典型药物
酰亚胺	（R_2—CO—NH—CO—R_1 结构式）	①弱酸性 ②与硝酸银试液反应	苯巴比妥、苯妥英等
酰脲	（R_2—CO—NH—CO—R_1 结构式）	①水解性 ②与重金属盐（如硝酸银、吡啶－硫酸铜、二氯化汞）生成不溶性的盐和有颜色的配合物	苯巴比妥
	（R_2—CO—NH—CO—NH—CO—R_1 结构式）		苯妥英钠、氟尿嘧啶
叔胺	—NR_2	①碱性 ②与生物碱沉淀试剂反应 ③与生物碱显色试剂反应 ④成盐反应	盐酸普鲁卡因、盐酸普鲁卡因胺、盐酸利多卡因、盐酸氯丙嗪、马来酸氯苯那敏、盐酸苯海拉明等
吩噻嗪	（吩噻嗪结构式）	还原性	氯丙嗪、奋乃静、氟奋乃静等
磺酰胺	（R_2—SO_2—NH—R_1 结构式）	①弱酸性 ②重金属离子（如 Ag^+、Cu^{2+}）取代反应	氢氯噻嗪、磺胺嘧啶、磺胺甲噁唑等
α－醇酮基	（甾体结构，含 —CO—CH_2OH 基团）	还原性（如与碱性酒石酸铜试液反应生成砖红色的氧化亚铜沉淀；与氨制硝酸银发生银镜反应，生成银的沉淀）	地塞米松、氢化可的松、曲安奈德等
甲酮基	（甾体结构，含 —CO—CH_3 基团）	在碱性条件下与亚硝基铁氰化钠作用，生成蓝色复合物	黄体酮、醋酸甲羟孕酮、醋酸甲地孕酮等
甾环	（甾环结构式）	与强酸的呈色反应	雌二醇、甲睾酮、黄体酮、醋酸地塞米松等甾体激素等
含氮杂环	如（嘧啶、哌啶）等	与生物碱沉淀剂反应	哌替啶、磺胺嘧啶、诺氟沙星、甲氧苄啶、甲硝唑、氟康唑等

续表

功能基/母核名称		结构	性质	典型药物
β-内酰胺环			①β-内酰胺环开环反应 ②异羟肟酸铁反应	青霉素钠、苯唑西林钠、阿莫西林、头孢氨苄、头孢噻肟钠等
发色团	肟基	—CH＝NOH	呈现黄色至棕褐色	碘解磷定
	腙基	—CH＝N—NH—	呈现淡黄色至棕褐色	利福平、利福喷汀、呋喃妥因等
	偶氮基	—N＝N—	呈现橙红色至猩红色	百浪多息
助色团	硝基	—NO₂	①呈现白色或淡黄色或黄色 ②还原反应	硝苯地平、呋喃妥因、甲硝唑、替硝唑、氯霉素等
	大的共轭体系		呈现淡黄色至黄色	维生素 A 醋酸酯

主要参考书目

［1］尤启东．药物化学．第 7 版．北京：人民卫生出版社，2011

［2］蒋警华．药物化学基础．北京：军事医学科学出版社，2011

［3］胡兴娥．药物化学基础．北京：科学出版社，2010.6

［4］王玮瑛．药物化学基础．第 2 版．北京：人民卫生出版社，2008

［5］叶云华．药物化学基础．北京：化学工业出版社，2011

［6］葛淑兰，张玉祥．药物化学．第 1 版．北京：人民卫生出版社，2009

［7］刘文娟．药物化学．第 2 版．北京：中国医药科技出版社，2013

［8］翁玲玲．临床药物化学．第 1 版．北京：人民卫生出版社，2007

［9］张彦文．药物化学．第 1 版．北京：高等教育出版社，2007